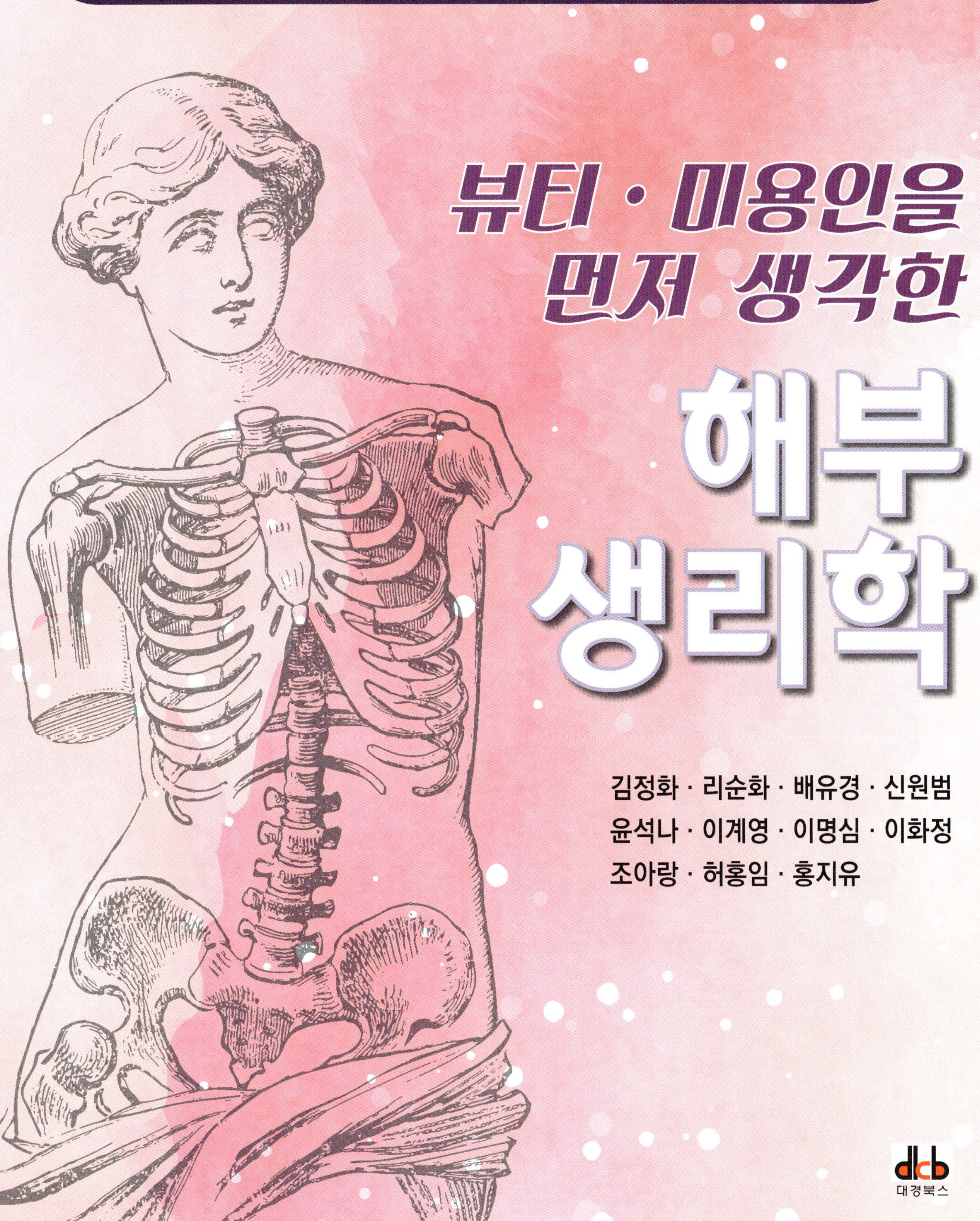

뷰티 · 미용인을 먼저 생각한

해부 생리학

김정화 · 리순화 · 배유경 · 신원범
윤석나 · 이계영 · 이명심 · 이화정
조아랑 · 허홍임 · 홍지유

대경북스

머리말

인체해부생리학이란 인체의 구조를 밝히는 해부학과 인체의 기능을 연구하는 생리학을 아우르는 학문이다. 또한 인체해부생리학은 사람을 다루는 모든 학문에서 근본이 될 뿐만 아니라, 해당 분야에서의 성공 여부를 가름하는 중요한 학문이다.

지금까지 인체해부생리학 관련 서적들이 많이 출판되었지만, 대부분 내용이 너무 깊고 방대하여 인체해부생리학을 처음 접하는 학생들의 교재로는 부적합하다고 생각하여 본 교재를 집필하였다.

이 책에서는 뷰티 미용인에게 꼭 필요한 인체해부생리학 내용을 가장 알기 쉬운 말로 설명하려고 하였다. 특히 인체해부생리학을 처음 배우는 학생들이 쉽게 이해할 수 있도록 최대한 짧고 간결한 문장을 사용하여 중요한 개념을 쉽게 파악하고 완전히 이해하는 데 중점을 두었다. 그리고 본문의 이해를 돕기 위해 다양한 그림과 도표 등을 사용하였다.

이 책의 구성은 다음과 같다.

제1장 해부생리학의 기초에서는 인체해부생리학에서 기본적으로 알아야 할 지식을 개괄적으로 설명하였다.

제2장 생명화학에서는 원자의 구조와 화학결합, 유기화학과 무기화학을 설명하였다.

제3장 세포조직기관과 계통에서는 세포와 조직, 기관과 계통에 대해 설명하였다.

제4장 피부계통에서는 신체의 막과 피부에 대해 설명하였다.

제5장 뼈대계통에서는 뼈대계통의 기능과 뼈의 종류, 뼈의 형성과 성장, 분류, 관절에 대해 설명하였다.

제6장 근육계통에서는 뼈대근육의 구조, 기능 등에 대해 설명하였다.

제7장 신경계통에서는 신경계통의 분류와 구성요소, 말초신경계통과 중추신경계통, 자율신경계통에 대해 설명하였다.

제8장 감각과 인식에서는 감각의 일반적인 성질과 일반감각기관, 눈, 귀, 맛ㆍ냄새수용기에 대해 설명하였다.

제9장 내분비계통에서는 내분비샘과 호르몬의 기능, 호르몬분비의 조절과 호르몬의 종류에 대해 설명하였다.

제10장 혈액에서는 혈액의 성분과 기능, 혈액의 응고와 섬유소의 용해, 혈액형에 대해 설명하였다.

제11장 심장혈관계통에서는 심장, 혈관, 혈액의 순환, 혈압과 맥박에 대해 설명하였다.

제12장 면역계통에서는 림프계통, 면역계통의 기능·분자·세포에 대해 설명하였다.

제13장 호흡계통에서는 호흡계통의 구조, 호흡운동, 바깥호흡과 속호흡, 가스의 운반, 환기량, 호흡의 조절에 대해 설명하였다.

제14장 소화계통에서는 식욕, 소화관, 상부·하부소화관, 간, 쓸개, 이자, 소화와 흡수에 대해 설명하였다.

제15장 대사에서는 영양소, 탄수화물·지방·단백질의 대사에 대해 설명하였다.

제16장 비뇨계통과 체액의 균형에서는 콩팥의 위치와 구조, 소변의 생성, 배뇨, 체액·전해질의 균형, 산과 염기의 평형에 대해 설명하였다.

제17장 생식계통에서는 남성과 여성의 생식계통에 대해 설명하였다.

제18장 발달과 성장에서는 출생 전기, 출생, 출생 후기에 대해 설명하였다.

인체해부생리학은 기본적으로 재미 있고 흥미로운 학문이다. 어떤 자세로 어떻게 학습해 나가느냐에 따라 얼마든지 즐겁고 유익한 학습이 될 수 있다. 그러나 자칫 잘못하면 지겹고 고리타분한 학문으로 여겨질 가능성도 농후하다.

본 서가 재미 있고 알찬 인체해부생리학 수업과 뷰티 미용 전공 학생들의 인체해부생리학 학습에 도움이 되기를 기대해본다.

2018년 12월

저자 일동

차례

Chapter08
감각과 인식

Chapter09
내분비계통

Chapter10
혈액

Chapter11
심장혈관계통

Chapter12
면역계통

Chapter13
호흡계통

Chapter14
소화계통

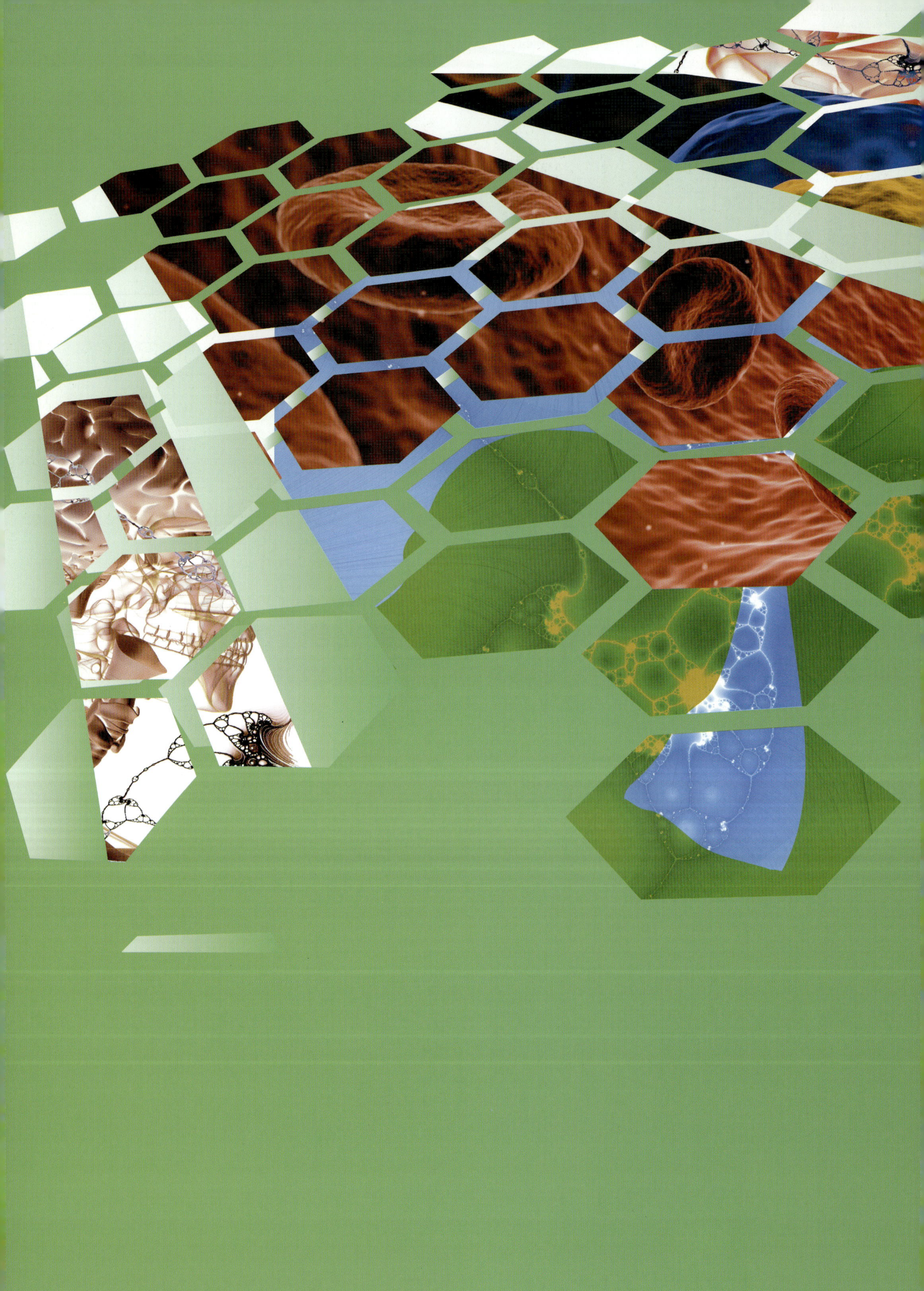

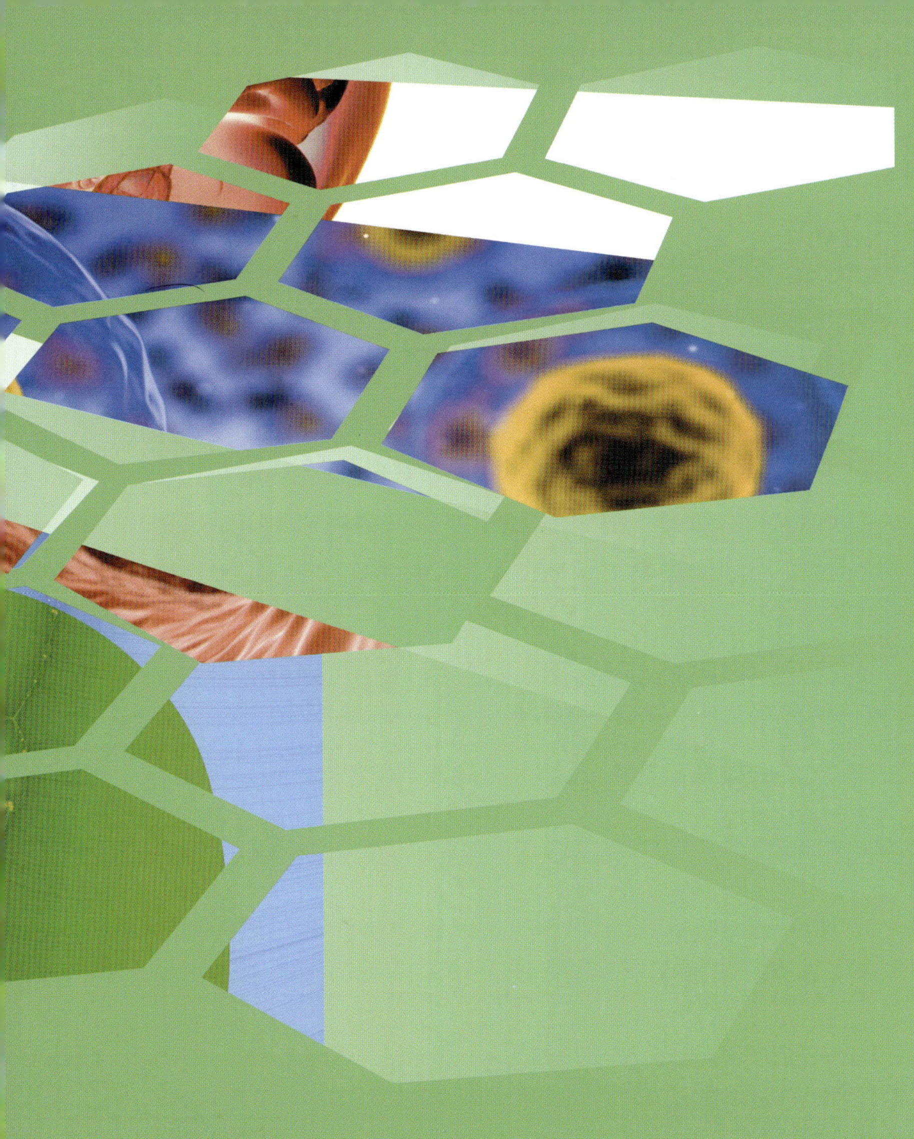

Chapter 01

해부생리학의 기초

이 책에서는 해부학과 생리학이라는 완전히 다르지만 상호 관련이 있는 내용을 다룬다. 해부학은 과학의 한 분야로 '유기체의 구조와 각 부위의 관계를 연구하는 것'으로 정의된다. 'anat-omy' 라는 단어는 "조각조각으로 잘게 자르다."라는 의미를 가지고 있는 두 개의 그리스어로부터 유래되었다. 해부학자들은 인체를 잘게 조각냄으로써 그 구조를 배운다. '절개'라고 하는 이 과정은 인체의 부위 또는 해부학적 구성요소들을 연구하고 구분하는 가장 기본적인 기술이다.

한편 생리학은 '살아 있는 유기체와 그 구성요소들의 기능을 연구하는 것'이다. 다음에 이어지는 각 단원에서 해부학적 부위들은 특정한 기능을 수행하기에 알맞은 구조를 가졌다는 것을 수도 없이 접하게 될 것이다. 각 부위들은 그 부위의 고유한 기능을 수행할 수 있는 능력과 직접적으로 관련이 있는 크기, 모양, 형태, 위치에 있다.

구조와 기능은 상호보완적인 것이고, 인체의 모든 구조와 기능은 내부환경을 일정하게 유지하려는 항상성으로 설명할 수 있다.

1. 조직의 구조적 수준

인체의 부분들이 어떻게 조직되어 있고, 그것들이 어떻게 하나의 전체적인 기능으로 서로 어우러지는지에 대하여 생각하여 보는 것은 대단히 중요하다. 그림 1-1은 인체의 구조와 기능에 영향을 미치는 조직의 수준이 다양함을 나타내고 있다. 가장 간단한 화학적 수준에서 가장 복잡한 유기체 수준으로 이행되어 간다는 점을 주의해서 보아야 한다.

인체는 하나의 구조물이지만, 수 조 개의 작은 구조체로 이루어져 있다. 보통 **원자**(atom)와 **분자**(molecule)를 조직의 화학적 수준이라 하고, 생명의 존재 여부는 세포 안에 있는 다양한 화학 물질의 비율에 따라 결정된다.

세포(cell)는 우리 몸 안에서 '살아 있는' 가장 작은 구조체이고, 고유의 기능을 가지고 있다. 세포가 살아 있는 물질 중 가장 단순한 단위라고 오랫동안 알려져 왔지만 실제로는 아주 복잡하게 생겨서 단순한 것과는 거리가 멀다.

조직(tissue)은 '공통적인 기능을 수행하기 위해서 상호 작용을 하는 수많은 세포들의 조직체'로 정의된다. 조직은 몇 가지 다른 형태(type)의 세포들로 구성되어

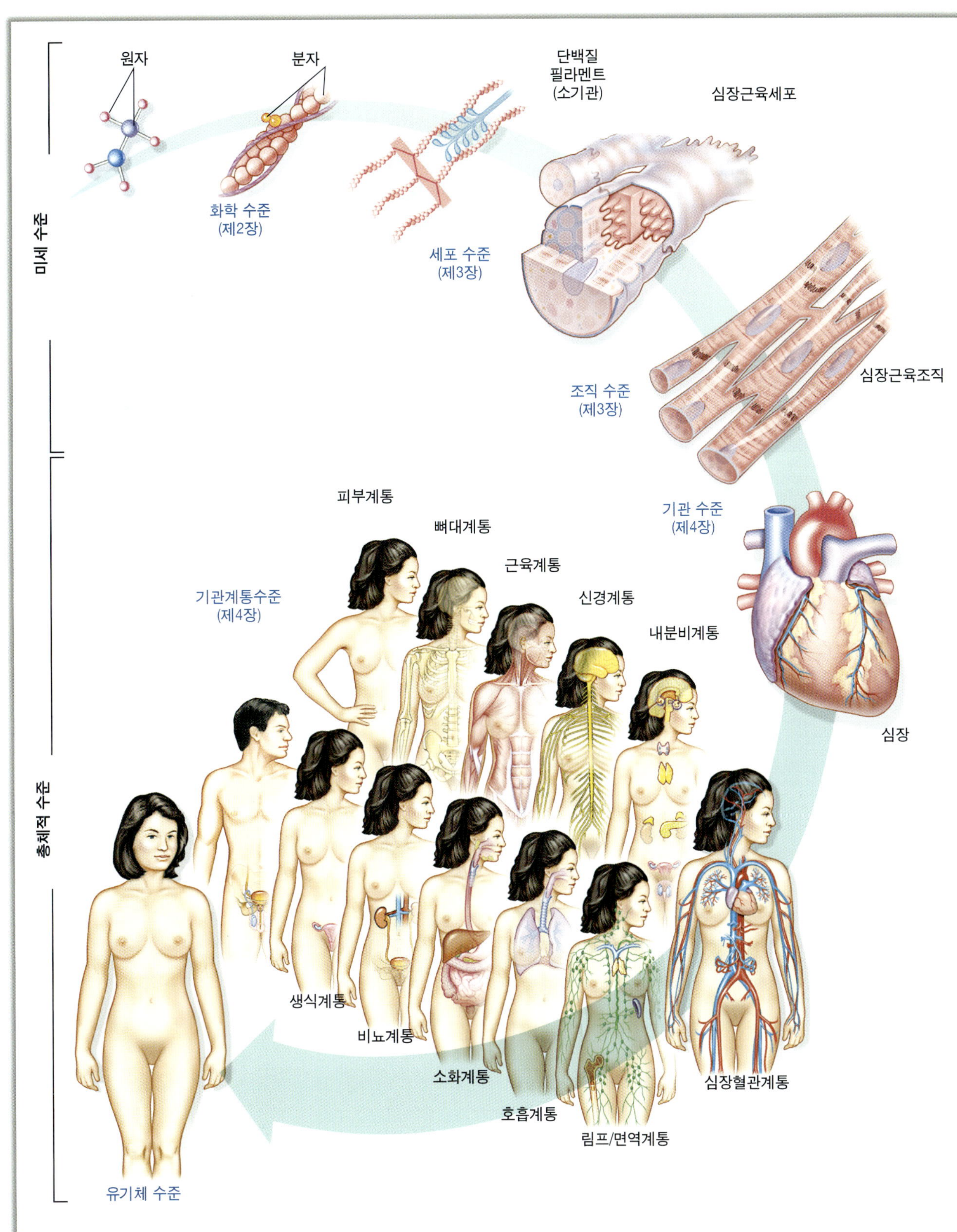

그림 1-1

인체 조직의 구조적 수준

원자, 분자, 세포는 현미경으로만 볼 수 있지만, 조직, 기관, 계통, 유기체 전체의 총체적인 구조는 눈으로도 확인할 수 있다.

있지만 조직의 기능을 수행하기 위해서 그 세포들이 여러 가지 방법으로 서로 협동한다. 조직의 세포들은 대개 함께 묶여 있고, 풀(glue)과 비슷하게 생긴 **세포사이물질**(intercellular substance)로 둘러싸여 있다.

기관(organ)은 조직보다 좀 더 크고 복잡하다. 기관은 5~6개의 서로 다른 조직들의 그룹이고, 그 조직들은 독특한 기능을 수행하기 위해서 하나의 단위로 활동할 수 있도록 정렬되어 있다. 예를 들어 그림 1-1에 있는 심장은 기관 수준의 조직이다.

계통(system)은 인체를 구성하는 가장 복잡한 단위이다. 계통은 다양한 기관들이 연합된 것으로, 인체의 복잡한 기능을 수행하기 위해 서로 협동한다. 예를 들어 그림 1-1에 있는 심장혈관계통의 모든 기관들은 혈액이 신체의 조직으로 영양소와 산소를 운반할 수 있도록 서로 돕는다.

2. 해부학적 자세

신체가 움직이는 방법, 자세, 한 부위와 다른 부위의 관계 등에 대하여 논할 때 신체가 전체적으로 어떤 특정한 자세를 취하고 있다고 가정하는 자세를 '**해부학적 자세**(anatomical position)'라고 한다.

해부학적 자세는 그림 1-2에서 볼 수 있듯이 팔을 옆구리에 붙이고 손바닥이 앞을 향하도록 서 있는 자세이다. 머리와 발도 물론 앞을 향하고 있다. 해부학적 자세는 신체 부위들을 묘사할 때 사용하는 방향 용어에 의미를 부여하는 기준 자세이다.

눕기(supine)와 엎드리기(prone)는 신체가 해부학적 자세를 취하고 있지 않을 때 신체의 자세를 설명하는 용어이다. '누운 자세'는 얼굴을 위로 향하고 똑바로 누운 자세이고, '엎드린 자세'는 얼굴을 아래로 하고 엎드린 자세이다.

3. 해부학적 방향

인체 부위들이 다른 구조체와 상대적으로 어떤 위치에 있는지를 표현할 때 다음과 같은 용어들을 사용한다. 이해를 돕기 위해 짝이 되는 반대 방향과 함께 나열하였다.

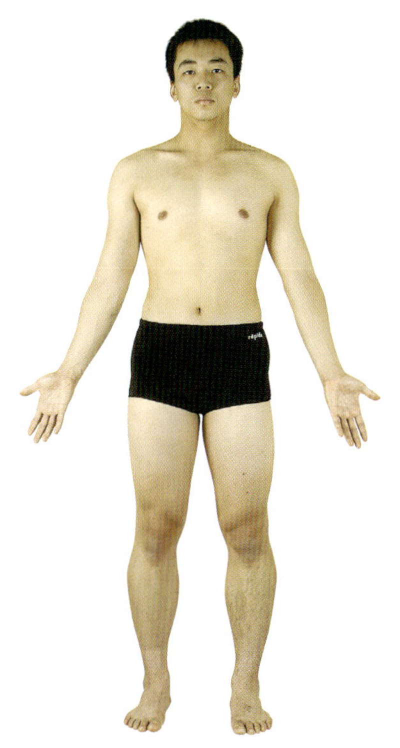

그림 1-2

해부학적 자세

팔을 옆구리에 붙이고 손바닥이 앞을 향하도록 서 있는 자세이다. 머리와 발도 앞쪽을 향한다.

- **위/아래** : '위(superior)'는 '머리쪽'을, '아래(inferior)'는 '발쪽'을 의미한다. 예를 들어 '허파는 가로막 위에 있고, 위(밥통)는 가로막 아래에 있다.

- **앞/뒤** : '앞(anterior)'은 '앞쪽'을, '뒤(posterior)'는 '뒤쪽'을 의미한다. 예를 들어 코는 신체의 앞쪽 면에 있고, 어깨뼈는 뒤쪽 면에 있다. 똑바로 서서 걷는 인체에서는 앞 대신 '배쪽(ventral)'을, 뒤 대신 '등쪽(dorsal)'을 사용할 수도 있다.

- **안쪽/가쪽** : '안쪽(medial)'은 '신체의 중간선 쪽'을, '가쪽(lateral)'은 '신체의 옆쪽' 또는 '중간선에서 떨어진 쪽'을 의미한다. 예를 들어 엄지발가락은 발의 안쪽에 있고, 새끼발가락은 발의 가쪽에 있다. 심장은 허파의 안쪽에 있고, 허파는 심장의 가쪽에 있다.

- **몸쪽/먼쪽** : '몸쪽(proximal)'은 '몸통쪽 또는 몸통에 가까운 쪽'을, '먼쪽(distal)'은 '몸통에서 떨어진 쪽 또는 몸통에서 먼 쪽'을 의미한다. 예를 들어 팔꿈치

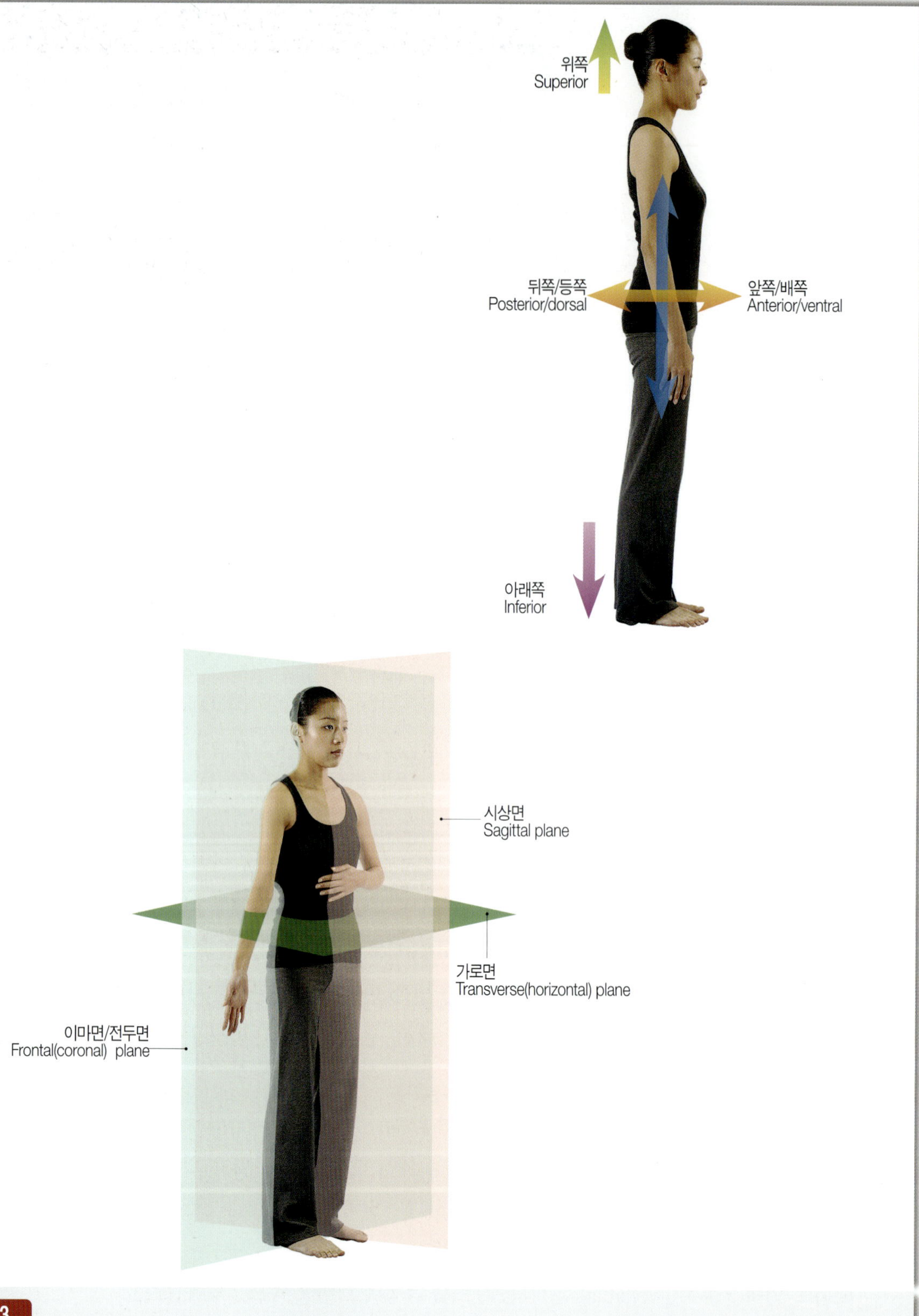

그림 1-3

인체의 방향과 면

는 아래팔의 몸쪽 끝에 있고, 손은 아래팔의 먼쪽 끝에 있다.
- **얕은/깊은** : '얕은(superficial)'은 '표면에 가까움'을, '깊은(deep)'은 '표면에서 좀 더 떨어져 있음'을 의미한다. 예를 들어 피부는 근육보다 얕은 곳에 있고, 뼈는 근육보다 깊은 곳에 있다.

4. 인체의 단면

인체를 공부할 때 작은 부분으로 자르거나 분해하기 위해서 인체의 단면을 다음과 같이 정의한다.
- **시상면**(sagittal plane) : 인체를 앞에서 뒤로 세로로 자른 면이다. 시상면은 인체를 오른쪽과 왼쪽으로 나눈다. 그림 1-3의 시상면은 인체를 정확히 반반으로 나누는데, 그러한 시상면을 **정중시상면**(midsagittal plane)이라고 한다.
- **이마면**(frontal plane) : 인체를 옆에서 옆으로 세로로 자른 면으로, **관상면**(coronal plane)이라고도 한다. 이마면은 인체를 앞쪽과 뒤쪽으로 나눈다.
- **가로면**(transverse plane) : 인체를 수평 또는 가로로 자른 면이다. 가로면은 인체를 위와 아래로 나눈다.

5. 몸속공간

인체에는 비어 있는 공간 또는 구멍이 있고, 그 안에는 몸속 기관들이 질서정연하게 꽉 들어차 있다. 인체에 있는 공간은 크게 **배쪽공간**(ventral body cavity)과 **등쪽공간**(dorsal body cavity)으로 나눌 수 있다. 공간의 위치와 대략적인 모양은 그림 1-4와 같다.

배쪽공간의 윗부분에는 **가슴속공간**(thoracic cavity)이 있는데, 가슴속공간의 가운데 부분을 **가슴세로칸**(mediastinum)이라고 한다. 가슴세로칸으로 나누어지는 2개의 공간을 **가슴막속공간**(pleural cavity)이라고 한다.

배쪽공간의 아랫부분에는 **배속공간**(abdominal cavity)과 **골반속공간**(pelvic cavity)이 있다. 실제로는 하나의 공간이기 때문에 그 둘을 합해서 **배골반속공간**(abdominopelvic cavity)이라고도 한다. 그림 1-4에서 점선으로 표시된 부분이 배속공간과 골반속공간을 나누는 대략적인 위치이다.

가슴속공간과 배속공간을 물리적으로 나누는 부위를 **가로막**(diaphragm)이라고 한다. 가로막은 얇은 종이처럼 생긴 근육이고, 돔과 같은 구조를 하고 있으며, 호흡에서 가장 중요한 근육이다.

커다란 배골반속공간에 있는 기관들의 위치를 알기 쉽게 하려고 4개 또는 9개의 공간으로 나눈다. 4개로 나누었을 때 각각의 공간을 **사분위**(quadrant)라고 하기 때문에 오른위 사분위, 오른아래 사분위, 왼위 사분위, 왼아래 사분위가 있다(그림 1-5 참조).

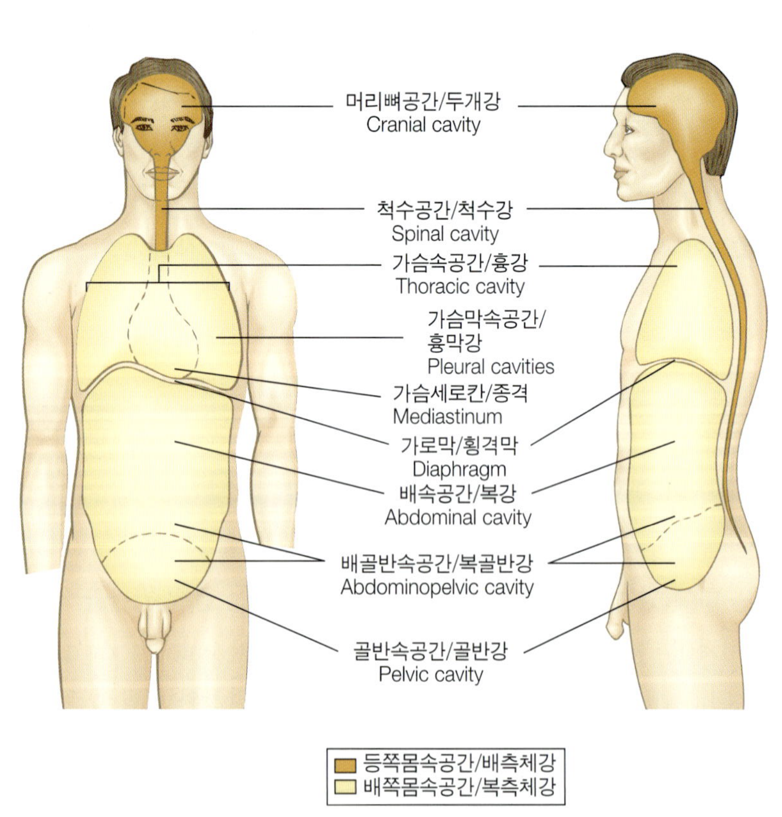

그림 1-4

몸속공간(체강)

등쪽 및 배쪽 몸속공간의 위치와 하위구조를 앞쪽과 옆쪽에서 본 모습

배골반속공간을 9개로 나눌 때는 다음과 같이 정의한다.

- **위 배골반부위** : 아홉째갈비뼈 높이에서 배를 가로지르는 가상의 선 위쪽 부위를 말하고, 각각을 오른쪽 갈비아래부위, 왼쪽 갈비아래부위, 명치부위라고 한다.
- **중간 배골반부위** : 아홉째갈비뼈 높이에서 배를 가로지르는 가상의 선과 골반뼈 맨 윗부분에서 배를 가로지르는 가상의 선 사이로, 오른쪽 허리부위, 왼쪽 허리부위, 배꼽부위가 있다.
- **아래 배골반부위** : 골반뼈 맨 윗부분에서 배를 가로지르는 가상의 선 아래쪽으로. 오른쪽 샅굴부위, 왼쪽 샅굴부위, 아랫배 부위가 있다.

등쪽 공간에는 뇌가 들어 있는 머리뼈공간과 척수가 들어 있는 척수공간이 있다.

6. 신체부위

건강과학에서는 신체의 특정 부위를 분류하고 정확하게 설명할 수 있는 능력이 아주 중요하다. 머리가 아프다고 하면 '머리'라는 부위가 구체적이지 않기 때문에 의사나 간호사에게는 별로 소용이 없고, 좀 더 정확하고 구체적인 위치를 설명해야 한다.

신체는 크게 축부분과 팔다리부분으로 나눌 수 있다. 신체의 축에는 머리, 목, 몸통이 있고, 팔다리부분에는 팔과 다리가 있다.

몸통은 가슴, 배, 골반부위로 구성되고, 팔은 위팔, 아래팔, 손목, 손으로 세분된다. 신체부위를 설명하는 용어를 잘못 사용하는 경우가 많다. 예를 들어 종아리는 무릎과 발목 사이의 부분을 말하는 것이지 다리 전체를 일컫는 것은 아니다.

7. 신체 기능의 균형

모든 살아 있는 유기체들은 비록 그 구조는 서로 다를지라도 자신이 살아 있음을 확인하고 후대에 자신의 유전자를 전달할 수 있는 시스템을 유지하고 있다. 살아남

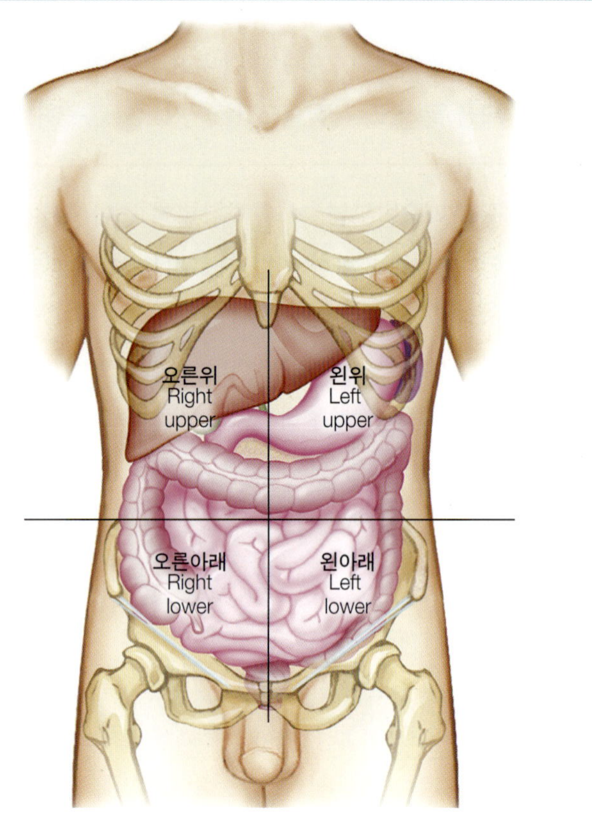

그림 1-5

배골반속공간의 네 부위

그림을 통해 내부 기관과 각 부위의 관계를 확인할 수 있다.

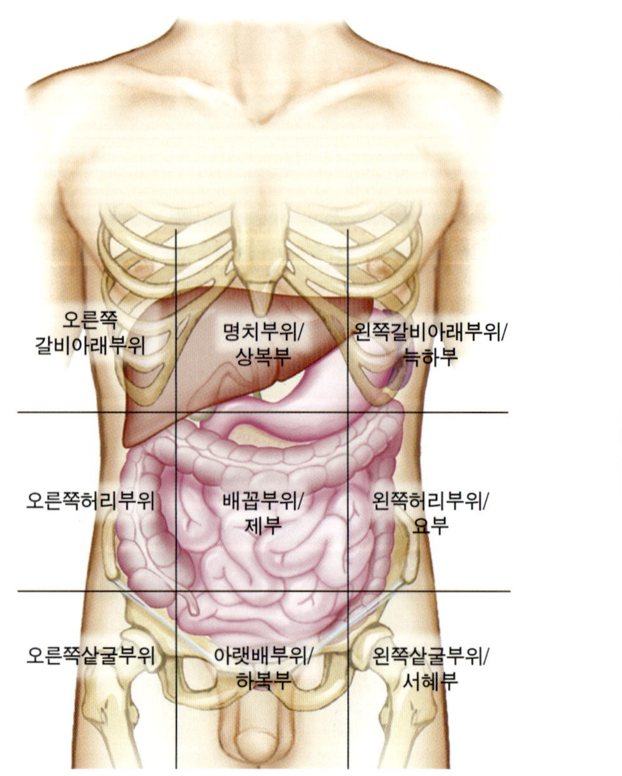

그림 1-6

배골반속공간의 아홉 부위

가장 표면층에 있는 기관들을 볼 수 있도록 그려 넣었다.

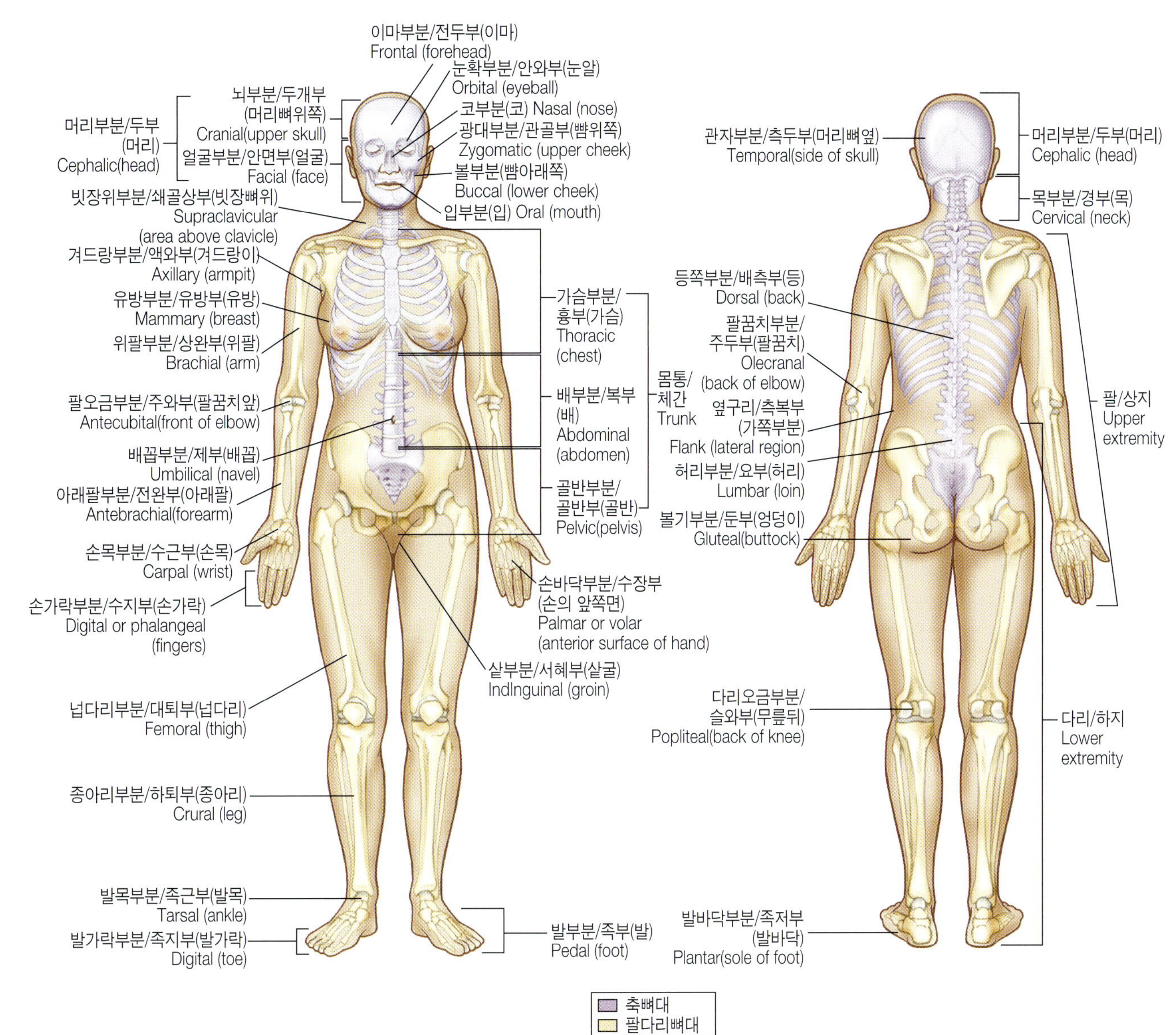

그림 1-7

신체의 축 및 팔다리부분

특정 부위에는 이름을 달았다(괄호 안). 예를 들어 머리부위에는 머리가 포함된다. 축부위와 팔다리부위는 색깔로 구분하였다.

표 1-1

신체부위를 설명하는 용어

신체부위	예
배부분/복부(Abdominal)	가로막아래 앞쪽몸통
아래팔부분/전완부(Antebrachial)	아래팔
팔오금부분/주와부(Cubital)	팔꿈치 바로 앞 오목한 부위
겨드랑부분/액와부(Axillary)	겨드랑이
위팔부분/상완부(Brachial)	위팔
볼부분/협부(Buccal)	볼
손목부분/수근부(Carpal)	손목
머리부분/두부(Cephalic)	머리
목부분/경부(Cervical)	목
뇌부분/두개부(Cranial)	머리뼈
종아리부분/하퇴부(Crural)	종아리
피부부분/피부부(Cutaneous)	피부
손가락 · 발가락부분/수지 · 족지부(Digital)	손가락 또는 발가락
등쪽부분/배측부(Dorsal)	등
얼굴부분/안면부(Facial)	얼굴
이마부분/전두부(Frontal)	이마
코부분/비부(Nasal)	코
입부분/구부(Oral)	입
눈확부분/안와부(Orbital 또는 Ophthalmic)	눈
광대부분/관골부(Zygomatic)	볼위쪽
넙다리부분/대퇴부(Femoral)	넙다리
볼기부분/둔부(Gluteal)	엉덩이
샅굴부분/서혜부(Inguinal)	샅굴
허리부분/요부(Lumbar)	갈비뼈와 골반 사이 허리
유방부분/유방부(Mammary)	유방
뒤통수부분/후두부(Occipital)	머리뼈아래부분뒤쪽
팔꿈치부분/주두부(Olecranal)	팔꿈치뒤
손바닥부분/수장부(Palmar)	손바닥
발부분/족부(Pedal)	발
골반부분/골반부(Pelvic)	몸통 아랫부분
샅부분/회음부(Perineal)	샅(항문과 생식기 사이의 부분)
발바닥부분/족저부(Plantar)	발바닥
다리오금부분/슬와부(Popliteal)	무릎 뒷부분
빗장위부분/쇄골상부(Supraclavicular)	빗장뼈 윗부분
발목부분/족근부(Tarsal)	발목
관자부분/측두부(Temporal)	머리뼈옆
가슴부분/흉부(Thoracic)	가슴
배꼽부분/제부(Umbilical)	배꼽 근처
손 · 발바닥부분/장측(Volar)	손바닥 또는 발바닥

는 것은 체내에서 비교적 일정한 상태를 유지할 수 있느냐의 여부에 달려 있다.

항상성(homeostasis)은 내부환경을 상대적으로 일정하게 유지하는 것을 일컫는 생리학 용어이다. 내부환경에서 살고 있는 신체의 세포들은 어항 속에 있는 물고기와 마찬가지로 내부환경이 상대적으로 일정할 때만 살아남을 수 있다. 즉 여러 가지 조건들이 아주 좁은 범위를 벗어나지 않아야만 살아남을 수 있다는 것이다.

온도, 염분 함유량, pH 수준, 액체의 양, 압력, 산소농도, 그리고 기타 필수 조건들이 수용할 수 있는 범위 내에 있어야 한다. 어항의 물을 아주 좁은 범위 내로 계속 유지하기 위해서는 히터를 켜거나 공기 펌프와 필터를 작동시켜야 한다. 마찬가지로 신체는 몸속 체액과 관련된 상태를 비교적 일정하게 유지하기 위해서 히터, 공기펌프 또는 필터의 역할을 하는 메커니즘을 가지고 있다.

세포의 활동과 외부 교란에 의하여 체내의 조건이 항상 변하기 때문에 변동이 자주 일어난다. 그러므로 신체는 항상성을 유지하거나 회복하기 위해 계속해서 노력해야 한다. 예를 들어 운동 중에 발생한 근육의 열 때문에 신체의 온도가 정상 수준 이상으로 올라가면 체온을 정상 수준으로 되돌리기 위해서 땀을 내서 열을 발산시킨다.

체내의 항상성을 조절하는 가장 기본적인 시스템은 피드백회로(되먹임회로)이다. 그림 1-8의 A는 방의 온도를 일정하게 유지하기 위한 피드백회로를 그린 것이다. 찬바람 때문에 방안의 온도가 정상 이하로 내려가면 온도감지기가 온도의 변화를 감지해서 그 정보를 통제실로 보낸다. 그러면 건물의 난방장치를 작동시켜서 온도를 높인다. 이때 난방장치를 '통제하려는 조건(온도)에 영향을 미쳐서 효과를 발휘하는 장치'라는 의미에서 효과기라고 한다. 감지기가 계속해서 통제실에 정보를 피드백하기 때문에 온도가 정상으로 돌아오면 난방기는 자동적으로 꺼진다.

그림 1-8의 B는 신체가 한기를 느끼면 냉각수용기가 감지해서 뇌(통제실)로 보내면 피드백회로를 가동시켜서 근육에 '떨라'는 명령을 내리는 것이다. 신체를 떨어서 열을 생산해서 체온을 높이고, 피드백으로 들어오는 정보가 체온이 정상으로 회복되었다고 하면 떠는 것을 그친다.

그림 1-8과 같은 피드백회로를 **네거티브피드백회로**(부적되먹임회로)라고 한다. '네거티브' 또는 '부적'이라는 말은 '조절하려는 조건에 반대되거나 무효화시키려고 한다.'는 뜻이다. 체내에서 이루어지는 대부분의 항상성 유지를 위한 조절은 네거티브피드백회로에 의해서 이루어진다. 그림 1-8과 반대되는 상황, 즉 날씨가 더워서 체온이 과도하게 올라간 경우에는 정상보다 높은 체온을 감지해서 그 정보를 뇌에 보내면 뇌가 땀샘에 신호를 보내 체온을 낮추도록 지시하게 된다.

네거티브피드백의 또 다른 예는 운동 중 근육이 산소를 많이 소모하여 혈중 산소 농도가 낮아졌을 때 호흡을 증가시켜 혈액 속에 산소를 많이 운반함으로써 정상으로 회복하는 것이다. 체내 수분이 정상보다 많을 때 평소보다 더 많은 소변을 보게 하는 예도 있다.

드물지만 포지티브피드백회로(정적되먹임회로)도 있다. 포지티브피드백회로는

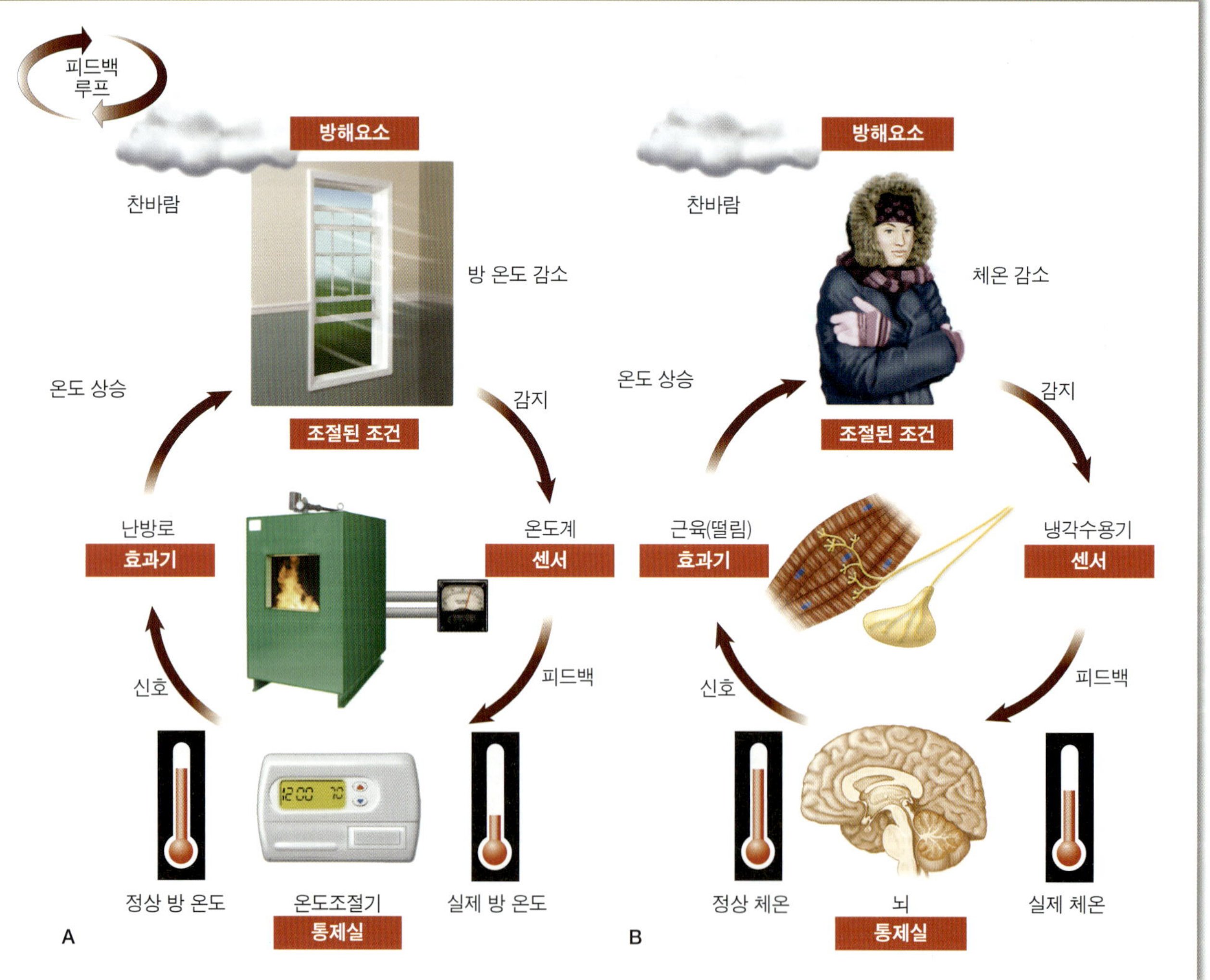

그림 1-8

네거티브피드백루프

A. 방 온도가 어떻게 비교적 일정하게 유지하는지를 보여주는 엔지니어의 그림. 온도조절기(통제실)가 온도계(센서)로부터 피드백 정보를 받으면 난방로(효과기)를 작동시켜서 정상에 대한 변화에 대응한다.

B. 체온이 어떻게 비교적 일정하게 유지하는지를 보여주는 생리학자의 그림. 뇌(통제실)가 냉각수용기(센서)라는 신경종말로부터 피드백 정보를 받으면 근육(효과기)의 떨림을 발생시켜서 정상에 대한 변화에 대응한다.

내부환경의 변화를 줄여서 정상 상태로 되돌리는 대신 어떤 변화를 오히려 부추기는 것이다. 어떤 변화를 부추기는 것을 한문으로 '항진시킨다.'고 한다.

포지티브피드백회로의 대표적인 예로는 "출산 시 아기가 나올 때까지 자궁의 수축속도를 계속해서 높이는 것"과 "상처가 나서 피가 흐르면 혈소판을 계속해서 서로 엉겨 붙게 만들어서 피가 나오는 구멍을 막는 것"이 있다. 계속해서 항진시키는 것도 넓은 시각에서 보면 내부환경을 일정하게 유지하는 데 도움이 된다.

항상성은 절대적으로 일정하게 유지되는 것이 아니라 상대적으로 어느 정도 일정하게 유지된다. 예를 들어 체온이 오랫동안 일정하게 유지되는 일은 거의 없고, 정상체온 근방에서 오르락내리락 한다.

신체기능의 균형을 유지하는 능력은 나이와도 관련이 있다. 즉 어린이들은 항상성을 유지하는 기능이 점점 더 효율적이고 효과적이 되도록 증가하고, 청년기에는 효율과 효과가 최대가 된다. 장년기와 노년기가 되면 그 기능은 점점 약해지고 비효율적 · 비효과적으로 변한다. 어릴 때 기능의 변화가 생기는 것을 '발달과정'이라 하고, 나이가 들어서 오는 변화를 '노쇠과정' 또는 '위축과정'이라고 한다.

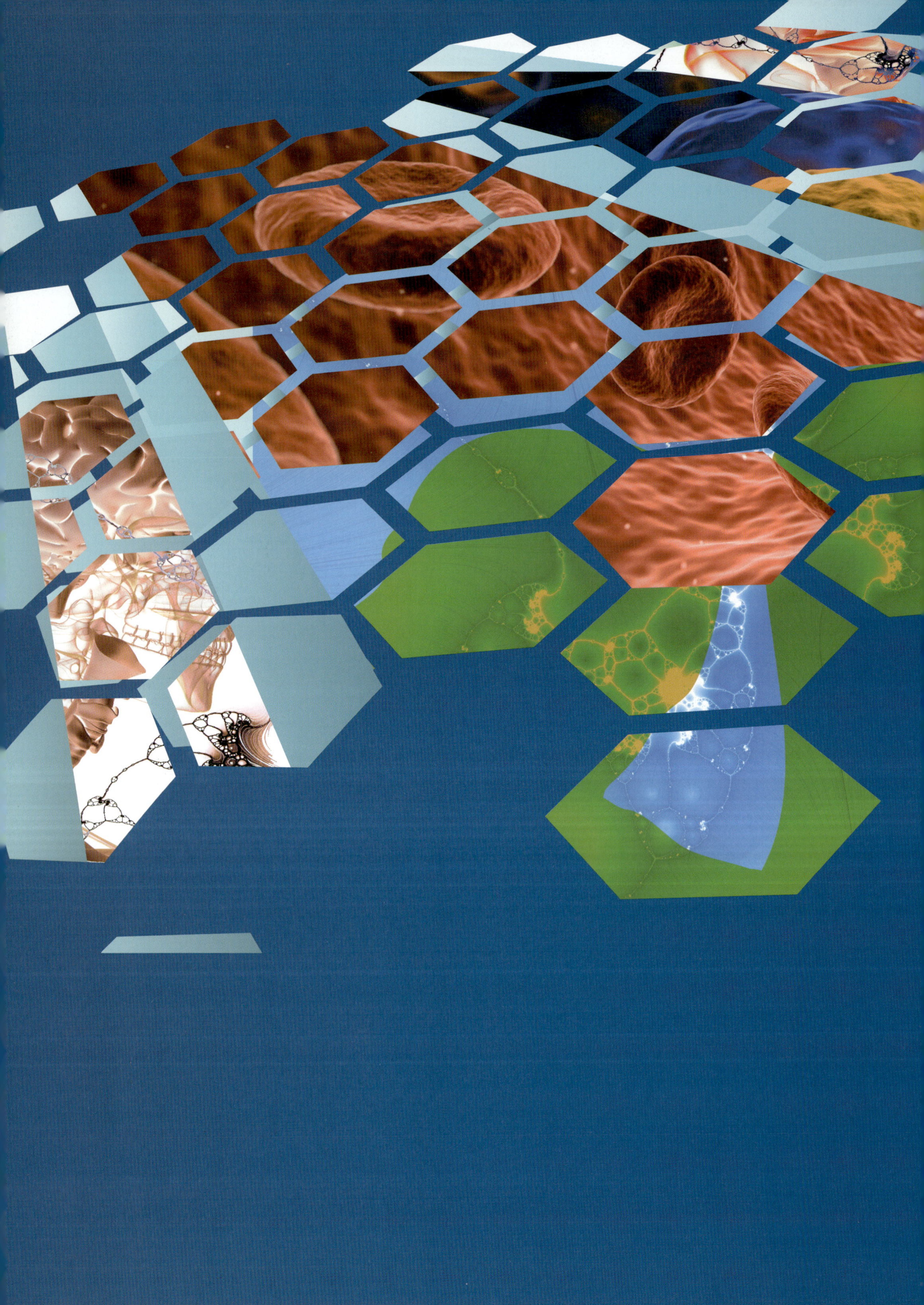

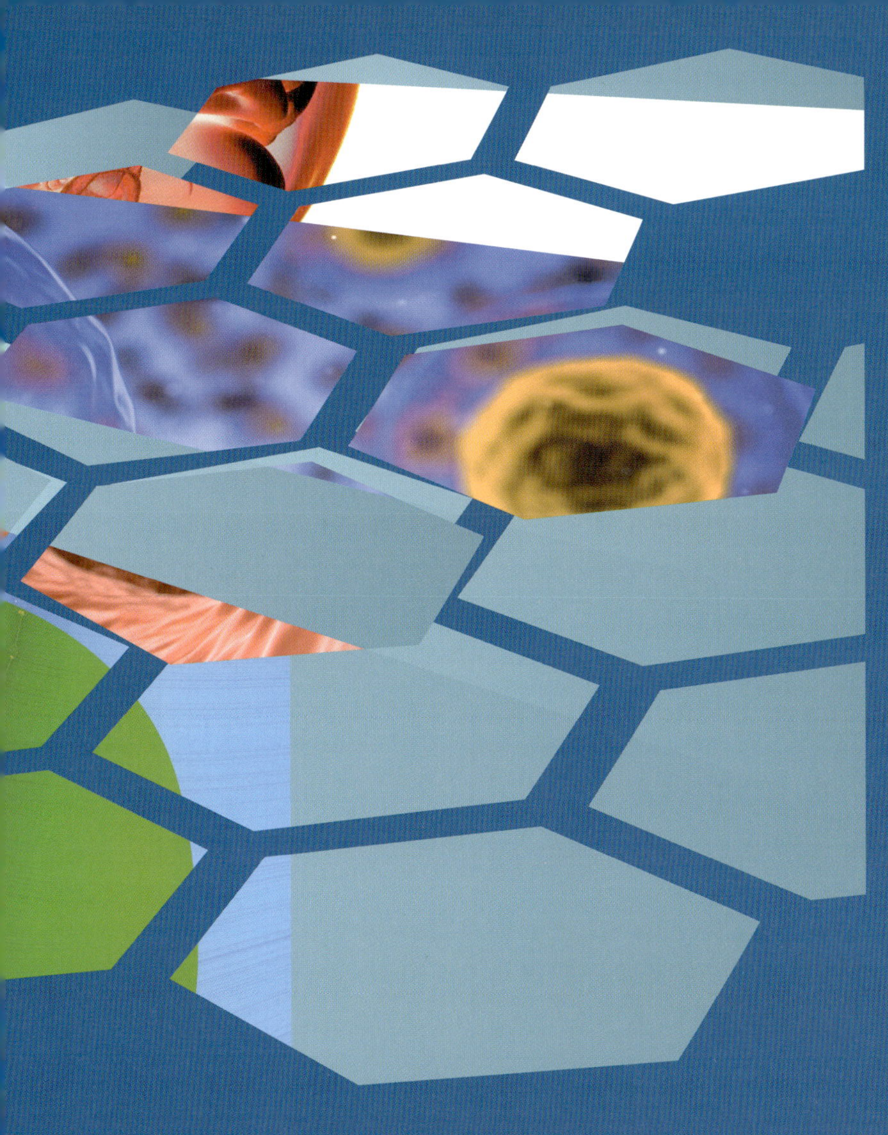

Chapter 02

생명화학

물질은 '질량과 크기가 있는 것'으로 정의하고, 체내에서는 대부분의 물질이 분자의 형태로 존재한다. 분자는 원자라는 더 작은 단위들이 하나 또는 여러 개 모여서 이루어진 물질입자이다.

자연에는 92종류의 원자가 있다. 같은 종류의 원자들이 모여서 분자를 구성한 물질을 '원소'라 하고, 2가지 이상의 다른 원자들이 모여서 분자를 구성한 물질을 '화합물'이라고 한다. 예를 들어 산소(O_2), 탄소(C), 수소(H_2), 질소(N_2), 금(Au)은 원소이고, 이산화탄소(CO_2), 탄수화물, 단백질, 지방질, 비타민 등은 화합물이다.

1. 원자의 구조

원자(atom)는 너무 작아서 일반현미경으로는 볼 수 없고, 터널현미경이나 원자현미경과 같은 특수한 현미경으로만 볼 수 있다. 원자는 더 작은 양성자, 전자, 중성자라는 입자들로 구성되어 있다.

원자의 중심부에 있는 **핵**(nucleus)은 양전하를 가지고 있는 양성자와 전하가 없는 중성자로 구성되어 있고, 핵에 있는 양성자의 개수에 따라서 원자의 종류가 정해진다. 자연에는 92종류의 원자가 있다고 하였으므로 핵에는 양성자가 1개에서 92개까지 있고, 중성자의 수는 양성자의 수와 비슷한 경우가 많지만 일정하지는 않다.

음전하를 가지고 있는 전자가 핵에서 일정한 거리를 두고 핵 둘레를 쏘다니고 있는데, 그것을 '**전자의 궤도**' 또는 '**에너지준위**'라고 한다. 모든 원자는 양성자와 전자의 수가 같기 때문에 전기적으로 중성이고, 전자의 궤도 또는 에너지 준위는 그 반지름이 작은 것도 있고 큰 것도 있다. 핵에서 멀리 떨어진 궤도에 있는 전자일수록 에너지 준위가 높다.

핵에서 가장 가까운 에너지 준위에는 2개의 전자가 있을 수 있고, 그다음 에너지 준위부터는 8개의 전자가 있을 수 있다. 전자가 에너지 준위를 채우는 방법은 무조건 낮은 에너지 준위부터 모두 채우고 남으면 다음 번 에너지 준위를 채운다. 이때 맨 마지막 에너

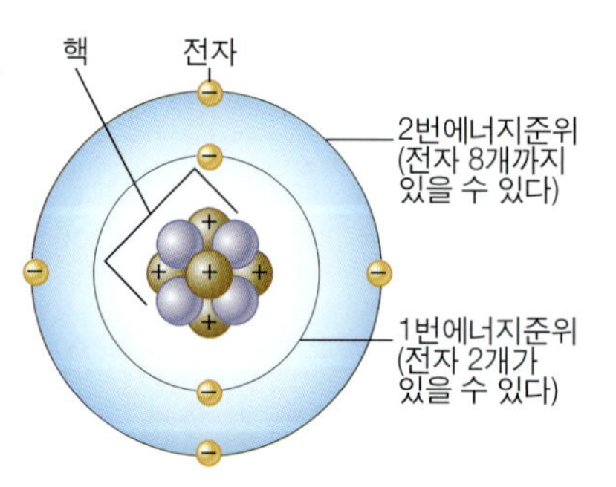

그림 2-1

탄소의 원자모형

양성자 1개와 중성자 2개가 가려서 보이지 않는다.

지 준위에 몇 개의 전자를 가지고 있느냐에 따라서 화학적 성질이 결정되기 때문에 마지막 에너지 준위에 있는 전자의 수가 대단히 중요하다.

그림 2-1은 탄소원자를 그린 것이다. 1번 에너지 준위에는 2개, 2번 에너지 준위에는 4개의 전자가 있으므로 '2번 에너지 준위에 4개의 전자가 남아 있다'고 말할 수도 있고 '2번 에너지 준위에 4개의 전자가 모자란다'고 말할 수도 있다.

2. 화학결합

자연 상태에 있는 대부분의 원자들은 불안해서 안정적으로 되려고 같은 종류 또는 다른 종류의 원자와 결합하는데, 그것을 '**화학결합**(chemical bond)'이라고 한다. 여기에서 안정적으로 된다는 말은 가장 바깥에 있는 에너지 준위를 꽉 채운다는 뜻이다.

예를 들어 전자가 1개인 수소원자는 어디에서인가 전자를 1개 빌려와서 2개가 되면 바깥준위를 꽉 채워서 안정적이게 되고, 전자가 2개인 헬륨원자는 바깥준위가 꽉 채워져 있기 때문에 다른 원자와 화학결합을 할 필요가 없다.

전자가 3개 있는 리튬은 바깥준위에 전자가 1개밖에 없으므로 안정적이 되려면 전자 7개를 빌려오는 방법도 있지만, 전자 1개를 주어버리는 것이 더 쉬운 방법이다. 즉 원자가 화학결합을 하는 데에는 전자를 빌리고, 기부하고, 서로 공유하는 등의 방법이 있다.

이온결합

그림 2-2에서 나트륨원자는 바깥쪽 에너지 준위에 1개의 전자가 있고, 염소원자는 7개의 전자가 있다. 이 경우에 안정적이 되려면 나트륨원자가 전자 1개를 염소원자에게 빌려주어 두 원자 모두 바깥쪽 에너지 준위에 8개씩의 전자가 꽉 차게 되어야 한다.

모든 원자는 양성자와 전자의 수가 같아서 전기적으로 중성이라고 하였다. 이때 나트륨원자는 전자 1개를 빌려주었으므로 양성자의 수가 전자의 수보다 더 많아서 +전기를 띄게 되는데, 이것을 '**나트륨양이온**'이라고 한다. 염소원자는 전자가 양성자보다 더 많게 되었으므로 − 전기를 띄게 되는데, 이것을 '**염소음이온**'이라고 한다. 나트륨양이온은 Na^+, 염소음이온은 Cl^-로 표시한다.

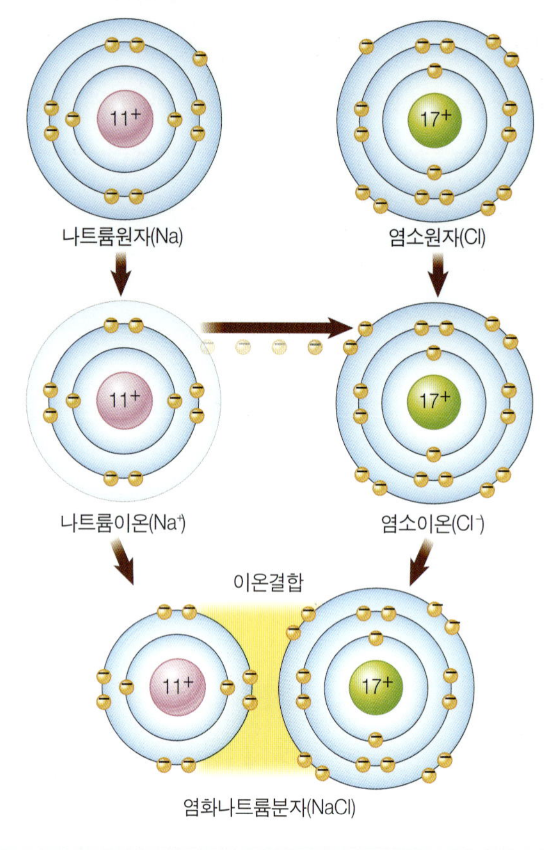

그림 2-2

이온결합

Na$^+$와 Cl$^-$은 서로 반대의 전기를 띠므로 서로 잡아당기는 인력이 생겨서 결합하게 된다. 이와 같이 이온과 이온이 결합하는 것을 '**이온결합**(ionic bond)'이라 하고, 나트륨이온과 염소이온이 결합해서 만들어진 물질을 소금 또는 염화나트륨이라고 한다.

이온결합에 의해서 만들어진 분자들을 물에 넣으면 물분자가 이온에 접근해서

표 2-1

인간의 체액에서 중요한 이온

명칭	기호	명칭	기호
나트륨이온	Na^+	수소이온	H^+
염소이온	Cl^-	마그네슘이온	Mg^{++}
칼륨이온	K^+	수산이온	OH^-
칼슘이온	Ca^{++}	인산이온	PO_4^{---}

쐐기처럼 박혀서 이온들을 강제로 떼어 놓기 때문에 물에 쉽게 녹는다. 이와 같이 물에 녹아서 이온이 되는 물질을 '**전해질**(electrolyte)'이라고 한다. 표 2-1은 체액 내에 있는 중요한 이온들을 열거한 것이다.

나트륨과 칼륨이 국제적인 표준어이지만, 영어권에서는 '나트륨'을 '소듐', '칼륨'을 '포타슘'이라고 부른다.

공유결합

전자를 주고받지 않고 공유함으로써 원자의 바깥쪽 에너지 준위를 채워서 결합하는 것을 '**공유결합**(covalent bond)'이라고 한다. 그림 2-3은 2개의 수소원자가 가깝게 접근해서 두 에너지 준위가 서로 겹치도록 하는 방법을 보여주고 있다.

공유결합을 해서 만들어진 분자들은 깨지기 어렵고, 물에 쉽게 녹지 않으며, 큰 분자를 만든다.

수소결합

아주 작은 수소원자와 큰 다른 원자가 공유결합을 하면 수소원자가 붙어 있는 곳은 약한 +, 수소원자가 붙어 있지 않은 쪽은 약한 -로 하전된다. 즉 1개의 분자에서도 표면의 위치에 따라서 서로 다른 극성을 갖게 되고, 전기적 극성이 다르기 때문에 서로 끌어당겨서 약하게 결합하게 되는 것을 '**수소결합**(hydrogen bond)'이라고 한다.

그러므로 수소결합은 새로운 분자를 만드는 것이 아니라 옆에 있는 분자들과 서로 뭉쳐질 수 있도록 도와준다든지, 물분자를 느슨하게 결합시켜서 약간 끈적끈적한 점성이 생기게 해서 인체의 부품들이 서로 붙어 있을 수 있게 한다든지, 거대한 단백질분자들이 특정한 모양으로 존재할 수 있게 하는 등 아주 미미한 힘을 제공한다.

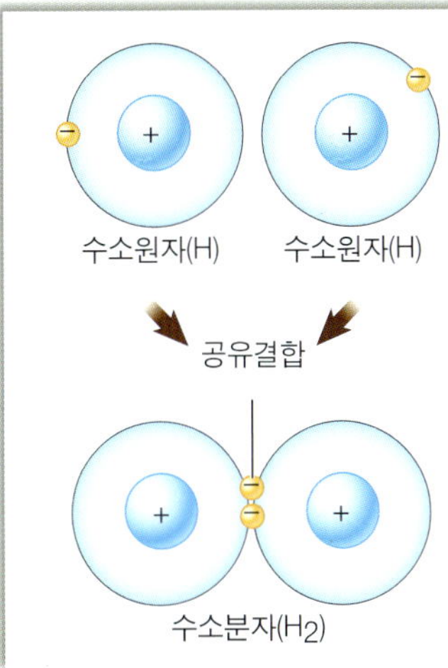

그림 2-3

공유결합

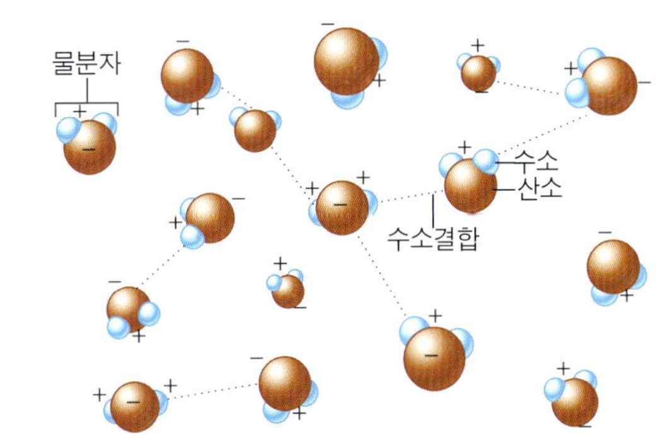

그림 2-4

수소결합

물분자는 계란만한 수소원자 2개와 농구공만한 산소원자 1개가 결합한 것이다. 농구공에 계란 2개가 붙어 있다고 생각하면 농구공 껍질이 노출된 곳이 많을 수밖에 없고, 그렇다 보면 전기적 극성이 조금 다른 부분이 생기게 된다.

유기물질과 무기물질

일반적으로 살아 있는 물질을 '**유기물질**', 생명이 없는 물질을 '**무기물질**'이라고 하지만, 그것은 정확하게 설명한 말이 아니다. 그런데 유기물질 중에는 생명을 가지고 있는 것이 많이 있지만, 무기물질 중에는 생명을 가지고 있는 것이 단 하나도 없다. 그러므로 '살아 있는 물질은 유기물질이다.'는 맞는 말이지만 '유기물질이면 생명이 있다.'는 틀린 말이다. 인체와 같은 유기체에는 유기물질만 있는 것이 아니라 유기물질과 무기물질이 모두 들어 있고, 무기물질로 만들어진 무기체에도 유기물질이 조금 들어 있을 수 있다.

화학적으로도 처음에는 탄소(C)가 들어 있으면 유기물질, 없으면 무기물질이라고 했지만, 이산화탄소(CO_2)와 같이 탄소가 있으면서도 무기물질인 물질들이 발견되면서 다음과 같이 수정되었다. 탄소-탄소(C-C)공유결합이나 탄소-수소(C-H)공유결합을 포함하고 있는 것을 유기물질, 그렇지 못한 것을 무기물질이라고 한다.

그러므로

- 탄소를 가지고 있는 무기물질은 없다. (×)
- 탄소를 가지고 있으면 유기물질이다. (×)
- C-C공유결합이나 C-H공유결합을 가지고 있으면 유기물질이다. (○)
- C-C공유결합이나 C-H공유결합을 가지고 있는 무기물질도 있다. (×)
- 인체는 유기체이므로 유기물질만 있다. (×)

물

물은 무기물질 중에서 가장 중요하며, 인간이 살아가는 데에도 가장 중요한 역할을 한다. 그래서 달이나 화성에 물과 탄소가 있으면 생명체가 있을 가능성이 많기 때문에 찾으려고 노력하는 것이다.

물이 우리 몸속에서 하는 역할을 간추리면 다음과 같다.

- **용매의 역할** : 우리가 먹는 음식물과 우리 몸속에서 돌아다니는 거의 모든 물질들은 물속에 녹아 있다. 이와 같이 어떤 물질이 물속에 녹아 있다고 할 때 물을 용매, 녹아들어간 물질을 용질, 용매와 용질이 섞여 있는 것을 용액 또는 수용액이라고 한다.

● **가수분해** : 그래서 물속에 녹아 있는 물질의 분자 양쪽에 H^+와 OH^-가 붙어있는 경우가 많다. 아래 그림에서 3개의 초록색 분자가 연결되어 있는 중합체 사이에 엷은 청색 H_2O 분자가 끼어들어서 H^+와 OH^- 이온으로 나누어져서 따로따로 결합해버리면 초록 분자 2개와 1개로 쪼개져버린다. 물이 들어가서 결합되어 있던 것을 떼어 놓았기 때문에 '**가수분해**'라고 한다. 설탕을 물에 넣으면 분자의 크기가 설탕보다 작아서 눈에 보이지 않는 설탕물로 변하는 것과 비슷하다. 가수분해를 하면 큰 분자들 사이를 연결하고 있던 연결고리가 끊기면서 결합에너지가 방출되고, 큰 분자가 작은 분자로 쪼개진다. 대표적인 예가 ATP가 ADP로 분해되는 것이다.

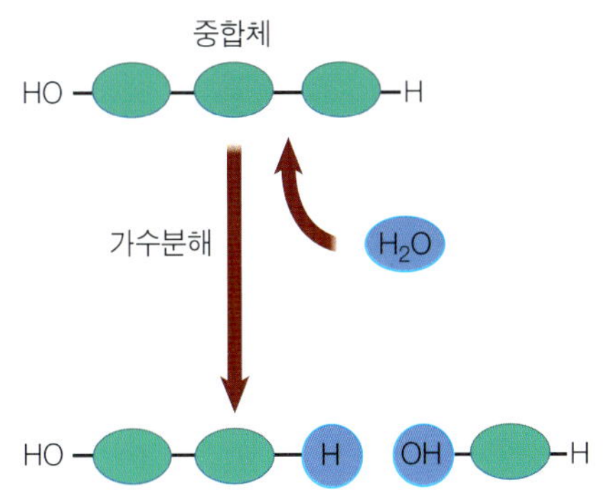

● **탈수합성** : 아래 그림에서 2개가 연결된 초록 분자와 홀로 있는 1개의 초록 분자 사이에는 엷은 청색 H^+와 OH^- 이온이 붙어서 연결하고 있다. 거기에서 H^+와 OH^- 이온이 제거되면 초록 분자 3개가 연결되어서 더 큰 분자(重合體)가 만들어지는 것을 '**탈수합성**'이라고 한다. 왜냐하면 H^+와 OH^- 이온이 떨어져 나오면 둘이 결합해서 H_2O 분자가 되기 때문이다. 설탕물을 계속 끓이면 수증기가 증발하면서 설탕 결정체가 되는 것과 비슷하다. 탈수합성이 일어나려면 에너지를 흡수해야 하고, 일반적으로 크기가 작은 분자가 더 큰 분자가 된다. 탈수합성은 분자들이 모여서 거대한 분자가 된다는 뜻이지, 화학반응을 일으켜서 다른 물질로 변해버리는 것은 아니다. 왜냐하면 언제라도 가수분해를 할 수 있기 때문이다. 즉 탈수합성과 가수분해는 가역반응이다. 대표적인 예가 ADP가 ATP로 합성되는 것이다.

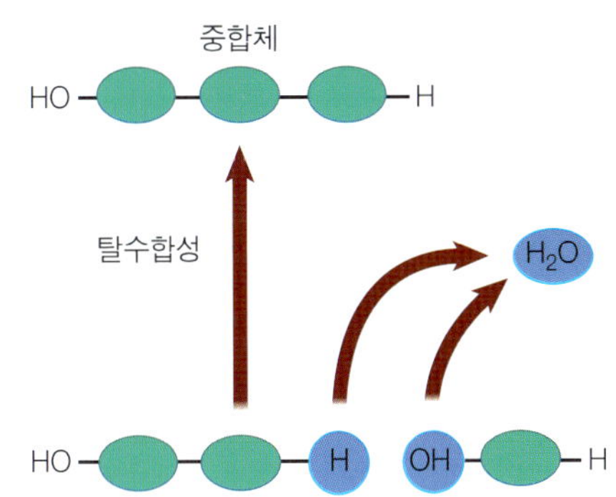

산과 염기

자연에 있는 물은 대부분 H_2O 분자로 존재하지만 일부는 H^+와 OH^- 이온으로 전리되어 존재하는데, 이때 H^+와 OH^- 이온의 수는 똑같다. 이와 같이 H^+와 OH^- 이온의 수가 똑같은 용액을 **중성**이라 하고, 어떤 원인에 의해서 용액 속에 있는 H^+ 이온이 증가하거나 OH^- 이온이 감소하면 **산성**, H^+ 이온이 감소하거나 OH^- 이온이 증가하면 **알칼리성** 또는 **염기성**이라고 한다.

예를 들어 물에 염산(HCl)을 타면 염산이 H^+와 Cl^-로 전리된다. 그러면 H^+가 많아졌으므로 산성용액이 된다. 또 물에 양잿물(NaOH)을 타면 양잿물이 Na^+와 OH^-로 전리된다. 그러면 OH^-가 많아졌으므로 염기성용액이 된다. 산성용액은 신맛이 나고, 염기성용액은 짠맛이 나면서 미끌미끌하다. 사과즙은 산성이고, 비눗물은 염기성이다.

같은 산성 또는 염기성이라도 H^+이온의 농도에 따라서 산성의 정도(산도) 또는 염기성의 정도가 다르다. 산도를 pH(영어로는 피에이치, 독일어로는 페하)라 하고, pH 7은 중성, pH 6은 산성, pH 8은 염기성이며, 그 구분은 그림 2-5와 같다. 그림에서 세포질은 중성, 소변은 산성, 혈액은 염기성이라는 것을 기억해두기 바란다.

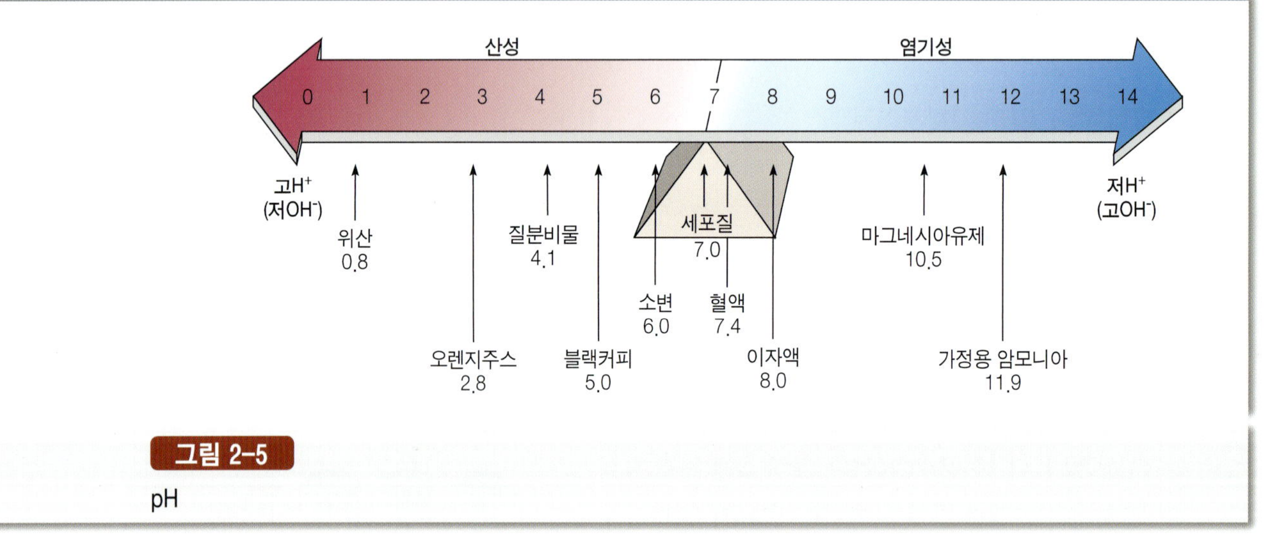

그림 2-5

pH

유기화합물

인체에 있는 유기화합물 중에서 가장 중요한 4가지는 다음과 같다.

● **탄수화물** : 탄수화물은 탄소와 물의 화합물이라는 뜻인데, 여기에는 단당류, 이당류, 다당류가 있다. 탄수화물의 기본이 되는 글루코스(사카라이드 또는 포도당이라고도 한다.)가 1개 있으면 단당류, 2개 또는 여러 개가 합성되어 있으면 이당류 또는 다당류라고 한다. 이당류(설탕)나 다당류(감자의 전분)를 섭취했을 때 단당류로 분해하는 것을 '소화시킨다.'고 하고, 단당류를 흡수해서 나중에 사용하려고 다시 다당류로 만들어서 간이나 근육 내에 저장한 것을 글리코겐이라고 한다. 글리코겐은 글루코스로 분해해서 인체의 에너지원으로 사용한다.

● **지질** : 돼지비계처럼 평상시 고체 상태인 것을 지방, 참기름처럼 평상시 액체 상태인 것을 기름이라 하고, 지방과 기름을 합쳐서 지질이라고 한다. 모든 지질의 기본이 되는 물질을 **지방산**(fatty acid)이라 하고, 지방산은 물을 밀어내는 성질을 가지고 있다. 인을 포함하고 있는 물질에 2개의 지방산이 붙어 있는 것을 인지질, 글리세롤이라는 물질에 3개의 지방산이 붙어있는 것을 트라이글리세롤, 여러 개의 지방산이 스테레오 구조로 연결되어 있는 것을 콜레스테롤이라고 한다. 우리가 지질을 섭취하면 지방산으로 분해해서 흡수하고, 지방산을 간에서 분해하면 글루코스로 변해서 에너지원으로 사용한다. 반대로 지방산이나 글루코스를 합성하면 인지질, 트라이글리세롤, 콜레스테롤 등으로 바뀌고, 그것을 피부 밑에 저장한 것을 피부밑(피하)지방이라고 한다.

● **단백질** : 단백질이란 계란의 흰자위와 같은 물질이라는 뜻이다(새알 '蛋', 흰자위 '白', 바탕 '質'). 단백질의 기본이 되는 물질은 아미노산이다. 글루코스와 지방산은 탄소와 물의 화합물이지만, 아미노산에는 탄소와 물 이외에 질소가 더 들어 있다. 아미노산은 수천 개까지 연결될 수 있고, 그것들이 서로 꼬이고, 구부러지고, 겹쳐서 인체의 조직, 세포막, 호르몬, 효소, 수용기(감각기) 등을 만든다. 단백질을 분해해서 글루코스로 변화시킬 수는 있지만, 평소에 단백질을 분해하는 일은 거의 없다. 단백질이 탄수화물과 결합되어 있는 것을 당단백질, 지질과 결합되어 있는 것을 지질단백질이라고 한다.

● **핵산** : 핵산의 기본이 되는 물질을 뉴클레오타이드(nucleotide)라 한다. 뉴클레오타이드는 당(탄수화물), 인산염, 질소염기로 구성되어 있으며, DNA와 RNA 2종류가 있다. 뉴클레오타이드는 서로 결합해서 가닥(실) 또는 다른 모양을 이루는데, DNA 속에 있는 뉴클레오타이드는 서로 꼬여서 이중 나선구조를 하고 있다. DNA의 뉴클레오타이드들이 배열되어 있는 순서에 따라 단백질과 핵산들을 결합하는 순서가 달라지기 때문에 그것을 유전자라고 한다. RNA 분자는 DNA에 있는 유전자 암호의 일부를 복사한 작업용 복사본이다. ATP와 ADP는 핵산이 변형된 것이다. 즉 뉴클레오타이드는 아데노신에 인이 1개 결합되어 있는데, ATP에는 3개, ADP에는 2개의 인이 결합되어 있다.

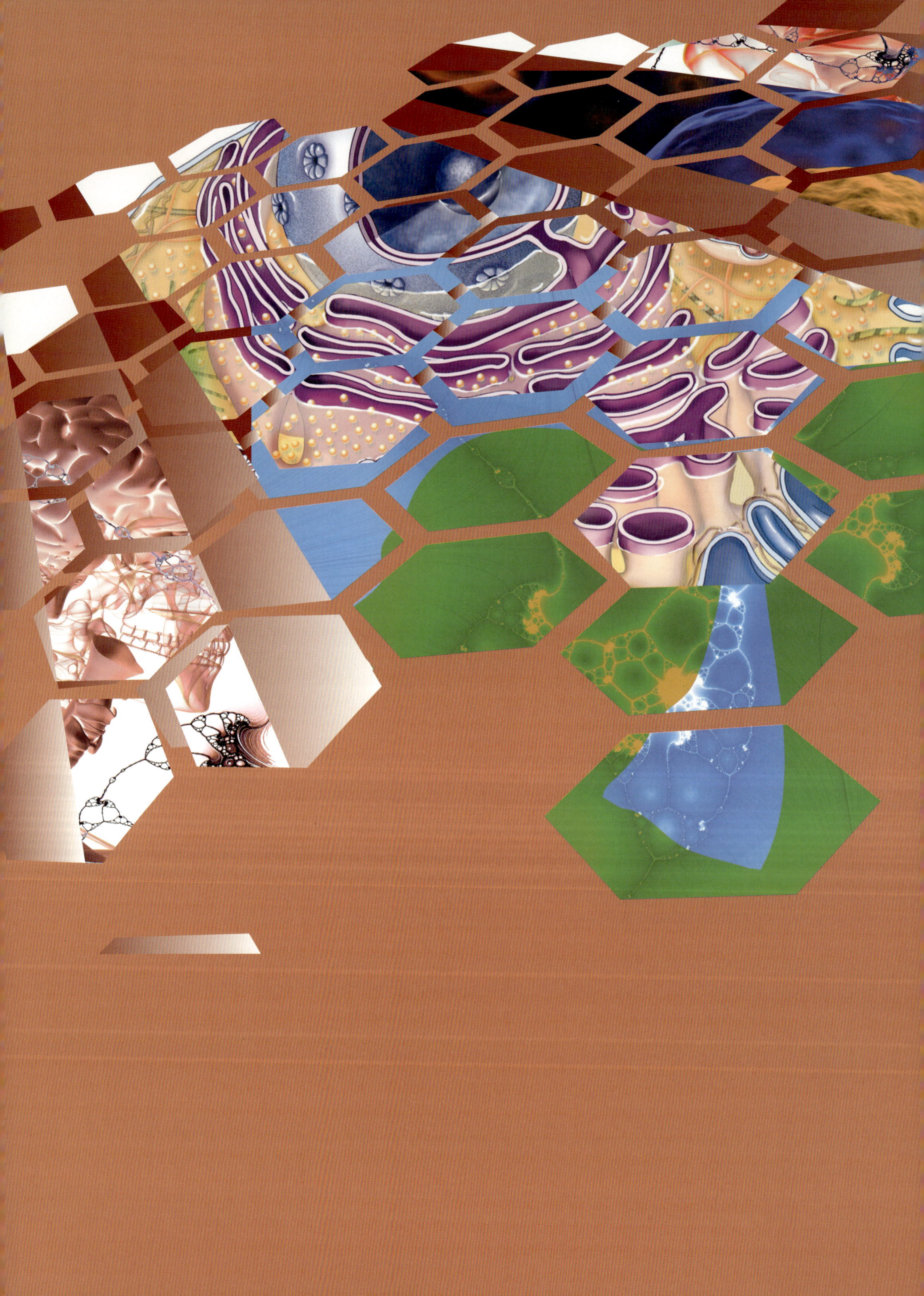

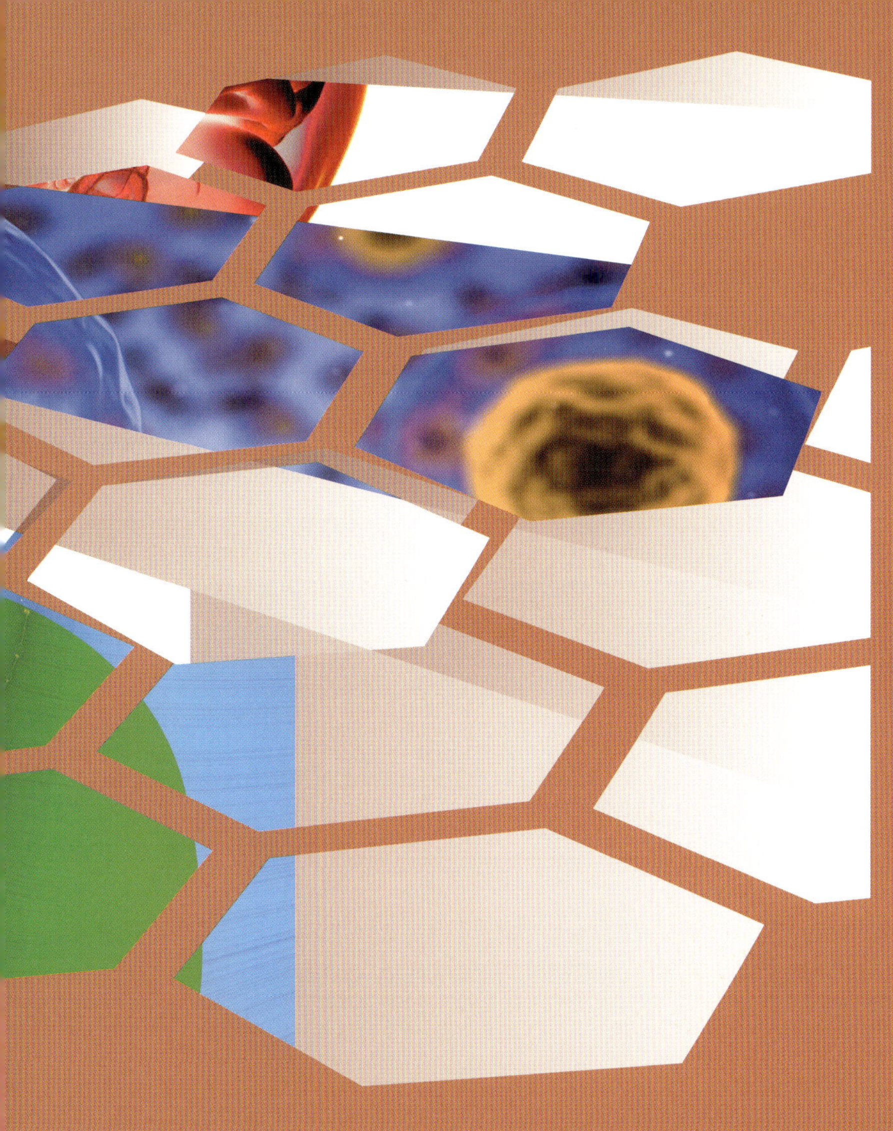

Chapter 03

세포, 조직, 기관과 계통

약300년 전 Robert Hooke가 식물 재료에서 아주 원시적인 무언가를 발견하였는데, 그것이창고의 축소판같이 생겼다고 해서 '세포(cell)'라고 이름을 붙였다. 세포가 생물의 가장 작은 구조적 단위이다. 인체는 약 8~9조 개의 세포로 구성되어 있지만, 아메바처럼 단 1개의 세포로 구성되어 있는 생물도 있다.

1. 세포

인간의 세포는 크기와 모양이 대단히 다양하다. 예를 들어 난자는 지름이 150㎛이지만 적혈구는 7.5㎛밖에 되지 않고, 어떤 세포는 평평하지만 어떤 세포는 실처럼 길쭉하게 생겼다.

세포는 세포막, 세포질, 핵으로 구성되어 있고, 세포와 세포 사이의 공간에 들어있는 용액을 (세포)사이질 또는 조직액이라고 한다. 결과적으로 모든 세포는 조직액에 잠겨 있는 셈이다.

세포막

세포막을 원형질막이라고도 한다. 세포와 조직액을 갈라놓는 막이라는 것을 강조하는 말이고, 원형질막은 원형질로 만들어진 막이라는 것을 강조하는 말이다.

세포막은 그림 3-1에서 볼 수 있는 바와 같이 매우 정교한 구조를 하고 있으며, 두께가 약 7nm밖에 되지 않는다. 인지질분자(그림에서 파란 구슬 모양)가 복층의 뼈대를 형성하고, 콜레스테롤분자(그림에서 가느다란 실 모양)가 인지질 구조를 받쳐주어서 세포막이 파손되는 것을 방지한다.

세포막은 세포를 위해서 생명을 보존하는 기능과 세포를 둘러싸고 있는 조직액과 세포 안에 있는 세포질 사이에서 안전한 통로 역할을 한다. 어떤 물질은 세포막을 통과시키지만, 어떤 물질은 통과하지 못하게 막는다.

단백질분자(그림에서 연두색 물체)들이 세포막의 표면에 점처럼 박혀 있는데, 그것들이 세포막 안과 밖을 연결해주는 통로의 역할과 연락 수단의 역할을 한다. 세포의 표면에 부착되어 있는 탄수화물사슬이 세포를 구분하는 표식의 역할을 해서 자신의 세포와 다른 사람의 세포를 식별한다.

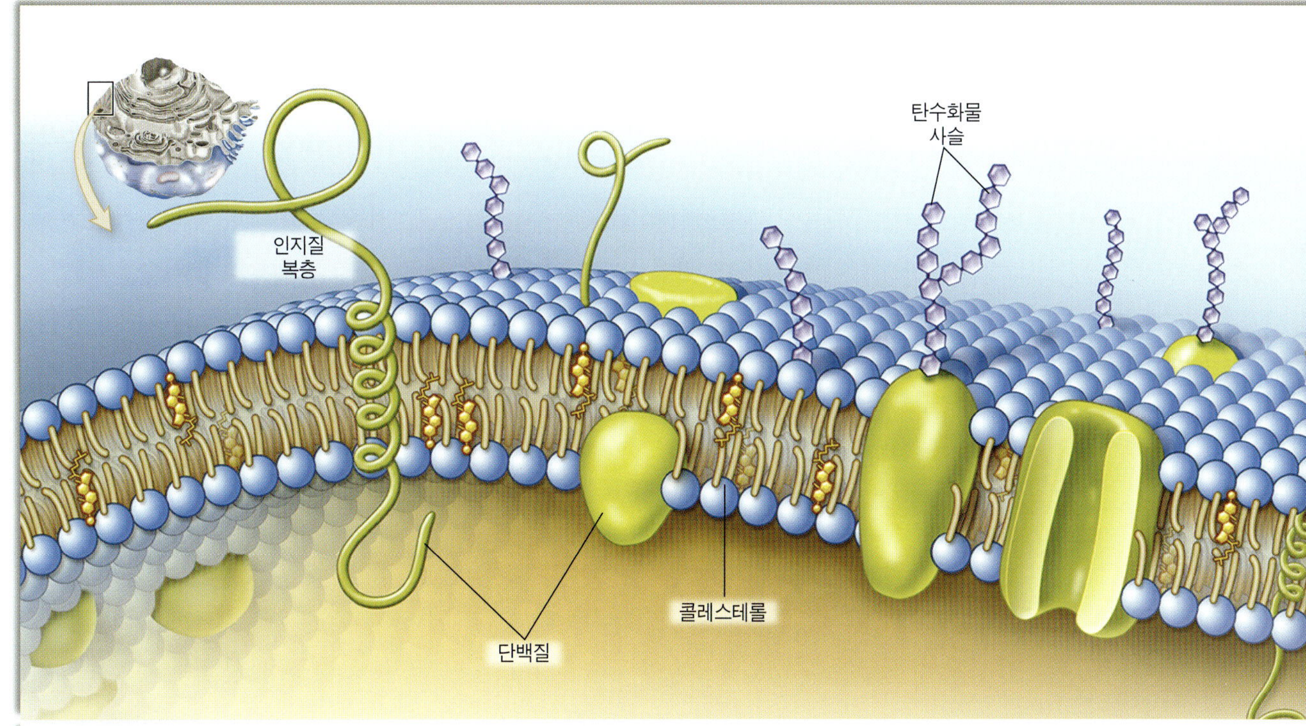

그림 3-1

세포막의 구조

세포질

　세포질은 형질막과 핵 사이의 공간을 채우는 살아 있는 물질이고, 핵은 그림 3-2
에서 볼 수 있는 바와 같이 세포의 중심부에 있는 공 모양의 구조체이다. 세포질 안
에 있는 작은 구조체들을 세포소기관이라 한다. 그림 3-2는 수많은 세포소기관들
중에서 일부만 그려놓은 것이다. 그리고 세포질 안에 들어 있는 세포소기관의 종류
와 수는 그 세포의 기능에 따라 각기 다르다.

- **리보솜**(ribosome)은 그림 3-2에서 점으로 표시된 부분으로, 세포 전체에서
  발견되는 작은 입자이다. 리보솜은 효소와 단백질 화합물을 만들기 때문에 '
  단백질 공장'이라고도 한다.

- **세포질그물**(endoplasmic reticulum)은 세포질 전체에 쫙 퍼져 있는 가는 망으
  로, 세포질의 한 구역에서 다른 구역으로 단백질과 기타 물질을 운송하는 역
  할을 한다.

- **골지체**(Golgi apparatus)는 작고 납작한 주머니들이 핵 근처에 서로 엉켜서 쌓
  여 있는 것으로, 작은 주머니를 소포(vesicle)라고 한다. 세포질그물 안에 들어

있는 내용물 중에서 단백질과 다른 화합물만을 소포 안으로 운반해서 소포 안에 있던 물질과 혼합해서 새로운 단백질 또는 탄수화물과 단백질이 합쳐진 당단백질을 만든다. 새로 만든 물질을 새 소포에 넣어서 세포질 쪽으로 서서히 이동시킨 다음 세포 밖으로 방출한다.

● **미토콘드리아**(mitochondria, 사립체)는 2개의 막 주머니로 구성되어 있는데, 큰 주머니 안에 작은 주머니가 들어 있는 것 같은 구조를 하고 있다. 미토콘드리아의 막 안에서 세포활동에 필요한 대부분의 에너지가 공급되기 때문에 '세포의 발전소'라는 별명을 가지고 있다.

● **리소좀**(lysosome, 용해소체)은 아주 작은 입자를 품고 있는 작은 주머니처럼

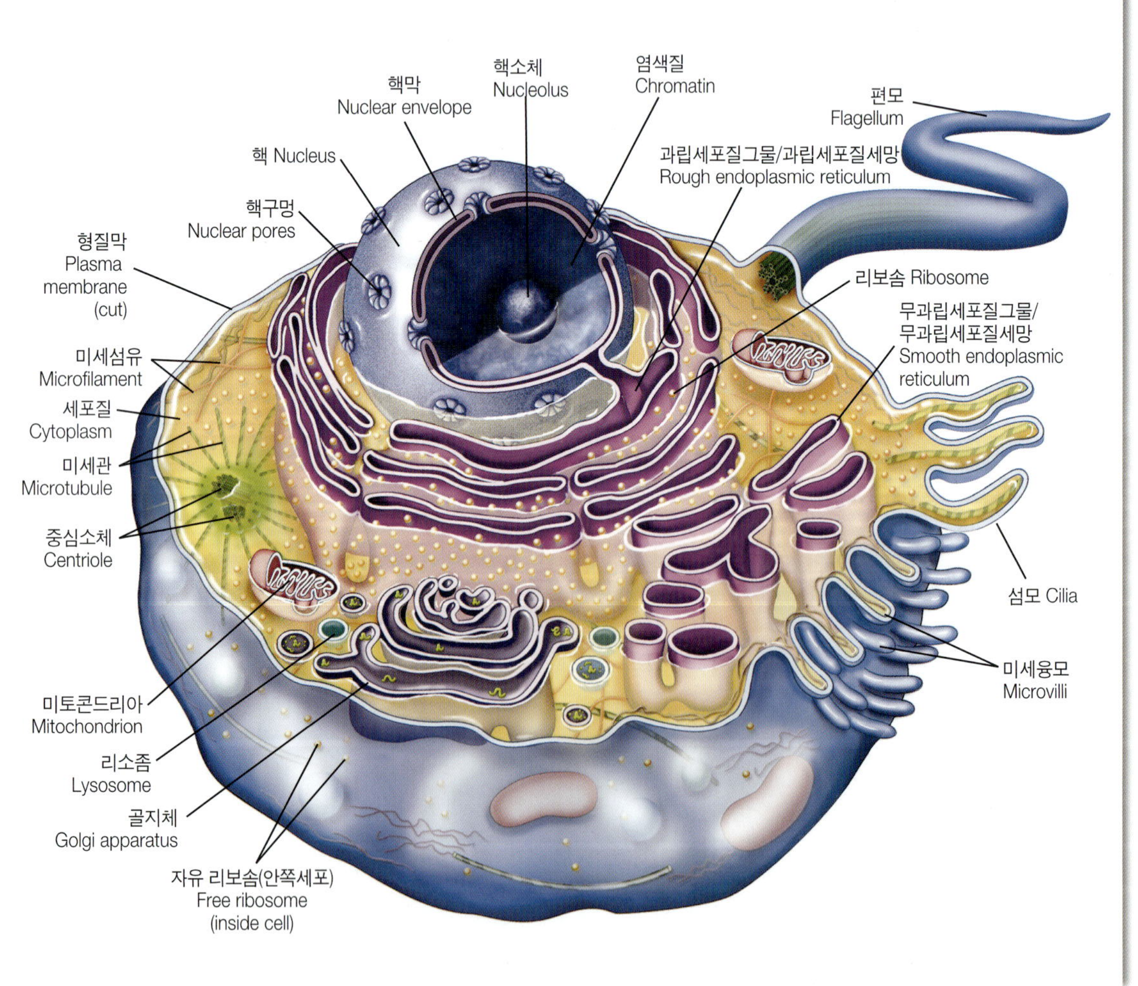

그림 3-2

세포의 구조

보인다. 리소좀은 큰 음식물 분자를 작은 조각으로 만드는 소화작용을 할 수 있기 때문에 '소화주머니'라는 별명을 가지고 있다.

● **중심체**(centrosome)는 세포의 핵 근처에 있는 세포질 부위로, 세포 안에 있는 미세관을 만드는 중심이다. 중심소체(centriole)는 중심체 안에 막대기처럼 생긴 1쌍으로 구조체로 서로 직각을 이루도록 배열되어 있고, 세포분열을 할 때 염색체를 이동시키는 역할을 한다.

● **세포의 돌기** : 세포에는 다양한 기능을 가진 여러 종류의 홈이나 돌기가 있다.

  – 미세융모(microvillus)……세포막에서 작은 손가락처럼 뻗어 나온 돌기로 일부 세포(예 : 작은창자의 속벽에 있는 세포)에만 있고, 세포의 표면적을 넓게 만들어서 세포의 흡수능력을 증가시킨다.

  – 섬모(cilium)……세포의 표면에 머리카락처럼 아주 가늘게 뻗어 나온 돌기로 미세융모보다 약간 크다. 섬모는 맛봉오리에 있는 섬모처럼 화학물질을 감지하기도 하고, 호흡관에 있는 섬모처럼 한 방향으로 움직이면서 점액을 이동시키기도 한다.

  – 편모(flagellum)……섬모와 비슷하게 생겼지만 길이가 더 길고, 움직일 수 있다. 인간에게서는 정자세포의 꼬리가 편모의 유일한 예로 편모를 꿈틀꿈틀 움직여서 정자가 난자 쪽으로 헤엄쳐갈 수 있게 한다.

세포의 핵

세포의 핵 안에는 세포의 유전정보 대부분이 들어 있고, 그 유전정보가 세포질 안에 있는 모든 소기관과 세포증식 과정을 조절하며, 자신을 복제할 수도 있다.

그림 3-2를 보면 세포핵은 두 겹의 핵막으로 둘러싸여 있고, 핵막에는 핵구멍이 많이 뚫려 있는 것을 볼 수 있다. 핵막은 핵질을 둘러싸고 있고, 핵구멍을 통해 큰 분자들이 핵 속 또는 바깥으로 이동한다. 핵질에 들어 있는 여러 개의 구조체 중에서 가장 중요한 것이 핵소체와 염색질과립이다.

● **핵소체**(nucleolus)는 핵질이 밀집된 부위로 리보솜을 형성하는 아단위(subunit)를 만드는 곳이다. 여기에서 만들어진 리보솜의 아단위가 핵막을 통과하여 세포질 속으로 이동한 다음 리보솜이 되고, 리보솜에서 단백질을 생산한다.

● 핵에 있는 **염색질과립**(chromatin granule)은 단백질로 만들어졌고, 그 단백질 주위를 길고 실처럼 생긴 분자가 칭칭 감고 있는데, 그것을 DNA라고 한다. DNA에는 구조 단백질과 기능 단백질을 만드는 암호가 적혀 있기 때문에 **유전자**(gene)라고 한다.

- 세포가 분열할 때 DNA 분자들이 단단하게 꼬여서 짧고 단단한 구조체를 만드는데, 그것을 **염색체**(chromosome)라고 부른다.

2. 세포막을 통한 물질의 이동

건강한 세포에 있는 모든 형질막은 세포 안에 있는 내용물과 세포를 둘러싸고 있는 조직액 사이를 서로 갈라놓는다. 그와 동시에 세포막을 통해서 물, 음식, 산소, 이산화탄소, 배설물과 기타 물질들의 분자가 끊임없이 세포 안팎으로 이동해야 한다.

세포 안팎으로 물질이 이동하는 수송과정에는 크게 ① **수동적 수송과정**과 ② **능동적 수송과정**의 2가지가 있다.

수동적 수송과정

세포막을 통과해서 물질이 수동적으로 이동한다는 말은 어떤 원인에 의해서 물질이 저절로 이동한다는 의미이기 때문에 에너지가 필요 없다. 그 원인은 바로 '세포막 안과 밖의 농도차이'이다.

- **확산**(diffusion) : 진한 설탕물과 옅은 설탕물을 한 그릇에 담아두면 설탕물 전체의 농도가 같아지고, 티백을 물에 잠가두면 차가 우러나온다. 이와 같이 농도가 높은 쪽에서 낮은 쪽으로 물질이 저절로 이동하는 현상을 확산이라고 한다. 양쪽의 농도가 같아지면 더 이상 물질이 이동하지 않는다.

- **삼투**(osmosis) : 앞 단원에서 "어떤 물질은 세포막을 통과시키지만 어떤 물질은 통과하지 못하게 막는다."고 배웠다. 그러한 막을 '**반투성막**(semipermeable membrane)'이라 하고, 만약에 세포막이 반투성막이 아니었다면 세포질과 조직액 나아가서는 혈액이 확산에 의해서 모두 같은 액체가 되어버릴 것이다. 물분자는 세포막을 자유롭게 통과할 수 있기 때문에 세포질과 조직액 사이의 물농도가 다르면 확산에 의해서 이동하는데, 이것을 특별히 '삼투'라고 한다.

- **투석**(dialysis) : 콩팥에 이상이 생겨서 기능을 제대로 하지 못할 때 인위적인 방법으로 혈액 중의 노폐물을 제거하여 깨끗한 혈액으로 만들어 다시 체내에 공급하는 방법이다. 콩팥세포의 세포막과 비슷한 성질을 가진 반투성막을 인공적으로 만들어서 혈액 속에 있는 수분과 염분 그리고 물분자보다 크기가 더 작은 요산이나 크레아틴 이온이 혈액 밖으로 확산되어 나가게 만드는 것이

　　다. 그러므로 삼투와 투석은 모두 확산의 일종이다.

- **여과**(filtration) : 막의 한 쪽에서 다른 쪽으로 강제로 미는 힘(수압 또는 혈압) 때문에 수분과 용질이 막을 통과해서 밖으로 이동하는 것이다. 콩팥에서 소변이 만들어지는 것이 여과 과정의 하나이다. 수압의 차이 때문에 피 속에 있던 찌꺼기들이 콩팥모세관 속으로 여과되어 나간다.

능동적 수송과정

　　능동적 수송과정은 낮은 농도에서 높은 농도로 물질이 이동하는 것으로, 반드시 에너지가 필요하기 때문에 살아 있는 세포막에서만 일어날 수 있다. 인체에서 일어나는 능동적 수송과정에는 **이온펌프**, **포식작용**, **포음작용**이 있다.

표 3-1

능동적 수송과정

과정	설명		예
이온펌프 (ion pump)	용질 입자를 운반. 단백질 구조를 이용하여 농도가 낮은 구역에서 높은 구역으로 옮기는 것(농도 그라디언트를 높이는 것)	ATP	근육세포에서 거의 모든 칼슘 이온을 특정 장소(세포 밖)로 펌프질하는 것
포식작용	세포 또는 큰 입자를 형질막으로 싸서 세포 안쪽으로 끌어들이는 것		박테리아세포를 포식작용을 하는 백혈구로 싸버리는 것
포음작용	액체 또는 녹아 있는 분자를 형질막으로 싸서 세포 안쪽으로 끌어들이는 것		일부 체세포가 큰 단백질 분자를 싸버리는 것

인체는 전체가 균질인 세포덩어리로 이루어져 있는 것이 아니라 모양, 성질, 기능이 다른 여러 종류의 세포들로 이루어져 있다. 일정한 기능을 영위하기 위해서 모양과 기능이 비슷한 세포들이 한 부위에 모여 있는 것을 **조직**(tissue)라고 한다.

프랑스의 비샤(Marie François Xavier Bichat)는 동물체가 21종의 조직으로 이루어졌다고 주장하였으나 오늘날에는 보통 상피조직, 결합조직, 근육조직, 신경조직 등 4개로 분류해서 설명한다.

상피조직

상피조직(epithelial tissue)은 신체의 각 부위를 덮어 싸기도 하고, 속벽을 이루기도 한다. 상피세포들은 세포사이물질이 거의 없이 세포들이 빽빽하게 밀착되어 있기 때문에 핏줄이 없고 종잇장이 여러 장 겹친 것처럼 생겼다.

상피세포는 모양에 따라 다음과 같이 분류한다.

- **편평세포**(squamous) : 납작한 비늘 모양의 세포
- **입방세포**(cuboid) : 정육면체 모양의 세포
- **원주세포**(columnar) : 가로보다 세로가 긴 모양의 세포
- **이행세포**(transitional) : 모양이 변화하는 세포

또 상피세포는 세포의 배열에 따라 다음과 같이 분류한다.

- **단층세포**(simple) : 같은 모양을 가진 세포가 단층으로 배열된 세포
- **중층세포**(stratified) : 여러 층으로 이루어진 세포

1. **단층편평상피** : 매우 얇고 불규칙하게 생긴 세포들이 한 겹으로 배열되어 있다. 단층의 편평한 구조 때문에 물질이 세포를 통과할 수 있다는 것이 특징이다. 예를 들어 허파꽈리는 단층편평상피를 통해서 산소는 혈액 안으로 흡수하고, 이산화탄소는 공기 중으로 내놓는다.

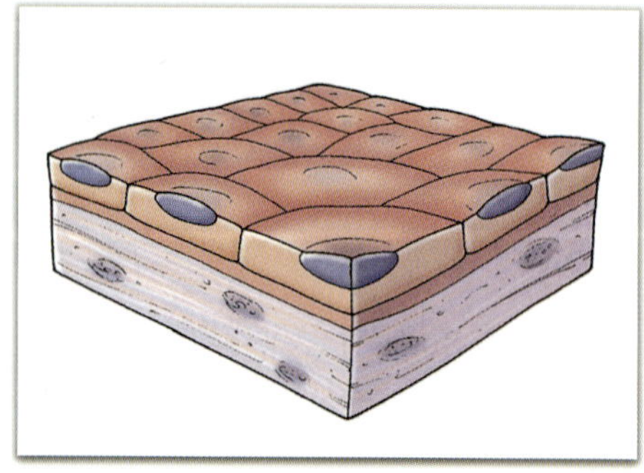

단층편평상피

2. **중층편평상피** : 세포가 빽빽하게 들어찬 몇 개의 층으로
   구성되어 있어서 방호에 적합하다. 예를 들어 피부의 중
   층편평상피가 미생물의 침입을 막는다.

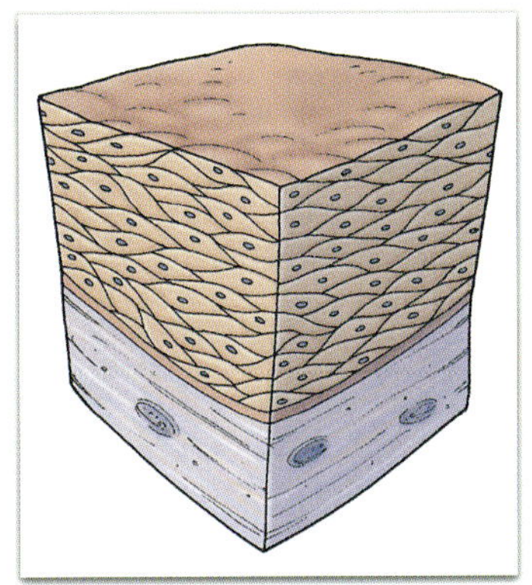

중층편평상피

3. **단층원주상피** : 폭보다 높이가 더 크고, 핵은 각 세포의 아
   래쪽에 있다. 원주 모양의 상피세포는 흡수하는 것이 특
   징이기 때문에 위나 창자의 안쪽 표면에서 볼 수 있다.

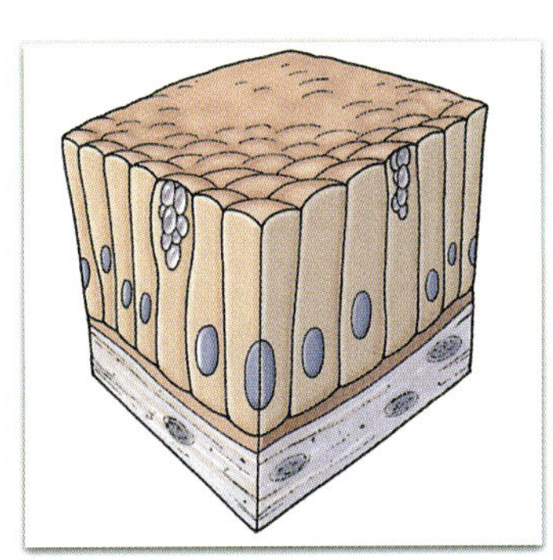

단층원주상피

4. **중층이행상피** : 물리적인 스트레스를 받는 신체부위에서
   볼 수 있고, 신축성이 있어서 모양이 달라지는 것이 특징
   이다. 예를 들어 방광이 비어 있을 때에는 10겹 이상의 세
   포가 겹쳐져 있는 것처럼 보이지만 소변이 차서 방광이
   커지면 거의 편평한 모양으로 보이게 된다.

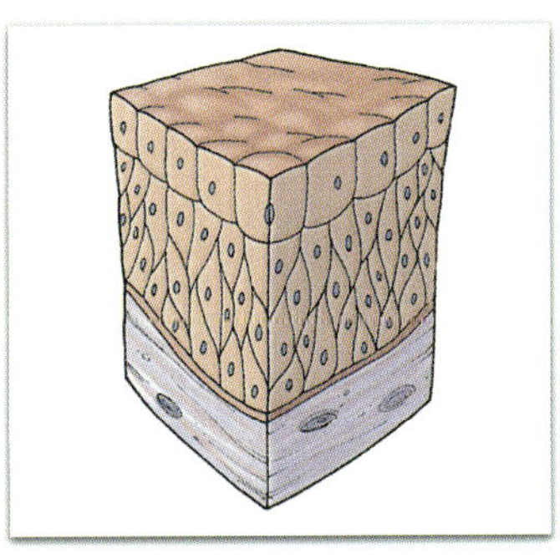

중층이행상피

5. **거짓중층상피** : 상피가 두 층으로 보이지만 실제로는 한
   층이다. 기관(trachea)의 속벽에 있는 세포가 전형적인 예
   이고, 세포에서 밖으로 뻗어 나온 섬모들이 일제히 움직
   여서 먼지 또는 다른 입자들이 허파 속으로 들어오는 것
   을 방지하고, 점액을 기도의 표면을 따라 이동시킬 수도
   있다.

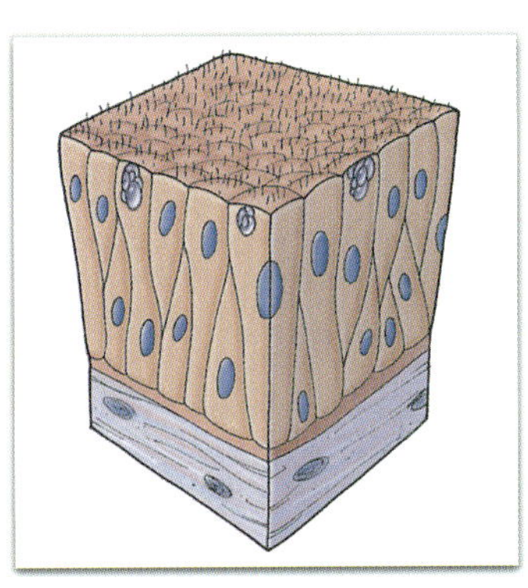

거짓중층상피

6. **단층입방상피** : 보통 샘(gland)이라는 분비 세포의 관 또는 분비세포 덩어리에서 활동 한다.

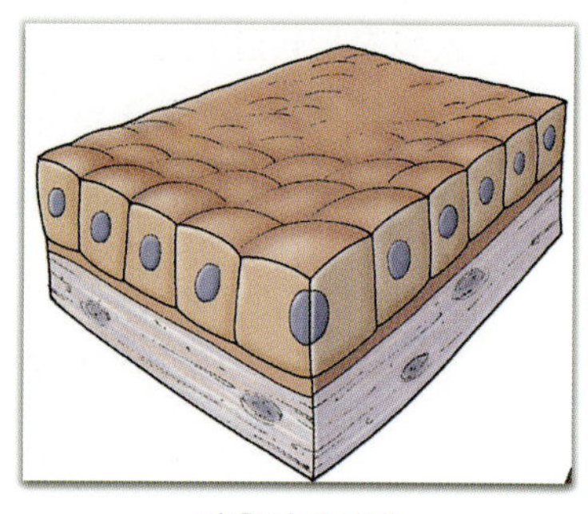

단층입방상피

결합조직

결합조직(connective tissue)은 신체에서 가장 양이 많고, 널리 퍼져 있으며, 다양한 모습으로 존재하는 조직이다. 결합조직은 내장기관들을 붙잡아 제자리에 있게 할 때처럼 종이처럼 얇고 거미줄 같은 모양으로 존재하기도 하고, 강한 힘줄 모양으로 존재하기도 하며, 뼈처럼 고체로 존재하기도 하고, 심지어는 혈액에서처럼 액체로 존재하기도 한다.

결합조직은 모양만큼 기능도 다양하다. 결합조직은 조직들을 서로 연결하여 몸 전체 또는 각 기관을 개별적으로 지지하는 뼈대의 역할을 하고, 혈액은 몸 전체에 물질을 수송하는 역할을 하며, 림프는 미생물이나 다른 침입자들로부터 우리 신체를 방어해주는 역할을 한다. 결합조직을 만드는 기본 또는 바탕이 되는 물질을 바탕질(matrix)이라 한다.

인체에 있는 결합조직을 아주 간단히 설명하면 다음과 같다.

1. **성긴섬유결합조직과 지방조직** : 젖꼭지처럼 작은 구멍이 많이 있는 결합조직으로, 부드럽고 끈적끈적한 젤 형태의 아교바탕질에 세포가 박혀 있으며, 섬유그물로 구성되어 있다. 신체의 다른 기관들을 함께 묶어주는 근막, 피부조직과 그 아래에 있는 조직을 연결해주는 피부밑(피하)막이 성긴 섬유결합조직이다. 성긴 섬유결합조직에 지질이 저장되어서 지방조직으로 발달한 것이 피하지방이다.

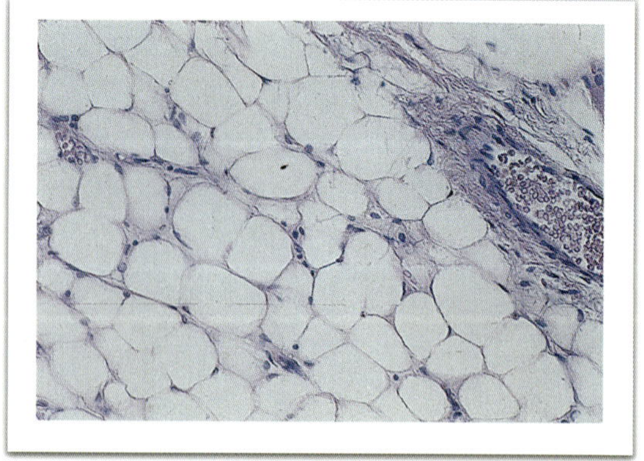

지방조직

2. **치밀섬유결합조직** : 백색의 강한 콜라겐섬유의 두꺼운 다발로 구성되어 있고, 섬유들이 평행하게 열을 지어 배열되어 있다. 힘줄을 만든다. 힘줄이 대표적인 치밀섬유결합조직이고, 힘줄은 강력하고 유연하지만 늘어나지는 않는다.

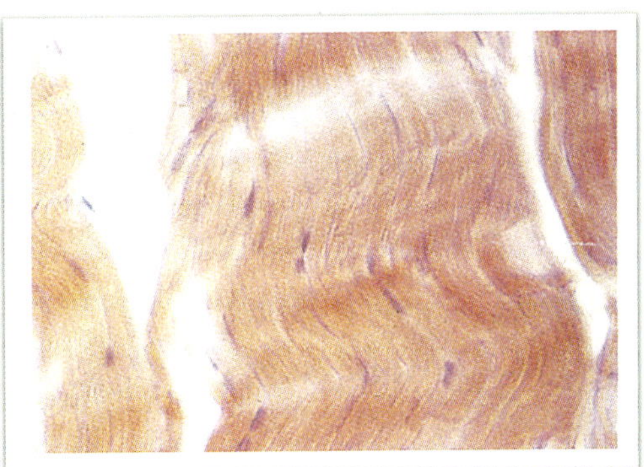

섬유결합조직

3. **뼈와 연골** : 뼈는 결합조직에서 가장 특수화된 형태 중 하나로, 뼈의 바탕질은 딱딱하게 석회화되어 있다. 현미경으로 뼈를 보면 석회화된 바탕질과 세포가 둥글게 배열되어 있는 것을 볼 수 있는데, 그것을 **뼈단위**(osteon) 또는 **하버스계통**(Haversian system)이라고 한다. 뼈는 칼슘의 창고이고, 신체를 지지하고 방호한다. 연골은 뼈와 달리 바탕질이 오도독뼈 또는 젤과 비슷하고, 바탕질 전체에 연골세포가 흩어져 있는 것처럼 보인다.

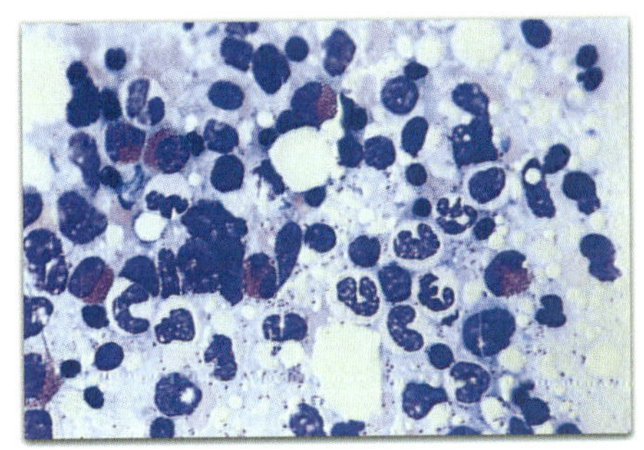

뼈조직

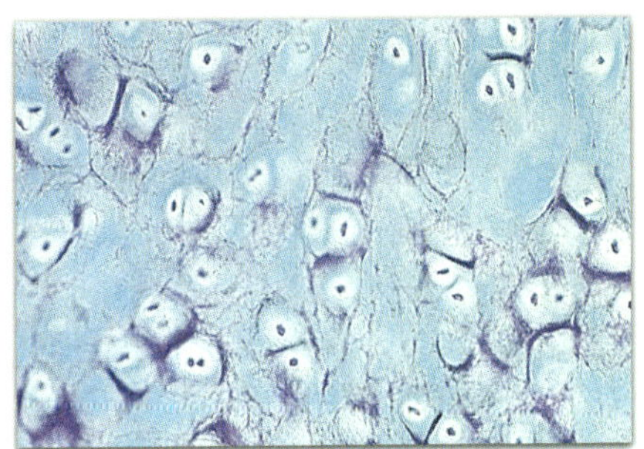

연골조직

4. **혈액과 조혈조직** : 바탕질이 액체라는 점에서 혈액은 결합조직 중 가장 이상한 형태이고, 적혈구와 백혈구가 혈액에서 가장 흔한 세포이다. 조혈조직은 혈액과 비슷한 결합조직으로, 적색뼈속질공간, 지라, 편도, 림프절 등에서 볼 수 있다. 조혈조직은 림프계통의 세포와 혈액세포를 만드는 작용을 한다.

근육조직

　　근육세포는 어떤 조직세포보다 높은 수축능력을 가지고 있지만, 근육세포가 부상을 입으면 치료가 더뎌지고, 상처를 입으면 흉터조직으로 대체된다. 근육조직에는 뼈대근육, 심장근육, 내장근육의 3종류가 있다.

1. **뼈대근육** : 가로무늬근육이라고도 하고, 마음대로(수의적으로) 수축시킬 수 있기 때문에 맘대로근(수의근)이라고도 한다. 현미경으로 보면 가로로 줄무늬가 있고, 세포 1개에 여러 개의 핵이 있는 것이 특징이다. 세포 하나하나가 길고 실처럼 생겼기 때문에 근육섬유라고 부르는 경우가 많다.

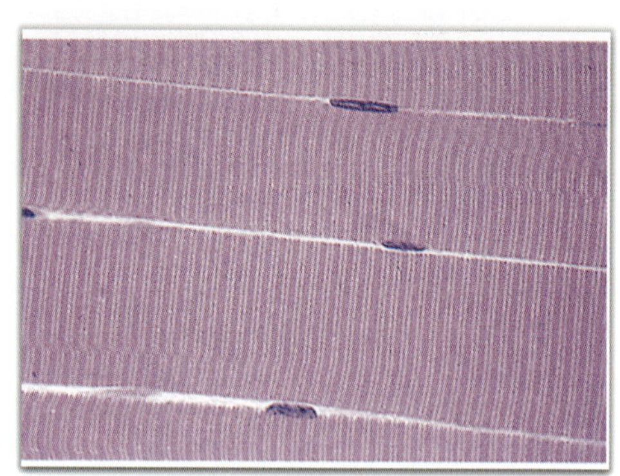

뼈대근육

2. **심장근육** : 심장의 벽을 이루고 있고, 규칙적이지만 불수의적으로 수축해서 맥박을 뛰게 한다. 현미경으로 보면 가로 줄이 약하게 있고, 사이원반이라는 두껍고 어두운 띠가 있다. 심장근육섬유는 가지가 갈라져서 다른 섬유의 가지들과 엉켜 있기 때문에 3차원적인 수축력을 발휘할 수 있다.

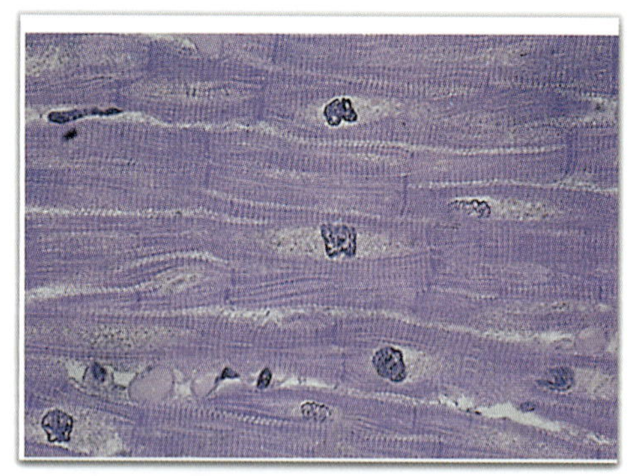

심장근육

3. **내장근육** : 민무늬근육이라고도 하고, 마음대로 수축시킬 수 없기 때문에 불수의근이라고 한다. 현미경으로 보면 줄무늬가 없이 매끈하고, 섬유 하나당 핵이 하나만 있다. 민무늬근육은 혈관이나 창자처럼 관 모양의 구조를 가진 기관을 만든다.

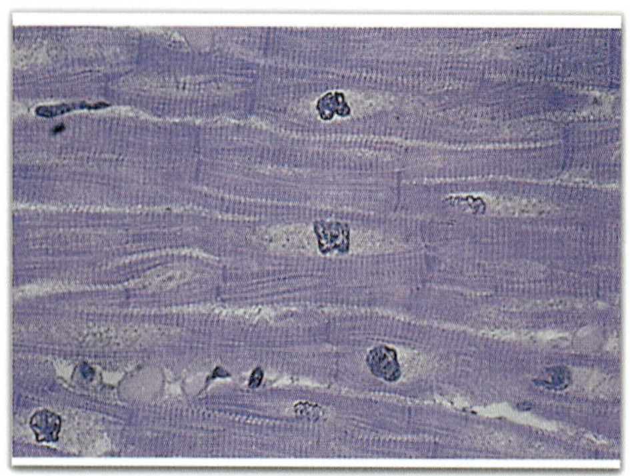

내장근육

신경조직

신경조직은 신체의 구조체 사이에 빠르게 소통이 이루어질 수 있도록 해주고 신체의 기능을 조절하는 역할을 한다. 신경조직은 신경세포(neuron)와 신경아교세포(neuroglia)라는 두 종류의 세포로 구성되어 있다. 신경세포는 신경임펄스를 전도하는 세포이고, 신경아교세포는 신경세포를 지지해주고 연결해주는 세포이다.

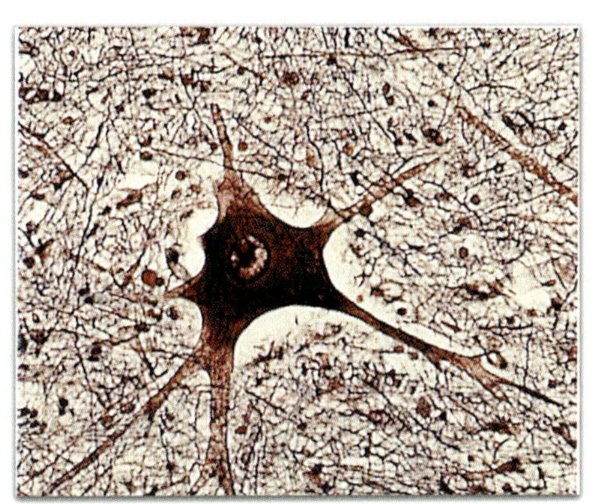
신경조직

신경세포는 세포체, 축삭, 가지돌기로 구성되어 있다. 축삭은 신경임펄스를 세포체에서 먼 쪽으로 전달하는 역할을 하고 가지돌기는 신경임펄스를 세포체 쪽으로 전달하는 역할을 한다.

4. 기관과 계통

기관(organ)은 두 개 이상의 조직(tissue)으로 구성된 구조체로서, 각 조직들이 개별적으로 작용할 때보다 훨씬 더 복잡한 기능을 공동으로 발휘할 수 있도록 조직들을 조직화한 것이다.

예를 들어 심장은 상피조직(심장의 내벽 또는 판막), 결합조직(혈액), 근육조직(심장근육), 신경조직(심장의 자율신경)이 혈액을 펌프질한다는 공동의 기능을 발휘하기 위하여 모여서 작용하는 기관이다.

계통(system)은 각 기관이 개별적으로 기능을 발휘할 때보다 훨씬 더 복잡한 기능을 공동으로 발휘할 수 있도록 일단의 기관들을 배열한 것이다. 예를 들어 호흡계통은 코, 인두, 후두, 기관, 기관지, 허파 등의 기관들이 모여서 호흡이라고 하는 아주 복잡한 역할을 수행하는 계통이다. 인체의 계통은 보통 11개로 분류된다.

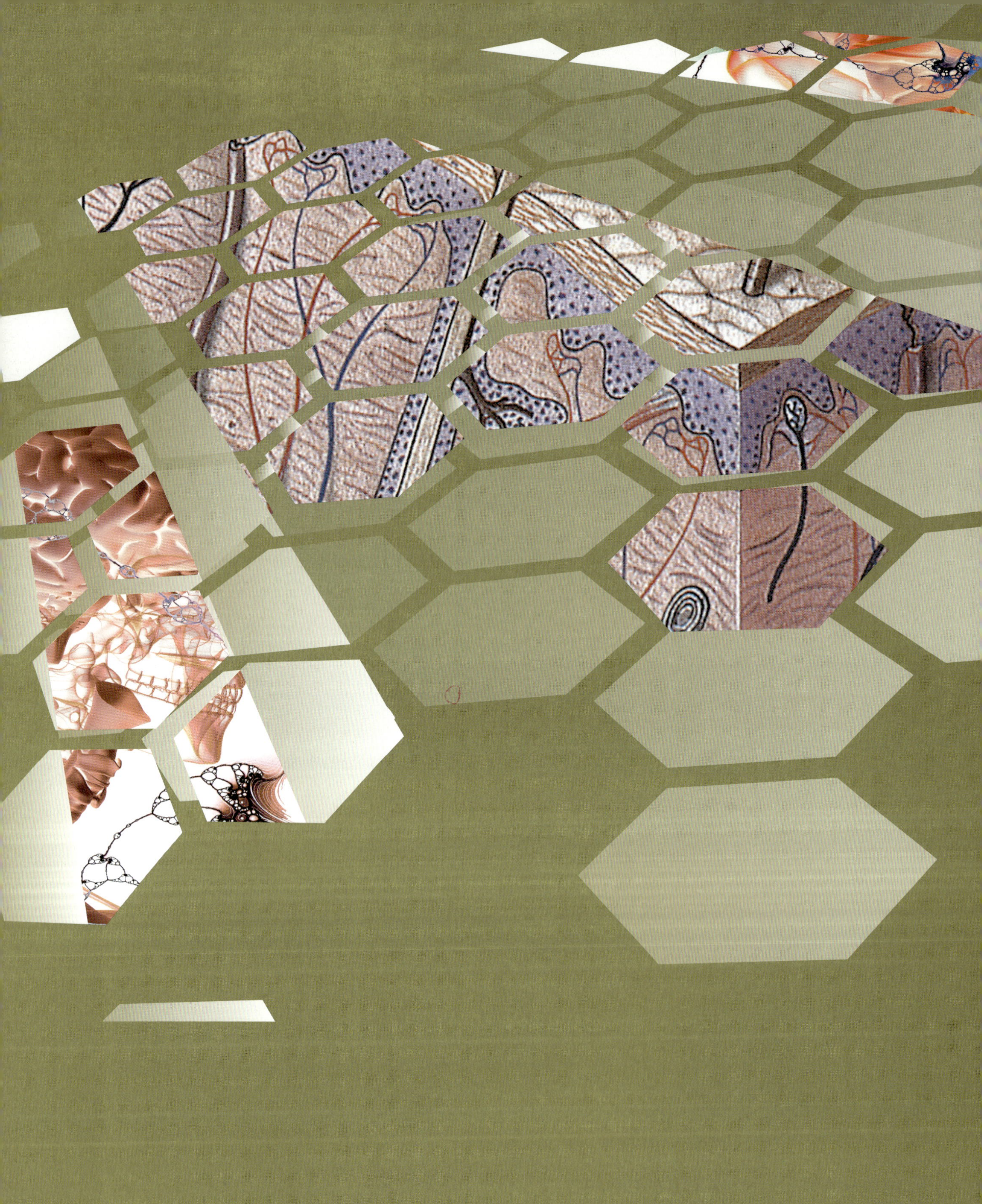

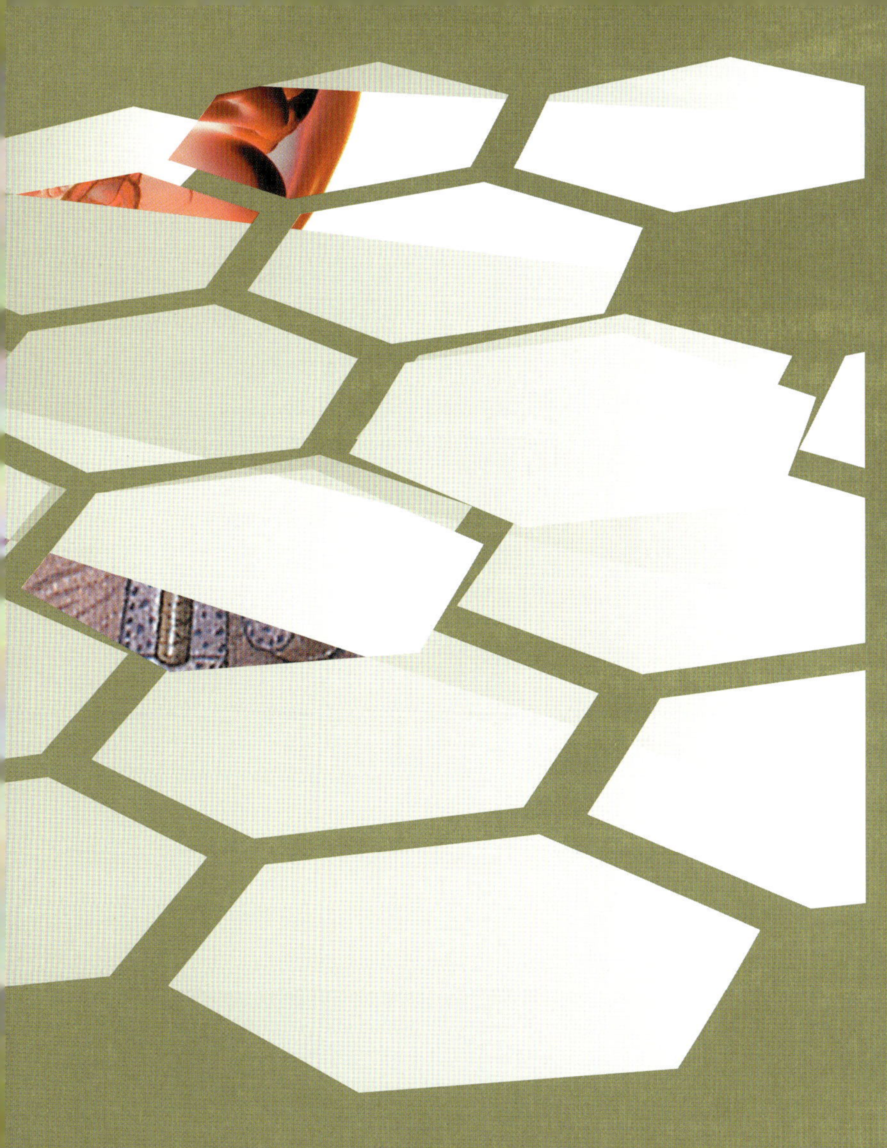

Chapter 04

피부계통

피부는 피부계통(integumentary system)에서 가장 크고 중요한 기관이다. 일반 성인의 피부 무게는 체중의 약 16%로, 신체에서 가장 무거운 기관이다.

피부계통에는 피부와 부속 구조체가 있는데, 부속 구조체에는 머리카락, 손톱, 발톱, 땀샘, 기름샘 등이 있다. 또 수없이 많은 작고 고도로 특화된 감각기관들이 피부에 박혀 있다. 그러한 감각기관들은 통증, 압력, 접촉, 온도변화 등과 같은 여러 가지 자극에 대하여 신체가 반응할 수 있도록 해준다.

피부계통의 기본기능은 방호작용이다. 피부는 피부 아래에 깔려 있는 조직들에 해로운 박테리아가 침입하지 못하도록 방어하고, 대부분의 화학물질을 차단하며, 역학적 손상을 최소화시킨다. 그밖에 피부는 땀을 내고 혈류를 조절하여 체표면의 열을 손실시킴으로써 체온을 조절한다. 피부는 비타민 D와 같이 중요한 화학물질을 합성하고, 정교한 감각기관의 기능도 한다.

1. 신체의 막

막(membrane)이라는 용어는 얇고, 종잇장 같이 생긴 구조체를 일컫는다. 막은 체표면을 보호하고, 몸속공간을 구분 짓고, 소화관 · 생식관 · 호흡관과 같이 구멍이 뚫려 있는 기관의 안쪽 표면을 덮고 있다.

어떤 막은 각 기관을 함께 묶거나 뼈에 붙들어 매고, 어떤 막은 내부 기관들을 덮어 싼다. 신체의 어떤 부위에서는 막이 윤활액을 분비하여 운동을 할 때 발생하는 마찰력을 줄여준다.

신체의 막에는 다음과 같은 2종류가 있다.

- **상피조직막**(epithelial membrane) : 상피조직과 그 밑에 있는 특수 결합조직의 층으로 구성되어 있다.
- **결합조직막**(connective tissue membrane) : 상피세포가 없이 여러 종류의 결합조직으로만 구성되어 있다.

상피조직막

상피조직막에는 피부막, 장막, 점막 등 3종류의 막이 있다.

피부막(cutaneous membrane)은 피부(skin)라고도 하고, 상피계통에서 가장 중

요하고 기본적인 기관이다. 피부막 안에는 상피세포로 된 표면층과 그 밑에서 지지
해주는 결합조직의 층이 있다.

　장막(serous membrane)도 상피세포층과 결합조직층으로 구성되어 있다. 그러
나 장막의 상피세포층은 단층편평상피세포로 된 얇은 층이고, 그 밑에 있는 결합조
직층은 대단히 얇고 풀처럼 끈적끈적한 바닥막이다. 바닥막이 상피세포들을 지지
해준다.

　장막은 몸속공간의 속벽을 형성하고, 그 안에 있는 기관들의 표면을 덮어 싸고

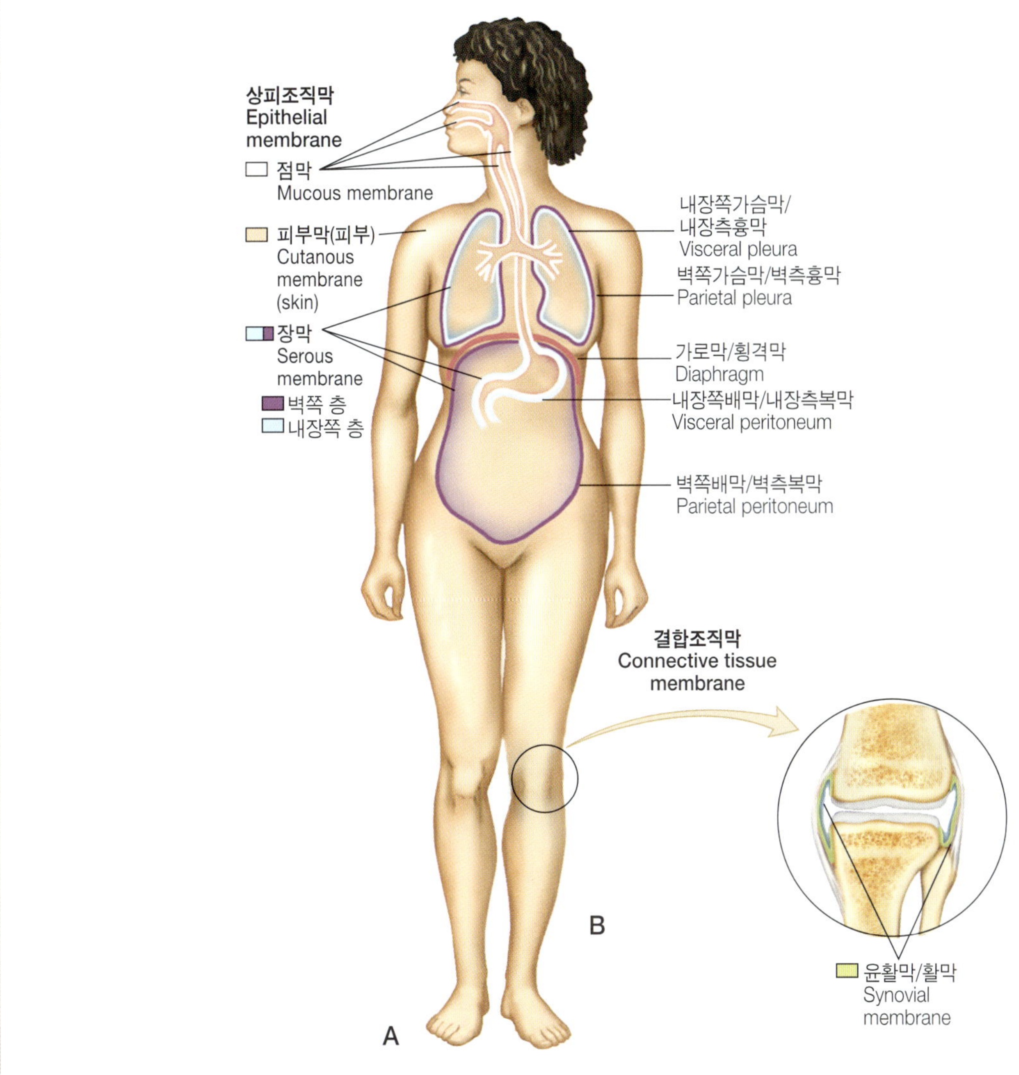

그림 4-1

신체의 막

있다. 몸속공간의 속벽을 형성하는 장막은 벽에 붙이는 벽지와 아주 흡사하기 때문에 벽쪽부분이라 하고, 몸속공간 안에서 기관의 표면을 덮고 있는 장막은 내장쪽부분이라고 부른다.

장막에서는 물처럼 묽은 액체가 분비되는데, 이 액체는 기관들이 서로 마찰되거나 그 기관을 내포하고 있는 몸속공간의 벽과 부딪칠 때 마찰을 줄이는 윤활유 역할을 한다.

점막(mucous membrane)에는 상피세포층과 섬유조직층이 있고, 외부에 직접 노출되어 있는 신체 관(tube)의 속벽을 이룬다. 호흡관, 소화관, 비뇨관, 생식관의 속벽이 점막에 속한다.

점막의 상피세포층은 위치와 기능에 따라 달라진다. 예를 들어 식도에서는 매우 튼튼하고 항마모성인 중층편평상피세포가 발견된다. 식도의 속벽이 튼튼한 상피세포로 보호되지 않는다면 팝콘처럼 거친 음식물을 삼킬 때 식도의 벽에 상처를 낼 것이고, 그 결과 자극, 감염, 출혈 등이 생길 것이다. 위와 작은창자 부분의 소화관은 속벽은 영양분 흡수에 알맞도록 단층상피세포로 구성되어 있다.

결합조직막

움직(가동)관절에서 관절을 이루는 뼈의 끝을 둘러싸서 부착시키는 관절주머니의 속벽을 이루는 윤활막이 결합조직막으로 분류된다. 결합조직막에는 상피세포가 없고, 부드럽고 매끄러우며, 윤활액이라는 진하고 무색인 액체를 분비한다.

결합조직막 자체와 결합조직막에서 분비하는 윤활액은 움직관절 안에서 서로 마주하는 뼈의 표면 사이에 생기는 마찰을 줄이는 역할을 한다. 작은 쿠션과 같은 역할을 하는 윤활주머니(bursa)의 속벽을 이루는 것도 결합조직막이다.

2. 피부

피부는 경이로운 구조를 하고 있다. 단 1평방인치(약 6.45cm²)의 피부 속에 500개의 땀샘, 1,000개 이상의 신경종말, 수 야드의 혈관, 거의 100개의 기름샘, 150개의 압력수용기, 75개의 열수용기, 10개의 냉수용기, 그리고 수 백 만 개의 세포 등 믿을 수 없을 만큼 많은 수의 구조체가 들어 있다.

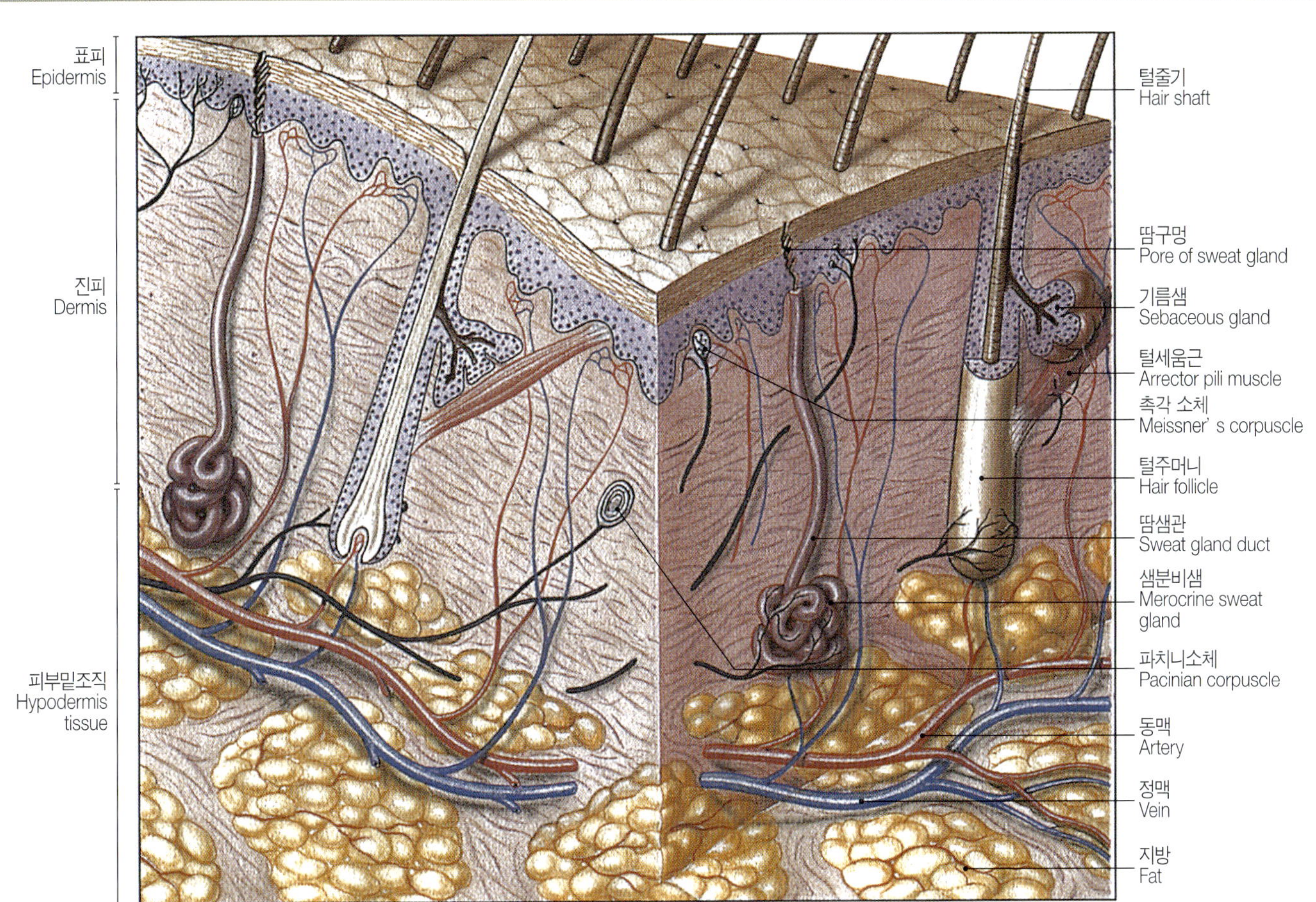

그림 4-2

피부의 구조

피부의 구조

피부는 성긴 결합조직과 지방으로 된 두꺼운 피부밑조직(피하조직)이 표피와 진
피라는 두 종류의 층을 받치고 있는 기관이다.

1 표 피

표피(epidermis)는 피부의 가장 바깥층으로 5층의 편평상피로 구성되어 있다.
가장 안쪽 층의 세포들인 종자층은 유사분열을 해서 자기 자신을 복사한다. 복사해
서 새로 만들어진 세포들이 피부의 표면으로 이동하면서 신체조직을 보호할 수 있
는 능력이 증가하는 방향으로 점점 더 특수화된다. 그러한 능력 때문에 피부가 손
상되더라도 스스로 복구할 수 있는 자가 치료 능력이 생기고, 일상적인 반복자극에

의한 손상도 막아줄 수 있다.

종자층에서 생산된 세포들은 조금씩 위쪽으로 이동한다. 그 세포들이 표면에 가까워지면 세포질이 **케라틴**(keratin, 각질)이라는 물질로 대체된다. 케라틴은 매우 강하고 방수가 잘 되는 물질로, 피부 바깥층에 있는 세포들을 딱딱하고 항마모성이며 방호적인 특성을 갖도록 만든다. 표피의 단단한 바깥층을 **각질층**(stratum corneum)이라고 부른다.

케라틴으로 채워진 각질층 세포들은 끊임없이 표피의 표면 쪽으로 밀려서 떨어져나간다. 날마다 수백만 개의 상피세포가 생산되어 떨어져나간 세포들을 대체한다.

표피의 가장 깊은 세포층에서 색소 물질을 생산하기 때문에 피부에 색이 생긴다. 표피층에 있는 멜라닌형성세포가 갈색 색소인 **멜라닌**(melanin)을 만드는데, 멜라닌의 농도가 진할수록 피부색이 진해진다. 멜라닌의 가장 중요한 기능은 태양광으로부터 해로운 자외선을 흡수해 표피 밑에 있는 조직에 도달하지 못하게 하는 것이다.

손톱 밑처럼 피부에 멜라닌이 거의 없을 때는 피부의 혈액량이나 혈중산소량이 두드러지게 변화하면 피부색이 푸른빛을 띠는 청색증 또는 붉은 색을 띠는 홍조가 나타난다. 반대로 피부 색소가 많으면 피부색이 변하기 어렵다.

② 진피-표피경계

표피의 가장 아래에 있는 종자층과 진피의 가장 위쪽에 있는 유두층의 세포들이 풀(아교)과 같은 역할을 하는 젤에 의해서 서로 단단하게 묶여 있는 부위를 **진피-표피경계**(dermoepidermal junction)라고 한다.

작은 젖꼭지같이 생긴 덩어리들이 진피에서 나와 표피 속으로 뻗어 있는 것이 **진피유두**(dermal papilla)인데, 이것은 진피-표피경계를 고정시키는 데 중요한 역할을 한다. 경계가 약해지거나 파괴되면 두 층이 서로 떨어져버리고, 떨어진 범위가 넓어지면 상태가 극도로 심각해져서 사망에 이를 수도 있다.

③ 진피

진피(dermis)는 피부의 두 층 중에서 깊은 층이고, 표피보다 훨씬 두꺼우며, 대부분 결합조직으로 구성되어 있다. 표피에는 상피세포가 밀집되어 있는 것과 달리 진피에는 세포들이 멀리 떨어져서 분포되어 있고, 세포 사이에 콜라겐섬유 또는 탄력섬유가 많이 들어 있다.

진피의 윗부분을 **유두층**(papillary layer)이라 하고, 진피-표피경계의 중요한 부분을 형성하고 있다. 진피유두는 피부에 이랑과 고랑을 만들어 **지문**과 **족문**을 만든다. 지문의 모양은 각자 독특하고 크기가 커지는 것 외에는 모양이 변하지 않는다. 따라서 지문을 통해 그 사람이 누구인지 식별할 수 있다.

진피의 깊은 부위를 **그물층**(reticular layer)이라 하고, 빽빽하게 얽혀 있는 섬유 그물로 채워져 있다. 이 부위에 있는 섬유 대부분이 콜라겐섬유이기 때문에 피부가 단단하지만, 탄력섬유도 있기 때문에 신축성과 탄력성도 가지고 있다. 나이가 들면 진피 속 탄력섬유의 수가 줄고, 피부밑조직에 저장되어 있는 지방의 양도 감소해서 피부가 탄력을 잃고 주름이 생기며, 축 쳐지고, 부드러움과 유연함이 감소한다.

진피에는 결합조직 외에 신경과 신경종말이 망을 이루고 있어서 통증, 압력, 촉감, 온도와 같은 감각정보를 처리한다. 진피에는 근육섬유, 털주머니, 땀샘, 피부기름샘, 혈관 등이 들어 있다.

④ 피부밑조직

피부밑조직(subcutaneous tissue)은 피부의 층 또는 피부의 일부가 아니라 피부보다 깊은 곳에 있으면서 피부와 피부 밑에 있는 구조체(근육, 뼈 등) 사이를 연결하는 역할을 한다.

액체로 된 약은 이 부위에 주사로 투약하는 경우가 많기 때문에 피하(피부밑)주사라고 한다. 피부밑조직에는 섬유조직과 지방조직이 가장 많이 있고, 비만인 사람은 피부밑조직에 있는 지방의 두께가 10cm 이상이나 된다.

피부밑층에 있는 지방은 지나친 열이나 추위로부터 신체를 차단시키고, 에너지 저장창고의 역할도 한다. 그밖에 피부밑조직이 충격을 흡수하는 패드의 역할도 해서 체표면이 부딪치거나 가격을 당했을 때 피부의 안쪽(아래쪽)에 있는 조직들이 상해를 입지 않도록 도와준다.

피부의 부속 구조체들

① 털

털이 자라는 데에 필요한 **털주머니**(follicle)라고 부르는 특별한 구조체는 태아기 초기에 발달하여 태어날 때에는 이미 대부분의 피부에 존재한다. 신생아의 털은 솜털이라 하고, 태어난 다음에는 솜털이 곧 없어져서 좀 더 강하고 색깔이 진한 털로 바뀐다. 신체의 극소수 부위(입술, 손바닥, 발바닥)에는 피부에 털이 전혀 없지만, 대부분의 신체 부위에 있는 털은 거의 보이지 않을 정도로 남아 있다.

털의 성장은 **털유두**(hair papilla)라는 세포덩어리에서 시작되는데, 털유두는 진피 속에 있는 혈관에서 영양분을 공급받는다. 털을 자르거나 뽑아도 털유두에 영향을 미치지 못하기 때문에 털이 다시 자란다. 일반적으로 놀라거나 추울 때 털세움근이 수축하면 털이 약간 빳빳해지는데, 이를 '닭살' 또는 '소름'이라고 한다.

② 수용기

피부에는 **수용기**(receptor)가 있어서 감각기관으로 작용하기 때문에 촉감, 통증, 온도, 압력과 같은 감각들을 뇌로 전달할 수 있다. 수용기의 구조는 매우 복잡한 것에서부터 단순한 것까지 다양하다.

마이스너소체(Meissner's corpuscle)는 피부 표면 가까이에 위치하고, 가벼운 촉감을 감지하며, 촉각소체라고도 한다. **파치니소체**(Pacini's corpuscle)는 진피의 깊은 곳에 위치하고, 깊은 압력을 감지하며, 층판소체라고도 한다. 피부에 있는 다른 수용기들은 다른 형태의 자극에 반응한다. 예를 들어 자유 신경종말은 통증에 반응하고, 망울소체는 저주파수의 진동에 반응한다.

③ 손톱

손톱은 피부의 부속기관으로 분류되고, 표피에 있는 세포에 의해서 만들어진다. 손가락과 발가락끝에 있는 표피세포가 케라틴으로 채워져서 딱딱해져서 판자 같은 모양으로 변한 것이 손톱이다.

전형적인 손톱의 구성 요소와 관련된 구조체들을 그림 4-3에 나타냈다.

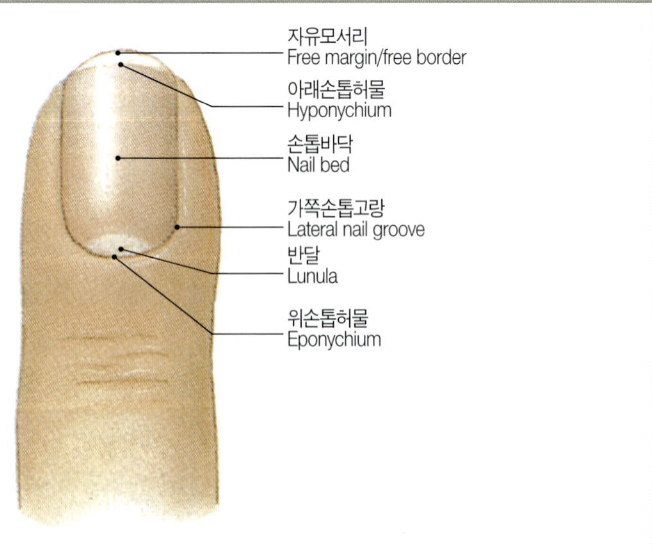

그림 4-3

손톱의 구조

4 피부샘

피부샘에는 땀샘과 기름샘이 있다(그림 4-2 참조).

몇 군데를 제외하고 체표면 전체에 퍼져 있으면서 땀이라는 투명한 액체를 생산하는 것을 **샘분비땀샘**(eccrine sweat gland)이라 한다. 땀은 아미노산이나 요산과 같은 노폐물을 제거하는 것을 돕고, 신체 온도를 일정하게 유지하는 데에 결정적인 역할을 한다. 돋보기로 보면 피부에 아주 작은 크기의 구멍이 있는데, 그것을 **땀구멍**(sweat pore)이라고 한다.

겨드랑이와 성기의 착색된 부위에 분포하면서 땀보다 좀 더 진한 분비물을 분비하는 것을 **부분분비샘**(apocrine gland)이라 한다. 부분분비샘 근처에서 악취가 나는 것은 분비물 자체에 원인이 있는 것이 아니라 분비물이 오염되고 박테리아에 의해서 분해되는 데에 원인이 있다.

기름샘(sebaceous gland)에서는 털과 피부에 필요한 기름을 분비한다. 기름샘의 작은 출구가 털주머니 쪽으로 열려 있고, 피부기름이라는 분비물이 나와 피부와 털을 매끄럽게 해준다. 피부기름이 피부가 말라서 갈라지는 것을 예방하기 때문에 '자연의 피부 크림'이라고도 한다.

청소년기에 피부기름 분비가 증가하는 것은 혈중 성호르몬 수준이 증가하기 때문이며, 기름샘에 피부기름이 축적되어 피부기름샘의 도관이 커지면 흰 여드름이 생긴다. 이 피부기름이 공기에 노출되면 색깔이 검게 되어 검은 여드름이 된다.

피부질환

피부질환은 피부에 발생한 부분적인 감염이나 손상 등이 피부조직을 변화시키는 것이다. 표 4-1과 그림 4-4는 다양한 피부계통의 질환들에 대한 설명과 그림이다.

피부의 역할

피부 또는 피부막은 생명 유지를 위해서 다음과 같은 중요한 역할을 하고 있다

1. **방호** : 각질층에 있는 단단하고 케라틴으로 꽉 채워진 세포들은 해로운 화학물질이 몸 안으로 들어오지 못하게 하고, 피부가 물리적으로 찢어지거나 갈라지는 것을 방지한다. 각질은 방수물질이기 때문에 수분을 과도하게 잃는 것을 예방하고, 피부의 색소층에 있는 멜라닌은 자외선이 몸 안으로 뚫고 들어오는 것을 막는다.

2. **체온조절** : 덥고 습한 날에는 피부가 약 3,000칼로리의 체열을 방출하여 체온을 조절한다. 이처럼 경이로운 일은 땀 분비와 체표면 가까이의 혈류량을 조

표 4-1

일반적인 피부계통의 질환

질환명	특징
찰과상(abrasion)	마찰에 의해 피부 표면에 생기는 외상으로, 긁힌 상처를 말한다.
여드름(acne)	털주머니일치성의 솟음(구진)으로, 고름물집(농포)과 여드름집(면포)이 혼재하는 상태이며, 기름흐름(지루)부위에서 발생하기 쉽다.
무좀(athelte's foot)	일반적인 진균감염으로, 지속적으로 습한 발가락 사이나 손바닥·손가락 등에 생기기 쉽다.
욕창(bed sores)	피부의 혈액순환 장애로 뼈가 돌출된 부위에 압력이 가해져서 생긴다. 중병으로 오랫동안 누워만 있어야 하는 환자들에게 발생하기 쉽다.
종기(boil)	표피나 털주머니, 분비샘에 급성염증이 발생한 것이다.
단순포진(herpes simplex)	단순포진바이러스에 의해 피부 및 점막에 염증이 발생하는 것으로, 주로 물집이 생긴다.
타박상(contusion)	피부가 터지지 않은 상태에서 손상을 입은 상처로, 보통 멍이나 부종이 생긴다. 특히 둔탁한 물체와 접촉하였을 때 생긴다.
피부염(dermatitis)	일반적으로 피부염이라고 하면 습진피부병을 가리킨다. 피부염의 종류에는 외부물질의 접촉에 의해서 발생하는 접촉피부염, 피부가 가려움에 대한 역치가 낮아 아주 심한 가려움을 느끼고 이로 인해서 2차적으로 습진이 생기는 아토피피부염, 만성 습진의 일종으로 주로 피부기름의 분비가 왕성한 부위에 노란색 내지 붉은색의 만성 습진 모양을 나타내는 지루(기름흐름)피부염이 있다.
습진(eczema)	급성기에는 가려움증을 동반하는 수포, 홍반, 부종 등이 나타나고, 만성기에는 태선화, 비늘, 피부색의 변화 등이 형성되는 모든 피부질환을 가리킨다.
두드러기(hives)	피부 또는 점막의 깊은 부위에 일시적인 부종이 일어나는 것으로, 혈관의 투과성이 증가하여 혈액 중의 액체성분이 피부나 점막 등으로 빠져나와 그곳에 고여서 생긴다.
건선(psoriasis)	만성 염증성 피부질환으로 피부가 건조해지고 발적이나 딱딱한 발진이 원형비늘처럼 생긴다.
옴, 개선(scabies)	옴진드기에 의해 감염되며, 전염성이 매우 강하다. 특히 밤에 가려움증이 심하다.
띠헤르페스(shingles, 대상포진)	통증이 심한 염증성 피부질환으로 몸통에 소포가 패치처럼 형성된다. 어릴 때 잠복해 있던 수두−대상포진바이러스가 다시 활성화되면서 나타난다.
피부암(skin cancer)	여러 가지 악성 피부질환의 총칭이다. 편평세포암종과 바닥세포암종이 가장 흔하며, 악성흑색종은 가장 심각하고 치유가 어렵다.

절함으로써 이루어진다.

3. **감각기관 역할** : 피부는 방대한 감각기관의 역할을 한다. 피부에 있는 수백만 개의 신경종말이 몸의 안테나 역할을 해서 환경의 변화에 대한 정보를 계속 수집할 수 있도록 한다.

4. **배설** : 땀의 양과 그 속에 포함되어 있는 화학물질의 양을 조절함으로써 액체성분의 총량과 배설되는 노폐물의 양을 조절한다.

5. **비타민 D 합성** : 피부가 자외선에 노출되면 비타민 D를 합성한다.

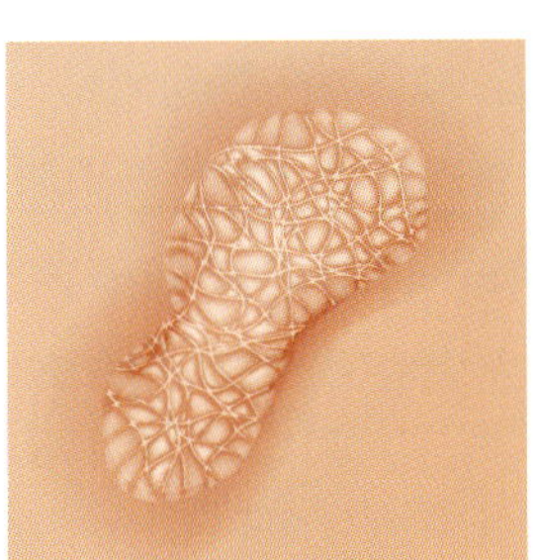

마른비늘증/건선
Psoriasis

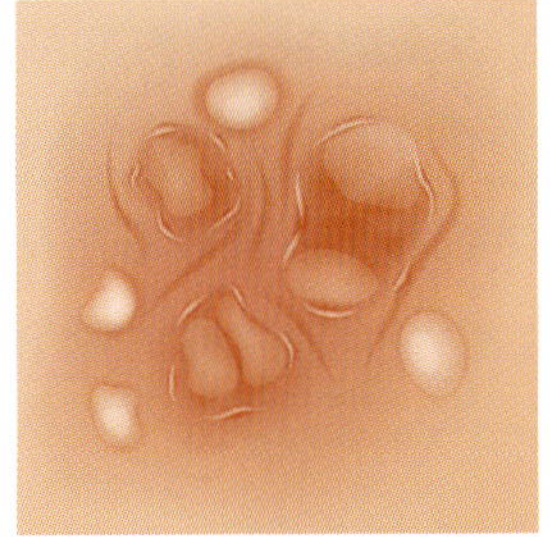

습진
Eczema

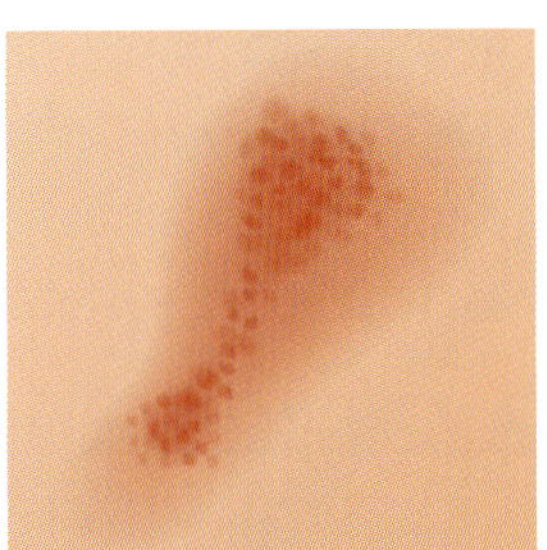

두드러기
Urticaria

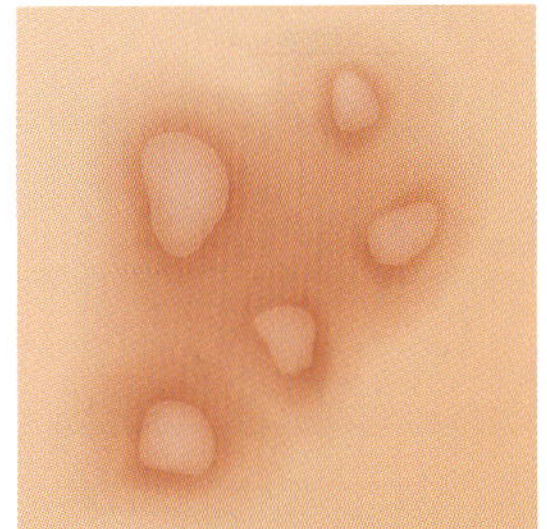

편평태선
Lichen Planus

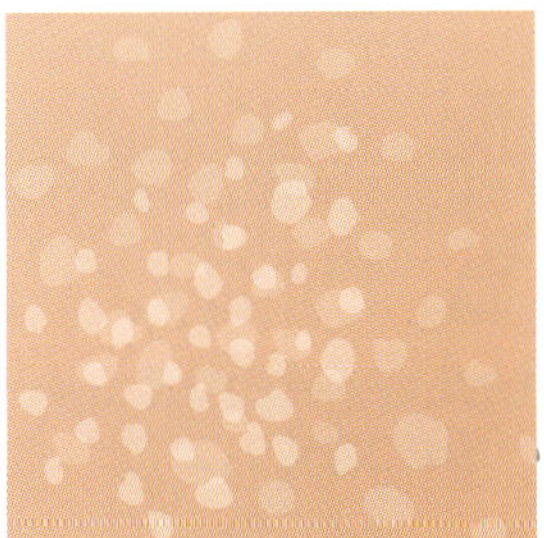

어루러기, 잔비늘증
Pityriasis Versicolor

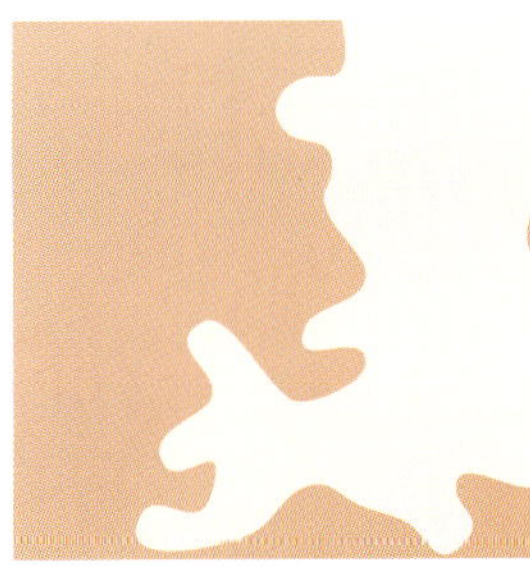

백반증
Vitiligo

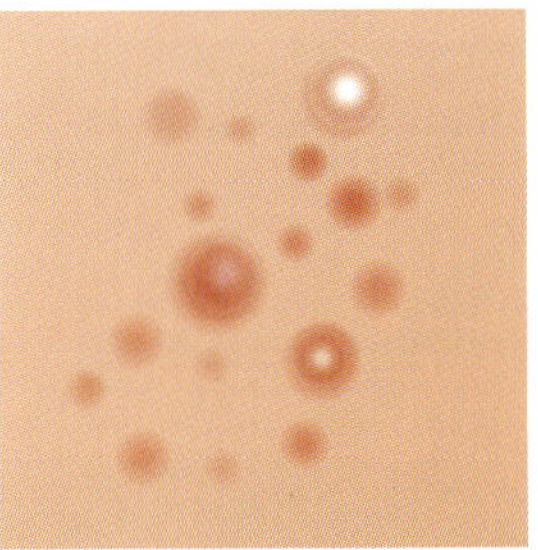

여드름
Acne

그림 4-4

피부계통 질환의 예

화상

　화상(burn)은 피부에 영향을 주는 가장 심각하고도 자주 일어나는 문제이다. 화상은 뜨거운 물체에 피부가 접촉되거나 불에 의해서만 생기는 상해라고 생각하기 쉽지만 자외선에 노출되거나, 전류에 접촉되거나, 산과 같은 해로운 화학물질에 의해서도 화상을 입을 수 있다.

1 체표면적의 추산

　화상을 입었을 때 치료와 회복할 가능성은 화상을 입은 총면적과 화상의 깊이에 의해서 결정된다. '9의 법칙(rule of nines)'은 화상을 입은 총면적을 판단할 때 가장 많이 쓰이는 규칙이다. 그림 4-5와 같이 신체를 넓이가 9%인 11개 부위로 나누고, 나머지 1%는 생식기 부위가 차지하는 면적이다.

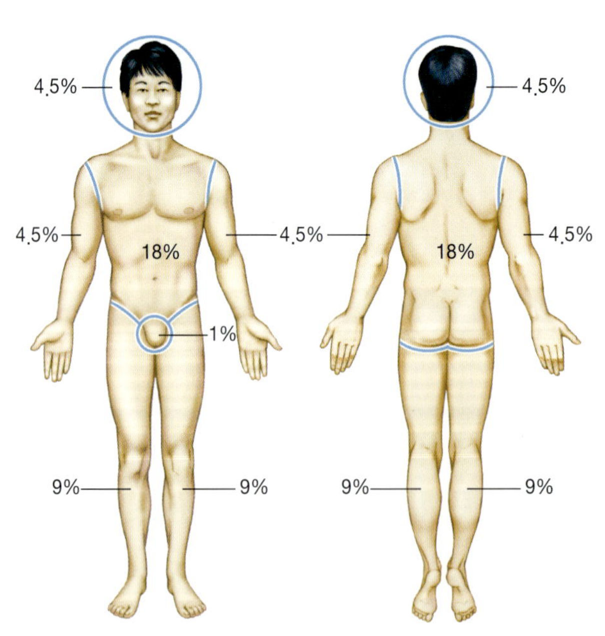

그림 4-5

9의 법칙

② 화상의 도수

화상의 깊이 또는 심한 정도는 화상을 입은 조직층의 수를 근거로 한다.

- **1도 화상** : 일반적인 일광화상이 1도 화상에 속한다. 1도 화상을 입으면 가벼운 통증이 느껴지고, 피부가 조금 붉어진다. 2~3일이 지나면 표피의 바깥층이 벗겨지기는 하지만 아프지는 않고, 조직이 파괴되는 것도 아주 적다.
- **2도 화상** : 표피층 전체와 진피의 맨 윗층에 화상을 입은 것이다. 쑤시고, 심하게 아프고, 전체적으로 붓고, 수분이 부족한 것이 특징이고, 대개는 흉터가 생긴다.
- **3도 화상** : 표피와 진피는 물론 피부밑조직에까지 화상을 입은 것으로, 전층화상이라고도 한다. 3도 화상을 입으면 신경종말이 파괴되기 때문에 사고 직후에 통증을 느끼지 못하고, 수분이 부족하며 감염될 위험성이 아주 크다.

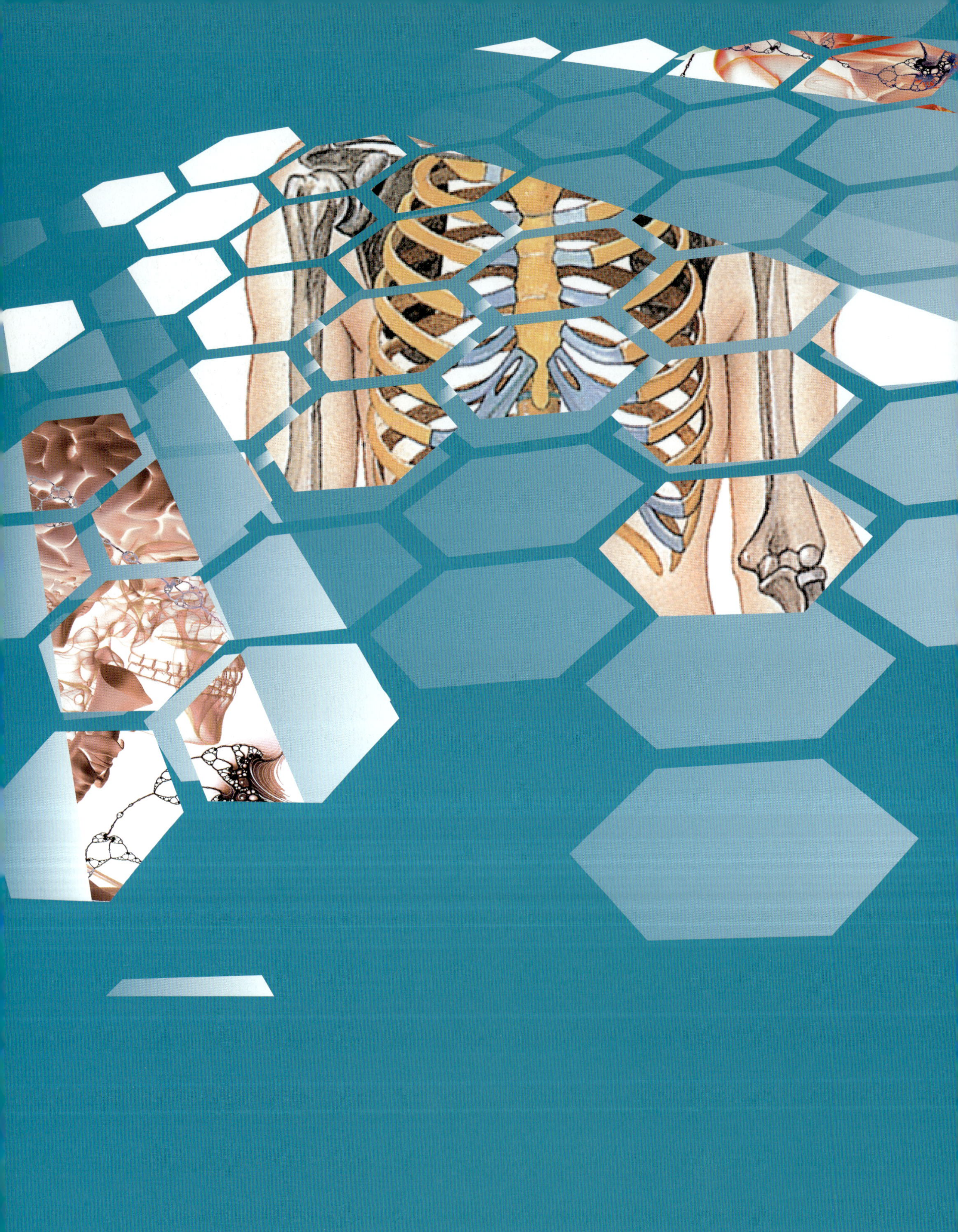

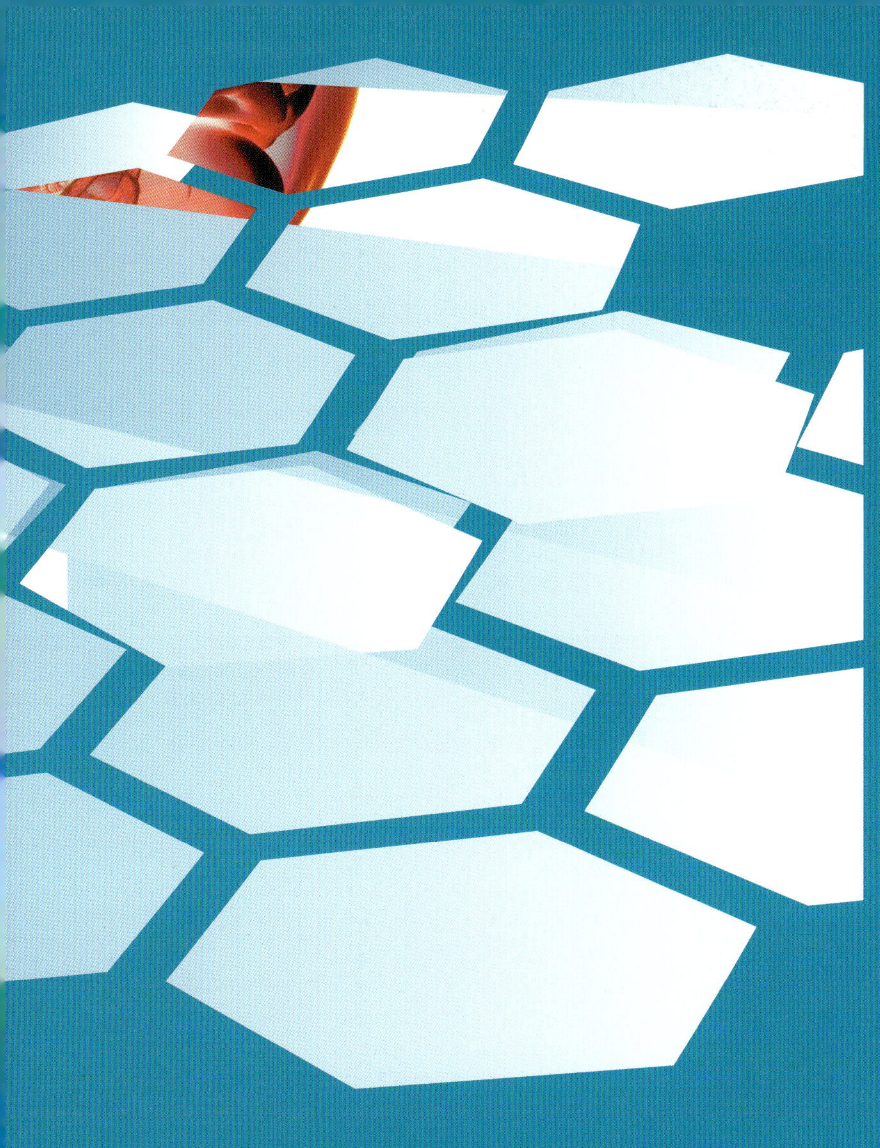

Chapter 05

뼈대계통

뼈대계통(skeletal system)의 가장 기본적인 기관인 뼈는 근육과 다른 조직들 밑에 묻혀 있고, 단단한 프레임워크를 제공하며, 신체 전체를 지지하는 구조체이다. 그런 의미에서 뼈대계통은 빌딩의 철제 지주와 같은 역할을 한다. 그러나 철제 지주와는 달리 뼈는 움직일 수 있고 살아 있는 기관이기 때문에 스스로 재형성할 수도 있고, 변화하는 환경에 신체가 반응하는 것을 돕는다.

1. 뼈대계통의 기능

뼈대계통에는 206개의 개별적인 기관(뼈)이 있고, 연골과 인대와 같은 조직들도 뼈대계통에 포함된다. 그것들이 모두 힘을 합해서 신체에 단단한 프레임워크를 제공함으로써 신체를 지지하고 방호한다. 뼈대계통은 다음과 같은 기능을 한다.

- **지지** : 신체를 지지하는 프레임워크를 구성하고, 신체의 모든 부드러운 조직은 뼈대구조에 매달려 있다.
- **방호** : 뼈가 딱딱한 상자처럼 그 안에 있는 섬세한 구조체를 방호한다. 예를 들어 머리뼈는 뇌를 방호하고, 가슴뼈와 갈비뼈는 심장과 허파를 방호한다.
- **움직임** : 뼈에 단단하게 묶여 있는 근육이 수축하여 길이가 짧아지면서 뼈를 잡아당김으로써 움직임을 가능하게 한다.
- **창고** : 뼈가 칼슘을 안전하게 저장해둘 수 있는 상자 역할을 한다. 혈중 칼슘량이 정상 수준 이상으로 증가하면 칼슘이 혈액 밖으로 나와서 뼈 속으로 들어가 저장된다. 반대로 혈중 칼슘량이 정상 수준 이하로 내려가면 칼슘이 뼈 속에서 나와 혈액 속으로 들어간다.
- **조혈** : 크기가 큰 일부 뼈의 딱딱한 벽 안에 있는 부드러운 적색뼈속질에서 혈액세포를 만든다.

2. 뼈의 종류

뼈는 그림 5-1에서 볼 수 있는 바와 같이 그 생김새에 따라서 **긴뼈, 짧은뼈, 납작뼈, 불규칙뼈, 종자뼈**로 나눈다.

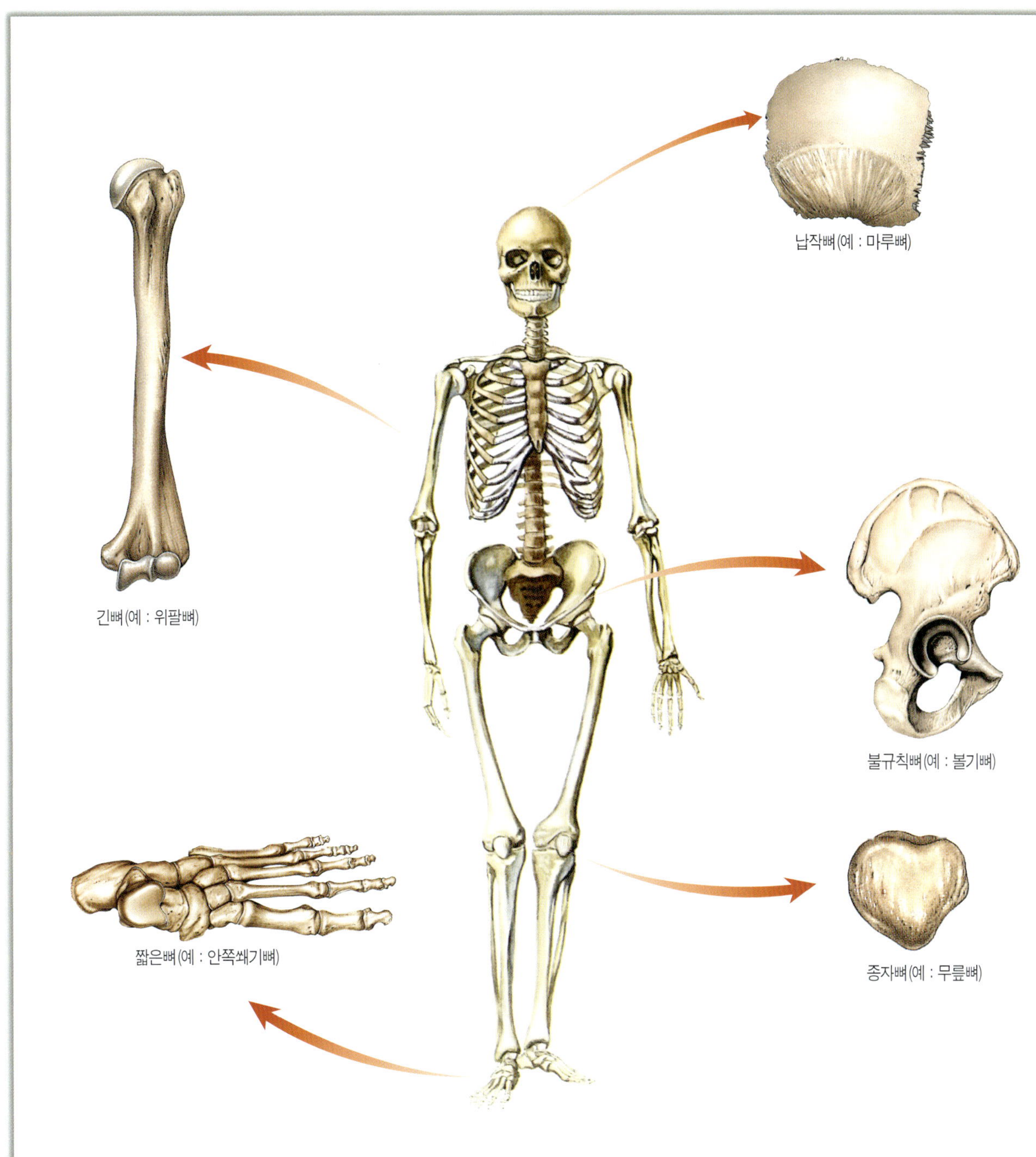

그림 5-1

뼈의 종류

긴뼈의 구조

신체의 뼈 중에서 중요한 뼈의 대부분이 긴뼈로 분류된다. 긴뼈는 그림 5-2와 같은 구조를 가지고 있다.

● **뼈몸통** : 딱딱하고 치밀한 뼈가 속이 빈 관을 이루고 있기 때문에 무게가 가벼워서 쉽게 움직일 수 있다.

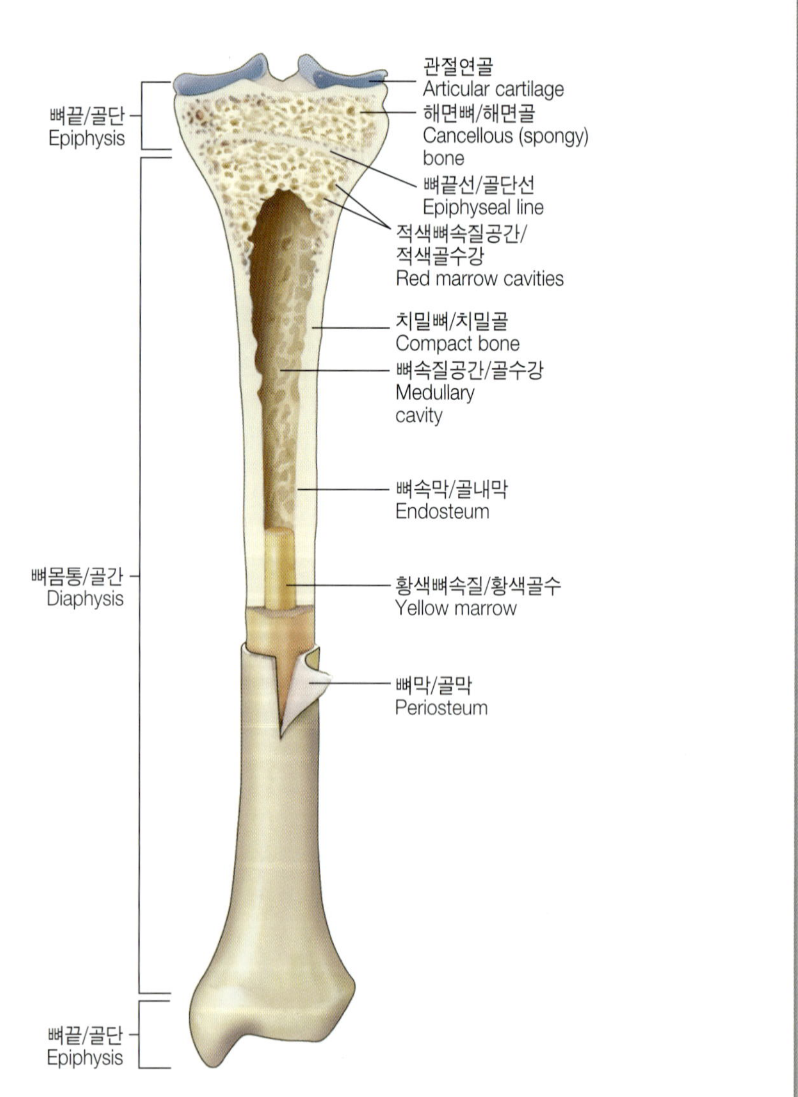

그림 5-2

긴뼈의 구조

- **뼈속질공간** : 뼈몸통 안쪽의 구멍 같은 공간이다. 어른의 뼈에서는 황색뼈속질이 발견된다.
- **뼈끝** : 해면뼈가 뼈끝을 구성하고 있고, 해면뼈 안에 있는 작은 공간을 적색뼈속질이 채우고 있다.
- **관절연골** : 뼈끝을 덮어 싸고 있는 얇은 연골층으로, 관절하고 있는 뼈의 끝에 있고, 작은 고무 쿠션과 같은 역할을 한다.
- **뼈막**(periosteum) : 관절연골로 덮여 있는 강력한 섬유막으로, 관절 표면을 제외한 긴뼈의 모든 부위를 덮어 싸고 있다.
- **뼈속막**(endosteum) : 얇은 막으로 뼈속질공간의 속벽을 이루고 있다.

납작뼈와 해면뼈의 구조

납작뼈(flat bone)는 긴뼈보다 구조가 단순하다. 그림 5-3에서 볼 수 있는 바와 같이 치밀뼈 사이에 **해면뼈**(spongy bone)가 샌드위치처럼 들어 있다. 치밀뼈와 연골의 구조는 Chapter 03의 43쪽에 있는 그림을 참조하기 바란다.

그림 5-3에서 구멍이 많은 뼈를 해면뼈라고 한다. 이름에서 알 수 있는 바와 같이 해면뼈에는 여유 공간이 많아서 뼈속질로 채울 수 있다.

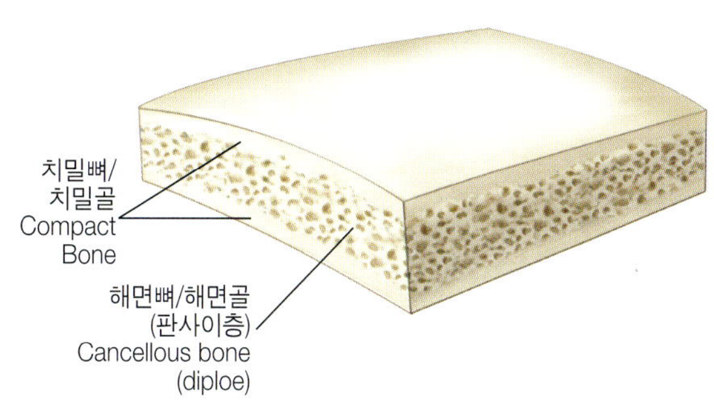

그림 5-3
납작뼈와 해면뼈의 구조

3. 뼈의 형성과 성장

아기가 태어나기 전 몸에 뼈대가 만들어지기 시작할 때는 뼈가 아니라 뼈 모양을 하고 있는 연골과 섬유구조체로 되어 있다. 이러한 연골이 석회화된 뼈바탕질로 서서히 대체되면 진짜 뼈로 변하게 된다.

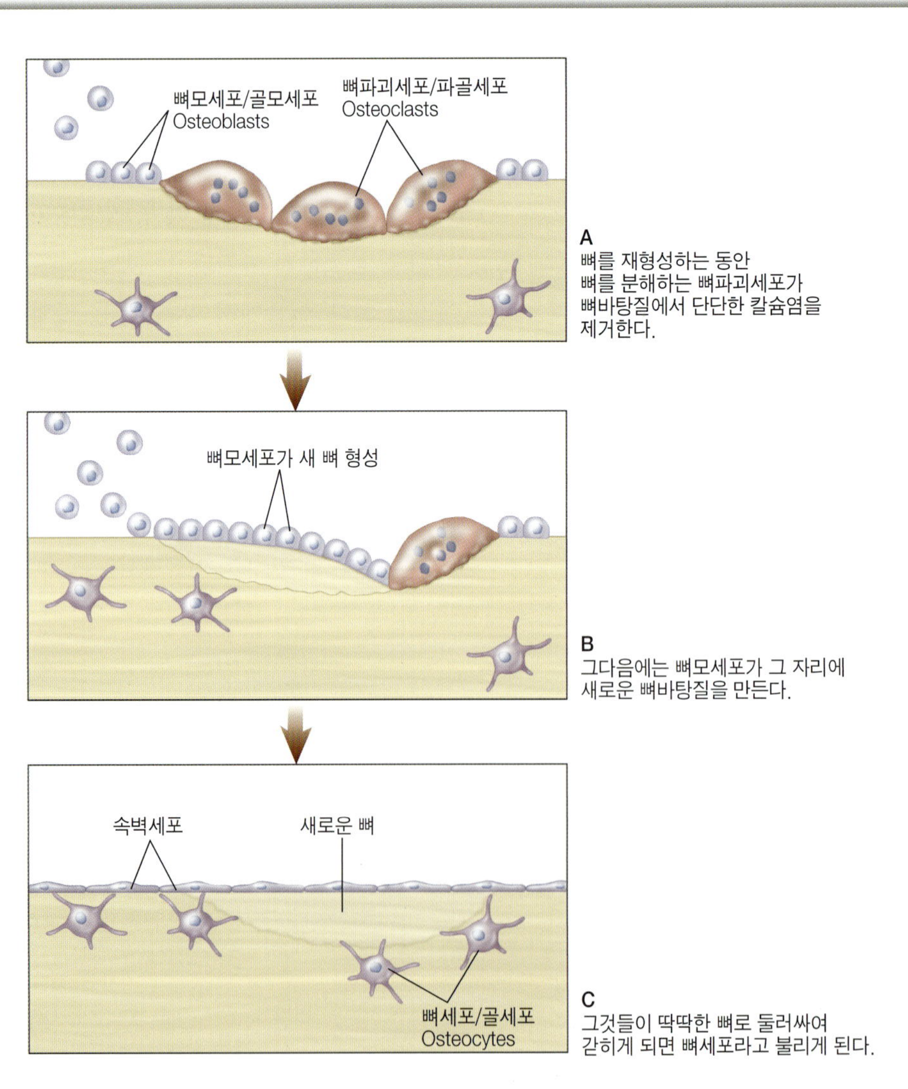

그림 5-4

뼈세포

작은 연골을 성숙한 뼈의 모양으로 바꾸는 과정을 뼈가 '성장하는 과정'이라 하고, 그 과정에서는 뼈를 만드는 **뼈모세포**(osteoblast)와 뼈를 다시 흡수하는 **뼈파괴세포**(osteoclast)가 지속적으로 활동해야 한다. 즉 뼈모세포와 뼈파괴세포의 협동작업에 의해서 뼈가 성숙한 뼈의 형태로 만들어진다.

그림 5-4에서 볼 수 있는 바와 같이 파괴된 뼈의 잔해를 뼈파괴세포가 제거하면 뼈모세포가 뼈 만드는 작업을 다시 시작한다. 새로 만들어진 젤 같이 생긴 뼈바탕질 안에 칼슘염이 쌓이는 석회화과정이 진행되면서 뼈가 점점 더 단단하게 변한다. 딱딱한 뼈바탕질로 된 층판 사이에 뼈모세포가 꽉 차면 뼈의 형성이 중지된다.

인체의 뼈는 대부분 연골 모형에서부터 만들어지기 때문에 이 과정을 '**연골속뼈되기**'라고 한다.

4. 뼈대의 분류

인간의 뼈대는 크게 **몸통뼈대**(axial skeleton)와 **팔다리뼈대**(appendicular skeleton)로 구분한다. 그림 5-5는 몸통뼈대와 팔다리뼈대에 있는 여러 뼈들의 위치를 나타내고 있다. 몸의 중심부에 있는 파랑색 뼈들이 몸통뼈대고, 갈색뼈들이 팔다리뼈대다.

몸통뼈대는 크게 머리뼈, 척주, 가슴우리뼈, 엉치뼈로 구성되어 있다. 굴은 일부 머리뼈 안에 있는 공간을 뜻하고, 공기로 채워진 굴이 있기 때문에 머리뼈의 무게가 가벼워져서 머리를 쉽게 똑바로 세울 수 있는 것이다.

척주

그림 5-6에서 볼 수 있는 것처럼 **척주**는 분리된 일련의 척추뼈가 곡선을 이루는 긴 막대기 모양으로 연결되어 있다. 척주는 **목뼈**, **등뼈**, **허리뼈**, **엉치뼈**, **꼬리뼈**로 나눌 수 있고, 4개의 굽이가 있다.

목과 허리 부위는 약간 안쪽 또는 앞쪽으로 구부러져 있고, 척주의 가슴부분과 맨 아랫부분은 반대 방향으로 구부러져 있다. 척주를 뒤에서 보면 **목굽이**와 **허리굽이**는 오목굽이고, **등굽이**와 **엉치굽이**는 볼록굽이이다. 그러나 갓 태어난 아기의 등뼈는 맨 위부터 아래까지 계속해서 볼록굽이를 이루고 있다. 아기가 머리를 가누는 방법을 익히기 시작하면서 점점 목뼈 부분의 오목굽이가 발달하고, 서는 법을 배우면서부터 허리부위의 오목굽이가 생기기 시작한다.

이마뼈/전두골
Frontal bone
코뼈/비골
Nasal bone
광대뼈/관골
Zygomatic bone
위턱뼈/상악골
Maxilla
아래턱뼈/하악골
Mandible
빗장뼈/쇄골
Clavicle
어깨뼈/견갑골
Scapula
복장뼈/흉골
Sternum
갈비연골/
늑연골
Costal cartilage
갈비뼈/늑골
Ribs
위팔뼈/상완골
Humerus
척추뼈/척추골
Vertebrae
노뼈/요골
Radius
자뼈/척골
Ulna
엉덩뼈/
장골
Ilium
손목뼈/수근골
Carpals
손허리뼈/중수골
Metacarpals
손가락뼈/지골
Phalanges
궁둥뼈/좌골
Ischium
두덩뼈/치골
Pubis
넙다리뼈/대퇴골
Femur
무릎뼈/슬개골
Patella
정강뼈/경골
Tibia
종아리뼈/비골
Fibula
몸통뼈대
팔다리뼈대
발목뼈/족근골 Tarsals
발허리뼈/중족골 Metatarsals
발가락뼈/지골 Phalanges

그림 5-5

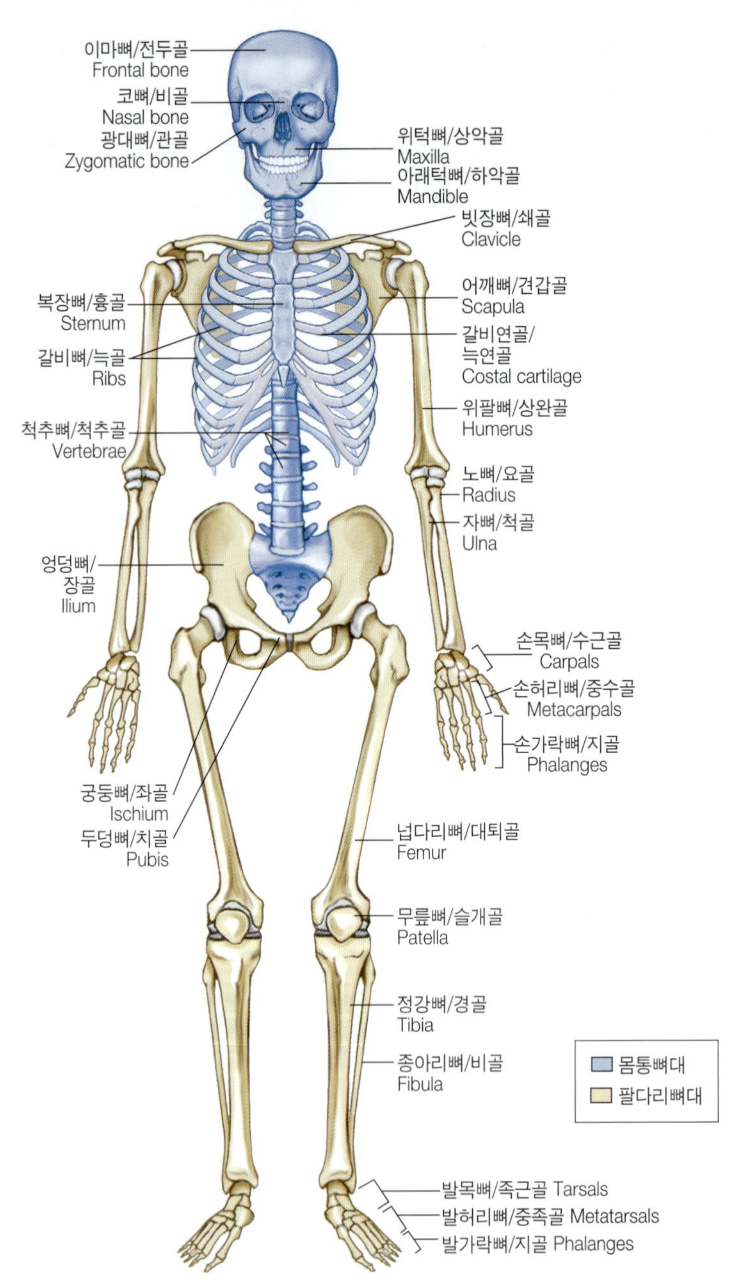

몸통뼈대와 팔다리뼈대

척주는 맨 위의 머리를 지지하고, 척주에서 앞으로 뻗어 나온 갈비뼈와 내부 기
관들을 지지하며, 척주 아래쪽으로 붙어 있는 엉덩이와 다리를 지지해야 하기 때문
에 강한 구조체여야 한다. 이러한 역할을 하기 위해서 굽이가 생긴 것이다.

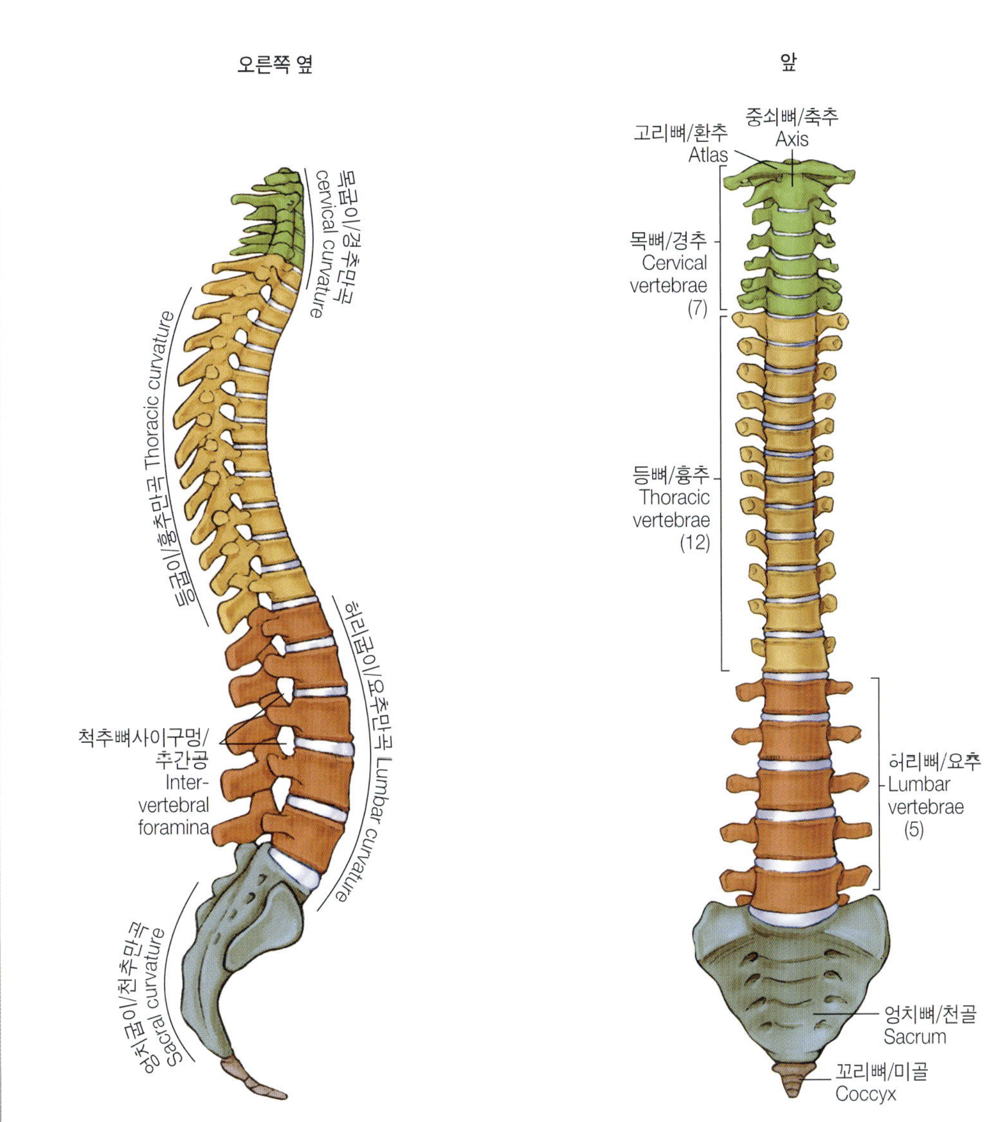

그림 5-6

척주

가슴우리

가슴우리(thoracic cage)는 12쌍의 **갈비뼈**(rib), 12개의 **등뼈**(thoracic vertebra, 척추), 1개의 **복장뼈**(sternum)가 새장 모양을 하고 있다(그림 5-7 참조). 12쌍의 갈비뼈는 모두 척추뼈에 붙어 있지만 복장뼈에는 7쌍만 붙어있다. 그래서 앞뒤로 모두 붙어있는 첫째~일곱째갈비뼈는 **참갈비뼈**(true rib)라고 하고, 여덟째~열째갈 비뼈는 일곱째갈비뼈의 연골에 붙어 있기 때문에 **거짓갈비뼈**(false rib), 열한째~열 두째갈비뼈는 갈비연골에 붙어 있지 않기 때문에 **뜬갈비뼈**(floating rib)라고 한다.

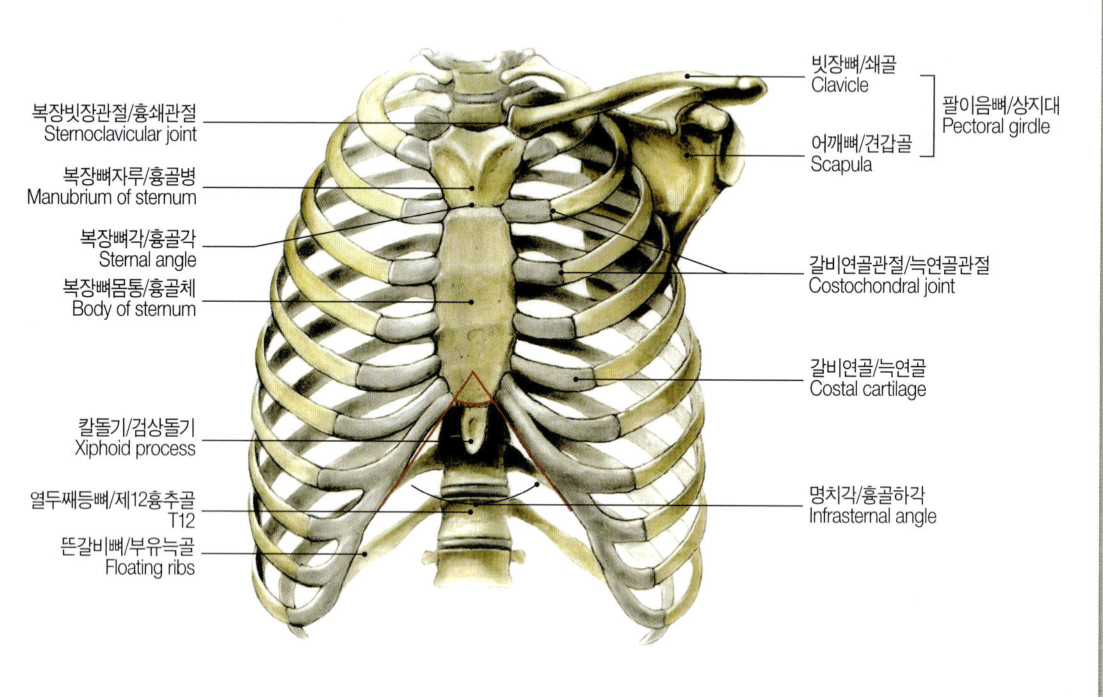

그림 5-7

가슴우리의 뼈

팔뼈

그림 5-8에 팔뼈의 위치와 구조적인 관계를 나타냈다. **어깨뼈**(scapula)와 **빗장 뼈**(clavicle)가 **팔이음뼈**(shoulder girdle)를 이루고, 팔이음뼈가 팔을 몸통뼈대에 연 결한다.

위팔뼈(humerus)는 팔에 있는 긴뼈로, 몸 전체에서 두 번째로 길다. 위팔뼈의 몸쪽 끝이 어깨뼈의 오목한 관절오목에 고정되어서 움직임이 이루어진다.

위팔뼈의 먼쪽 끝은 팔꿈관절에서 아래팔의 자뼈와 노뼈에 관절하고 있다. 팔꿈치머리가 위팔뼈 뒤쪽 팔꿈치오목에 딱 들어맞는 구조를 하고 있기 때문에 관절에서 움직일 수 있다.

아래팔의 자뼈와 노뼈는 서로 관절하고 있으면서 위팔뼈의 먼쪽 끝과도 관절하고, 먼쪽 끝에서도 서로 관절하고 있으면서 손목의 다른 뼈들과도 관절하고 있다.

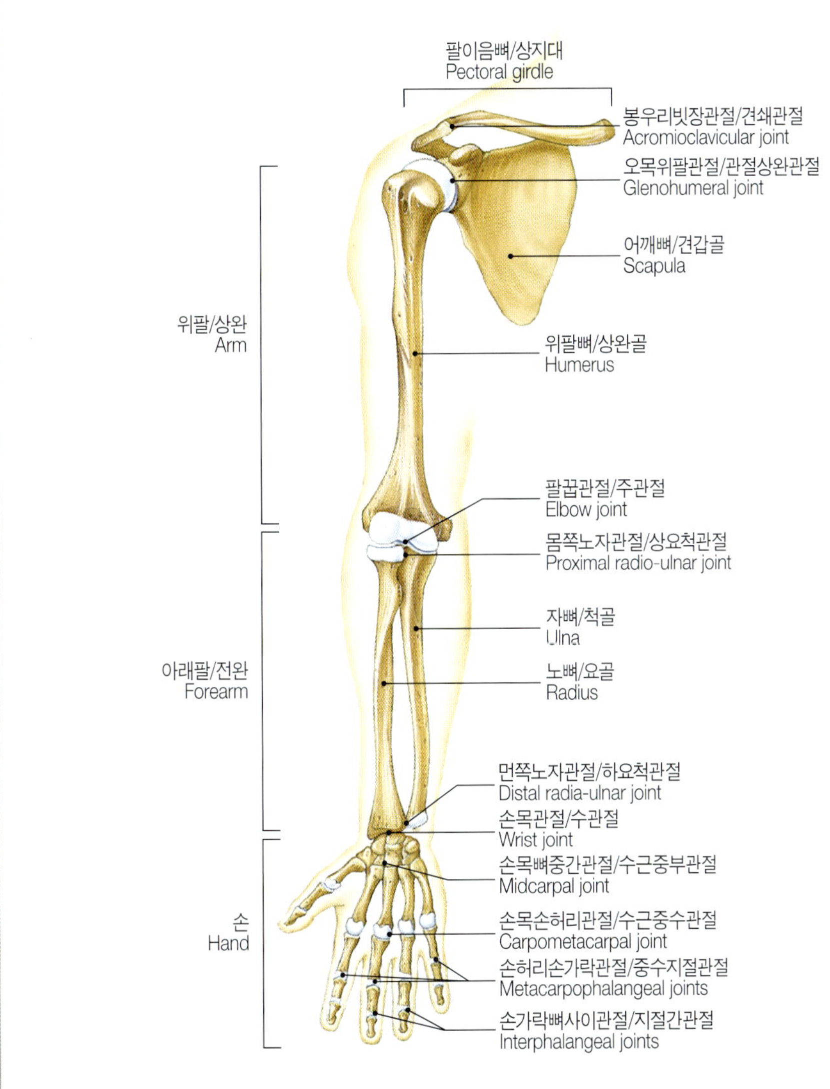

그림 5-8

팔뼈

손목과 손에는 **손목뼈**(carpal bone) 8개, **손허리뼈**(metacarpal bone) 5개, **손가락뼈**(pahlanges) 14개로 총 27개의 뼈가 있으며, 그 크기에 비해서 몸의 어떤 부위보다도 많은 뼈가 있다. 손과 손목에 작은 뼈가 많이 있고, 그 작은 뼈들 사이에 많은 움직관절이 있기 때문에 인간의 손이 섬세하게 움직일 수 있는 것이다.

다리뼈

다리이음뼈(pelvic girdle)는 다리를 몸통에 연결한다. 다리이음뼈는 두 개의 큰 **볼기뼈**(hip bone)로 구성되어 있는데, 각 볼기뼈는 골반의 양쪽에 하나씩 위치하고 있고, 척주의 엉치뼈 아래쪽에 붙어 있다.

뼈들이 고리모양으로 배열되어 있기 때문에 몸통을 지지하는 강력한 기반이 되고, 다리를 몸통뼈대에 연결할 수 있다. 아기는 볼기뼈가 엉덩뼈, 궁둥뼈, 두덩뼈로 분리되어 있지만, 어른이 되면 하나의 뼈가 된다.

넙다리뼈(femur)는 넙다리에서 유일한 뼈이고, 모든 뼈 중에서 가장 길다. 엉덩이에 있는 깊고 컵 모양인 **볼기뼈절구**(acetabulum)에서 넙다리뼈와 볼기뼈가 관절하고 있다. 넙다리뼈머리가 볼기뼈절구에 관절하고 있는 것이 위팔뼈머리가 어깨뼈에 관절하고 있는 것보다 안정적이기 때문에 어깨의 탈골보다 넙다리의 탈골이 드물게 일어난다.

넙다리뼈의 먼쪽으로는 **무릎뼈**(patella)와 **정강뼈**(tibia)가 관절하고 있다. 정강뼈는 **종아리뼈**(fibula)라는 가늘고, 무게를 지탱하지 못하며, 약한 뼈가 가쪽모서리를 따라 나란히 내려간다.

손의 손허리뼈와 손목뼈에 해당되는 발의 부위를 각각 **발허리뼈**(metatarsal bone)와 **발목뼈**(tarsal bone)라고 한다. 발허리뼈와 손허리뼈는 똑같이 5개씩 있지만, 손목뼈는 8개인 반면에 발목뼈는 7개밖에 없다. 그리고 가장 큰 발목뼈를 뒤꿈치뼈라고 한다. 발가락뼈는 손가락뼈와 수가 같고, 발가락뼈가 손가락뼈보다 짧다는 것만 다르다.

인간이 발로 서 있을 수 있는 것은 발의 구조가 체중을 지탱할 수 있도록 되어 있기 때문이다. 예를 들어 엄지발가락은 엄지손가락보다 훨씬 더 단단하면서 가동성은 적다. 발에 있는 뼈들은 긴 방향으로는 스프링처럼 탄력이 있는 형태로, 가로방향으로는 활모양을 이루도록 서로 붙어 있다. 그렇게 서로 결합되어 있기 때문에 큰 지지력을 가지면서도 매우 안정적인 바닥면을 이룬다.

위앞엉덩뼈가시/상전장골극
Anterior superior iliac spine
다리이음뼈/하지대
Pelvic girdle
엉덩뼈능선/장골릉
Iliac crest
볼기뼈/관골
Hip bone
위뒤엉덩뼈가시/상후장골극
Posterior superior iliac spine
엉덩관절/고관절
Hip joint
넙다리뼈/대퇴골
Femur
넙다리뼈/대퇴골
Femur
무릎뼈/슬개골
Patella
안쪽관절융기/내측과
Medial condyle
가쪽관절융기/외측과
Lateral condyle
무릎관절/슬관절
Knee joint
정강뼈/경골
Tibia
종아리뼈/비골
Fibula
종아리/하퇴
Lower leg
발목뼈/족근골
Ankle joint
발목관절/족관절
Ankle joint
가쪽복사/외과
Lateral malleolus
발꿈치뼈/종골
Calcaneus
Tarsals
발목뼈
Foot
발
Metatarsals
발허리뼈
Phalanges
발가락뼈

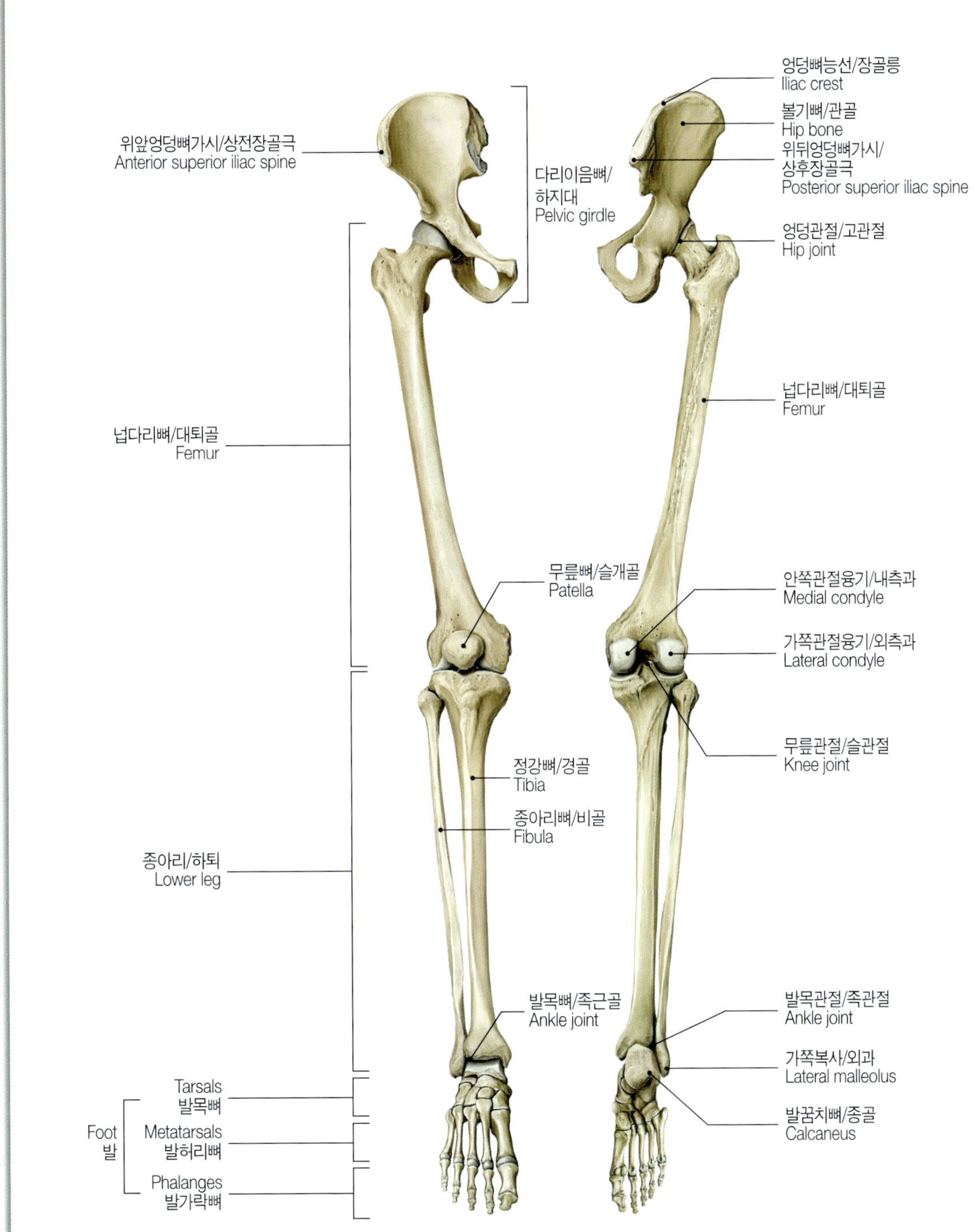

그림 5-9

다리뼈

5. 관절

우리 몸에 있는 뼈들은 종아리뼈를 제외하고 모두 하나 이상의 뼈와 관절하고 있다. 관절은 뼈들을 단단하게 묶어줌과 동시에 움직일 수 있게 해준다.

관절은 움직임의 정도에 따라 다음과 같이 3종류로 나눈다.

- **못움직관절**(synarthrodial joint) : 섬유결합조직이 관절하고 있는 뼈들을 밀착되게 묶는 관절이다. 머리뼈 사이의 관절이 못움직관절이고 봉합이라고 한다.
- **반관절**(amphiarthrosis) : 연골이 관절하고 있는 뼈 사이를 연결하는 관절이다. 두덩결합과 척추뼈사이의 관절이 반관절이다.
- **움직관절**(abarthrosis) : 우리 몸에 있는 대부분의 관절은 움직관절이다. 어떤 경우에는 여러 방향으로 움직일 수 있고, 어떤 경우에는 한 두 방향으로만 움직일 수도 있다.

움직관절의 구조

그림 5-10에서 볼 수 있는 것처럼 모든 움직관절에는 관절주머니, 관절공간, 관절연골이 있다.

- **관절주머니**(joint capsule) : 우리 몸에서 가장 강하고 질긴 섬유결합조직으로 만들어졌으며, 속벽은 부드럽고 매끈매끈한 윤활막으로 되어 있다. 관절주머니는 각 뼈의 몸통에 단단하게 붙어서 덮개를 형성하여 뼈들을 서로 결합시키면서 동시에 움직일 수 있게 해준다.
- **관절연골**(articular cartilage) : 관절하고 있는 뼈의 끝을 덮어 싸고 있는 연골층으로, 충격을 흡수하고 마찰을 줄이는 역할을 한다.
- **관절공간**(articular cavity) : 뼈가 서로 만나는 관절공간은 윤활막이 속벽을 이루고 있고 윤활막에서 윤활액이 분비되기 때문에 뼈가 움직일 때 마찰이 적어져서 쉽게 움직일 수 있다.

움직관절의 종류

움직관절은 관절마다 구조가 다르기 때문에 움직일 수 있는 범위도 다르다. 그래서 움직일 수 있는 범위에 따라서 다음과 같이 분류한다.

- **절구관절**(cotyloid joint) : 공 모양으로 생긴 한 쪽 뼈끝이 절구 모양으로 오목

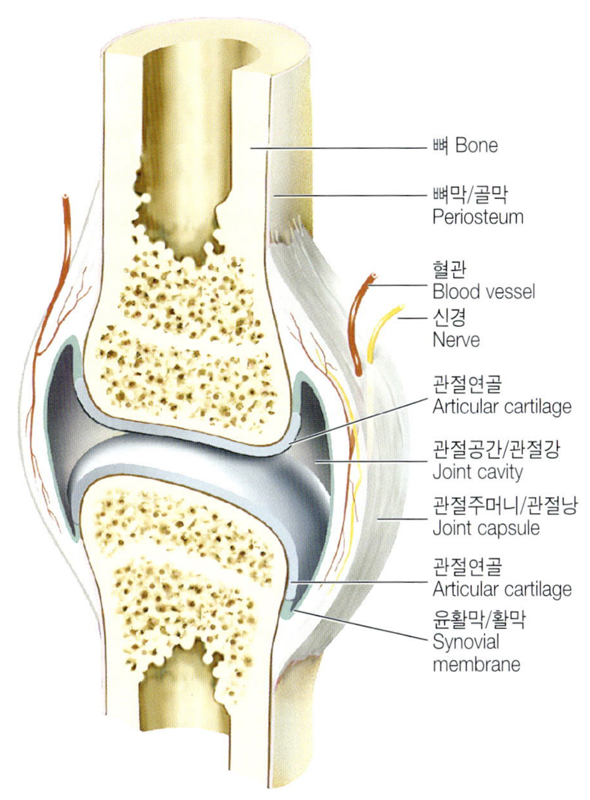

그림 5-10

움직관절의 구조

한 다른 뼈의 안에 꼭 들이맞는 모양의 관절로, 운동범위가 가장 넓다. 어깨관절과 엉덩관절이 절구관절이다.

- **경첩관절**(hinge joint) : 문에 있는 경첩처럼 두 방향으로만 움직일 수 있는데, 그것을 굽히기와 펴기라고 한다. 무릎관절, 팔꿉관절, 손가락관절이 경첩관절이다.

- **중쇠관절**(pivot joint) : 한 뼈에서 튀어나온 작은 돌기가 다른 뼈의 구멍 안에 들어가는 것이다. 둘째목뼈(중쇠뼈)의 돌기가 첫째목뼈(고리뼈)의 구멍 안으로 들어가서 회전할 수 있게 된다.

- **안장관절**(saddle joint) : 손목에 있는 큰마름뼈와 엄지손가락의 손허리뼈 사이의 관절이 안장 모양을 하고 있기 때문에 엄지손가락을 크게 움직일 수 있는 것이다. 엄지손가락은 굽히고, 펴고, 벌리고, 모으고, 돌릴 수 있을 뿐만 아니라 다른 손가락과 맞댈 수도 있다.

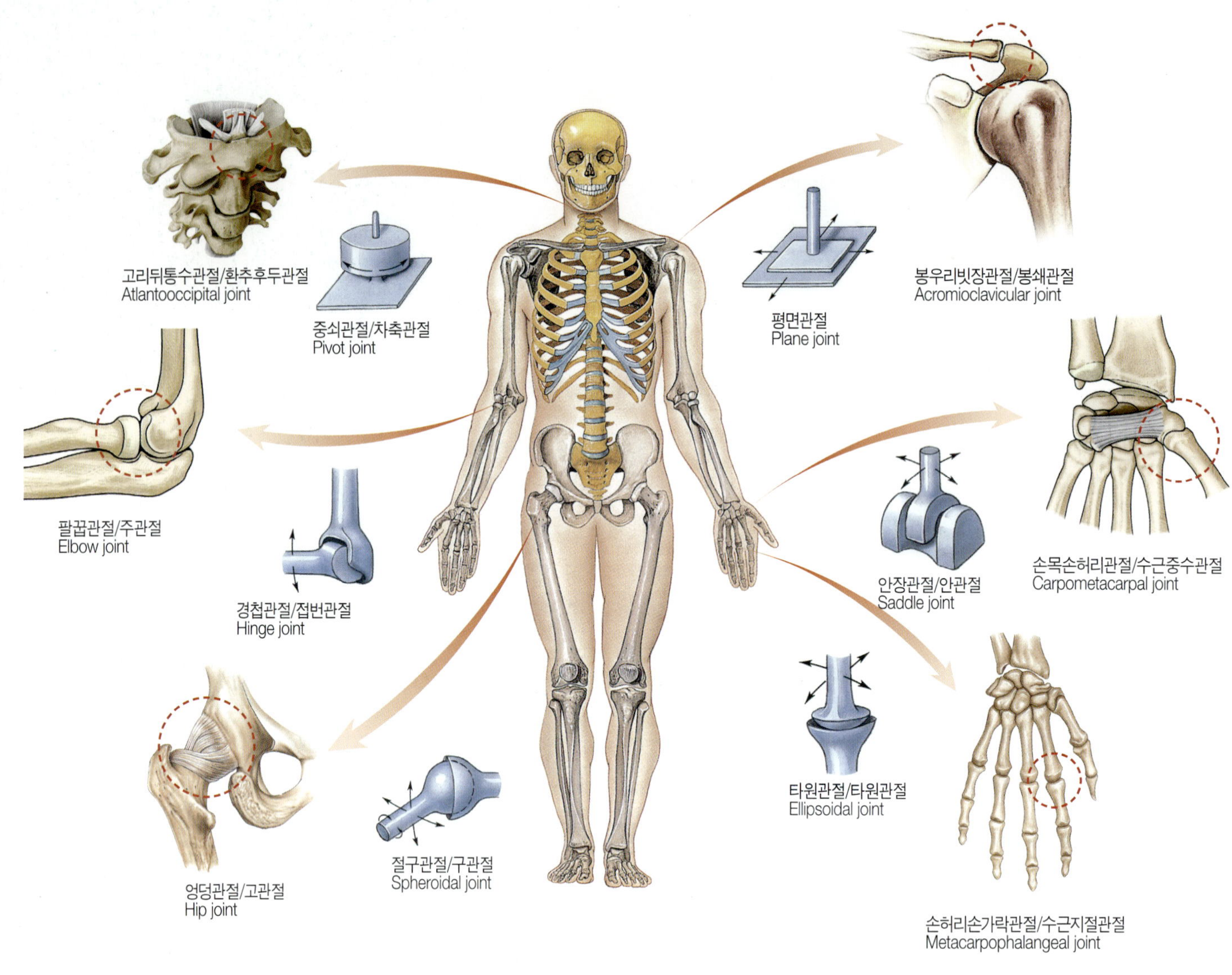

그림 5-11

움직관절의 종류

- **미끄럼관절**(gliding joint) : 관절 표면이 편평하기 때문에 아주 제한적인 움직임만 가능하다. 인접한 두 척추뼈 사이에서 위아래로 관절을 이루는 돌기가 미끄럼관절이다.
- **융기관절**(condyloid joint) : 계란처럼 생긴 관절융기가 타원형의 소켓 안에 꼭 맞는 관절이다. 볼록한 노뼈의 먼쪽 끝이 손목뼈의 오목한 부분에 꼭 맞는 것이 융기관절의 예이다.

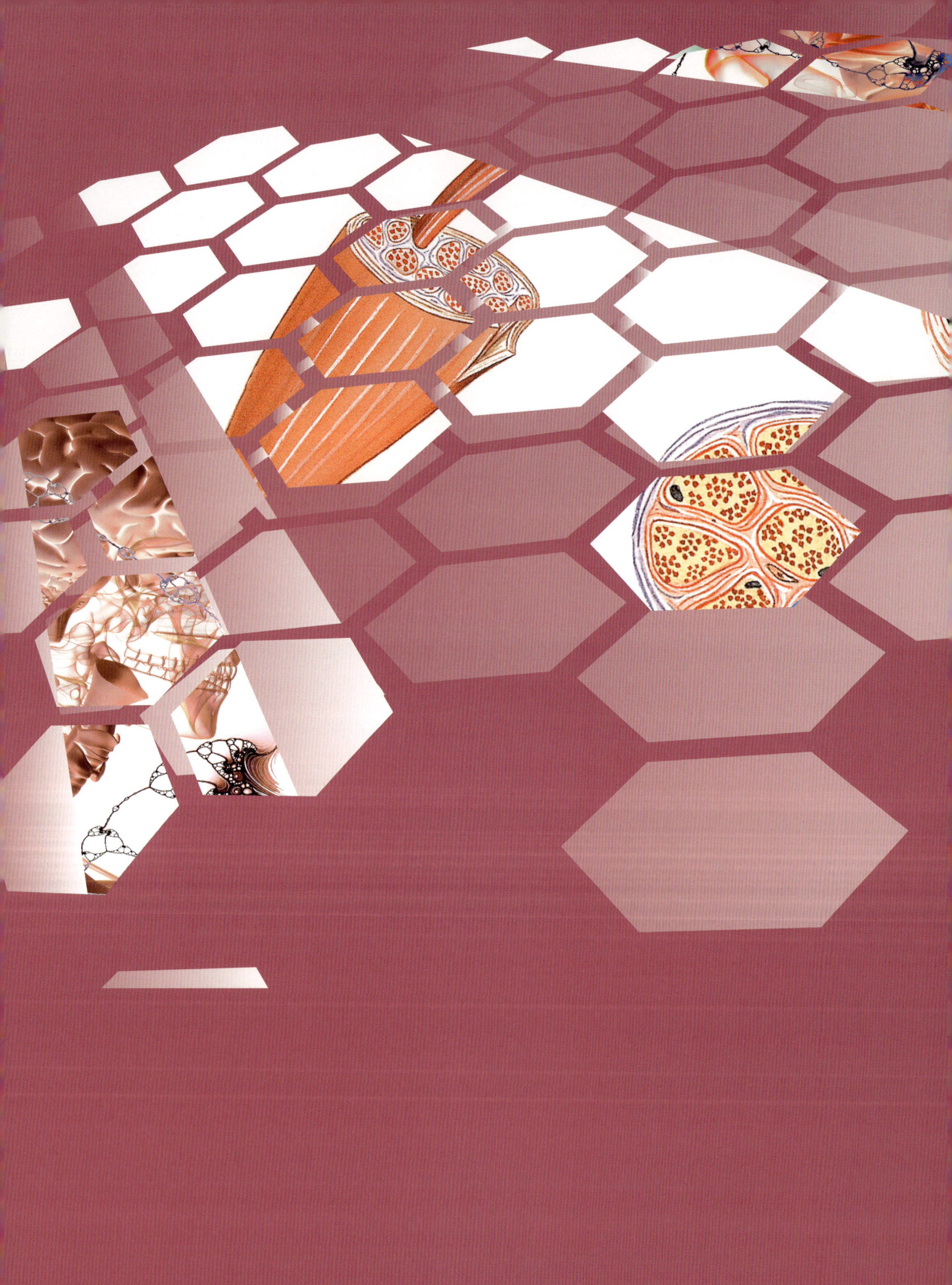

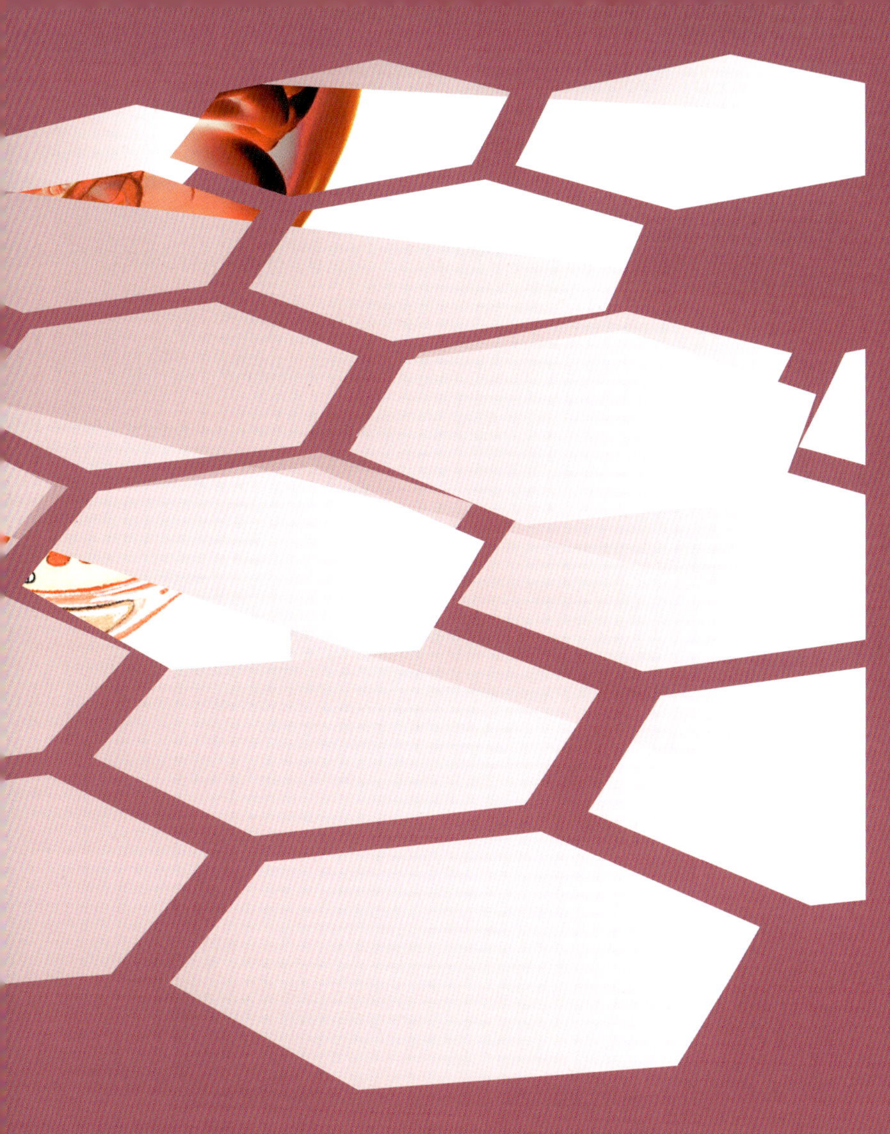

근육계통

체중이 60kg이라면 그중 25kg은 뼈에 붙어 있는 뼈대근육의 무게이다. 하나하나의 뼈대근육은 근육계통의 기관이다. 근육은 움직임을 만들고, 자세를 유지할 뿐만 아니라, 심부체온을 일정하게 유지하는 데에 필요한 열도 생산한다.

1. 뼈대근육군의 기능

그림 6-1, 6-2는 우리 몸에 있는 근육들이 어디에서 시작되어 어디에서 끝나는지 쉽게 알 수 있도록 그림으로 그린 것이고, 표 6-1은 각 근육들이 어떤 기능을 하는지 표로 만든 것이다.

2. 뼈대근육의 구조

뼈대근육의 거시적 구조

뼈대근육은 주로 뼈대근육섬유와 결합조직으로 구성되어 있는 기관이다. 섬유결합조직은 각각의 근육섬유를 감싸고 근육섬유들이 모여 있는 근육다발을 감싸며, 근육기관 전체를 감싸는 포장지 역할을 한다. 근막은 근육기관 바깥쪽에 있는 성긴 결합조직의 막으로, 근육·뼈·피부 사이에서 유연하고 끈끈한 '포장지' 역할을 한다.

대부분의 뼈대근육은 서로 다른 두 뼈에 붙어 있고, 그 두 뼈 사이에는 움직관절이 있다. 두 뼈 중에서 좀 더 고정된 뼈에 근육이 붙어 있는 지점을 근육의 '**시작점**(origin)'이라 하고, 시작점의 반대쪽에서 상대적으로 많이 움직이는 뼈에 근육이 붙어 있는 지점을 '**정지점**(insertion)'이라고 한다.

시작점과 정지점을 제외한 근육의 나머지 부분을 '**근육몸통**(body of muscle)'이라고 한다. 힘줄은 뼈막에서 뻗어 나온 섬유결합조직으로, 근육을 뼈에 단단하게 고정시키는 역할을 한다. 힘줄은 굵은 줄 또는 넓은 시트 모양이고, 대단히 강력해서 잘 찢어지지도 않고 떨어져나가지도 않는다.

윤활막에 있었던 윤활주머니가 힘줄과 뼈 사이에 놓여 있는 경우도 있다. 윤활주머니가 작고 유연한 쿠션처럼 작용해서 근육이 수축할 때 힘줄이 뼈 위로 쉽게

표 1-1

인체의 주요 근육

근육	기능	정지점	시작점
머리와 목의 근육			
이마힘살/전두근복(frontal belly)	눈썹 올리기	눈썹의 피부	뒤통수뼈
눈둘레근/안륜근(orbicularis oculi)	눈 감기	위턱뼈와 이마뼈	위턱뼈와 이마뼈(눈둘레)
입둘레근/구륜근(orbicularis oris)	입술 모으기	입술둘레	입술둘레
광대근/관골근(zygomaticus)	입꼬리와 입술 올리기	입꼬리와 입술 위쪽	광대뼈
깨물근/교근(masseter)	턱 다물기	아래턱뼈	광대활
관자근/측두근(temporal)	턱 다물기	아래턱뼈	머리뼈의 관자부위
목빗근/흉쇄유돌근(sternocleidomastoid)	머리와 목 돌리기와 굽히기	꼭지돌기	복장뼈와 빗장뼈
등세모근/승모근(trapezius)	머리와 목 펴기	어깨뼈	머리뼈와 위척추
팔을 움직이는 근육			
큰가슴근/대흉근(pectoralis major)	위팔 굽히기와 모으기	위팔뼈	복장뼈, 빗장뼈, 갈비연골 윗부분
넓은등근/광배근(latissimus dorsi)	위팔 펴기와 모으기	위팔뼈	척추뼈, 엉덩뼈
어깨세모근/삼각근(deltoid)	위팔 벌리기	위팔뼈	빗장뼈, 어깨뼈
위팔두갈래근/상완이두근(biceps brachii)	팔꿈치 굽히기	노뼈	어깨뼈
위팔세갈래근/상완삼두근(triceps brachii)	팔꿈치 펴기	자뼈	어깨뼈, 위팔뼈
몸통의 근육			
배바깥빗근/외복사근(obliquus externus abdominis)	배 압박하기	배의 정중선	가슴공간 아랫부분
배속빗근/내복사근(obliquus internus abdominis)	배 압박하기	배의 정중선	골반
배가로근/복횡근(transversus abdominis)	배 압박하기	배의 정중선	갈비뼈, 척추뼈, 골반
배곧은근/복직근(rectus abdominis)	몸통 굽히기	가슴우리의 아래쪽	두덩뼈
다리를 움직이는 근육			
엉덩허리근/장요근(iliopsoas)	넙다리 또는 몸통 굽히기	넙다리	엉덩뼈, 척추뼈
넙다리빗근/봉공근(sartorius)	넙다리 굽히기와 종아리 돌리기	정강뼈	엉덩뼈
큰볼기근/대둔근(gluteus maximus)	넙다리 펴기	넙다리뼈	엉덩뼈, 엉치뼈, 꼬리뼈
모음근육군			
긴모음근/장내전근(adductor longus)	넙다리 모으기	넙다리뼈	두덩뼈
두덩정강근/박근(gracilis)	넙다리 모으기	정강뼈	두덩뼈
두덩근/치골근(pectineus)	넙다리 모으기	넙다리뼈	두덩뼈
햄스트링근육군			
반막모양근/반막양근(semimembranosus)	무릎 굽히기	정강뼈	궁둥뼈
반힘줄모양근/반건양근(semitendinosus)	무릎 굽히기	정강뼈	궁둥뼈
넙다리두갈래근/대퇴이두근(biceps femoris)	무릎 굽히기	종아리뼈	궁둥뼈, 넙다리뼈
넙다리네갈래근육군			
넙다리곧은근/대퇴직근(rectus femoris)	무릎 펴기	정강뼈	엉덩뼈
가쪽·중간·안쪽넓은근/외측·중간·내측광근 (vastus lateralis, intermedius, and medialis)	무릎 펴기	정강뼈	넙다리뼈
종아리근육군			
긴·짧은종아리근/장·단비골근(Peroneus longus and brevis)	발목 가쪽으로 뒤집기와 바닥쪽 굽히기	발목뼈, 발허리뼈 (발목과 발)	정강뼈, 종아리뼈
앞정강근/전경골근(tibialis anterior)	발목 등쪽으로 굽히기	발허리뼈(발)	정강뼈
장딴지근/비복근(gastrocnemius)	발목 바닥쪽으로 굽히기	발꿈치뼈	넙다리뼈
가자미근(soleus)	발목 바닥쪽으로 굽히기	발꿈치뼈	정강뼈, 종아리뼈

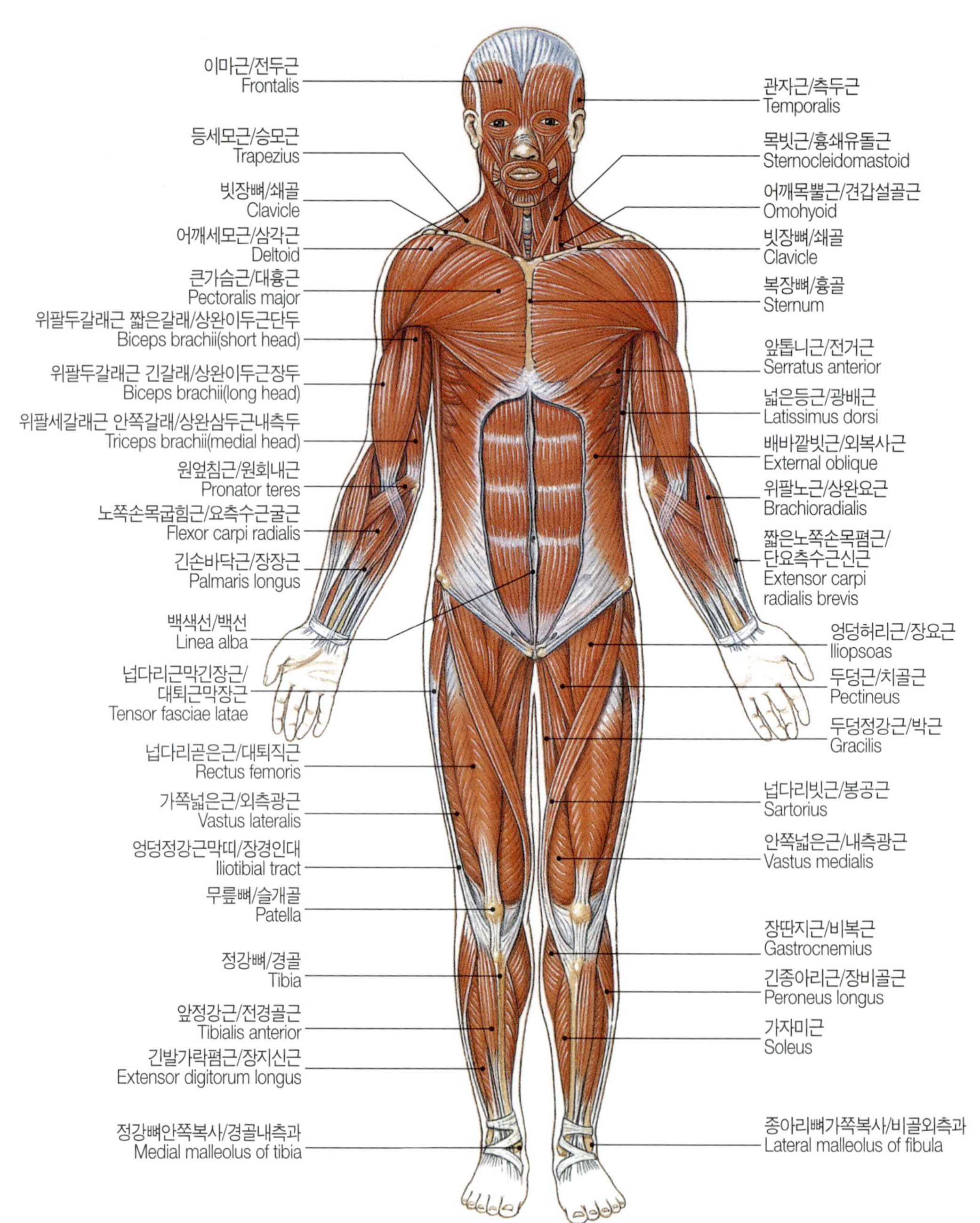

그림 6-1

인체의 표면근육(앞면)

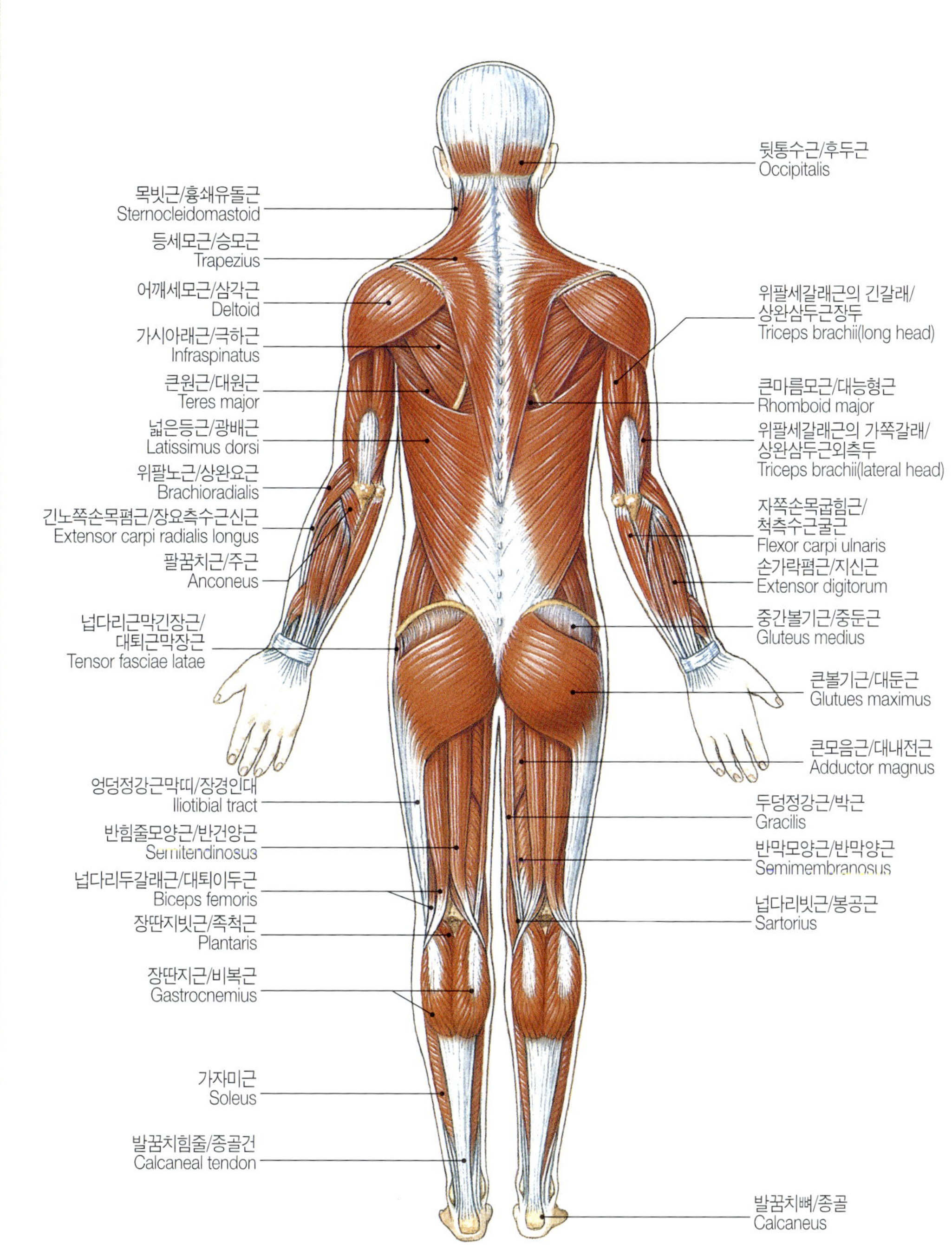

그림 6-2

인체의 표면근육(뒷면)

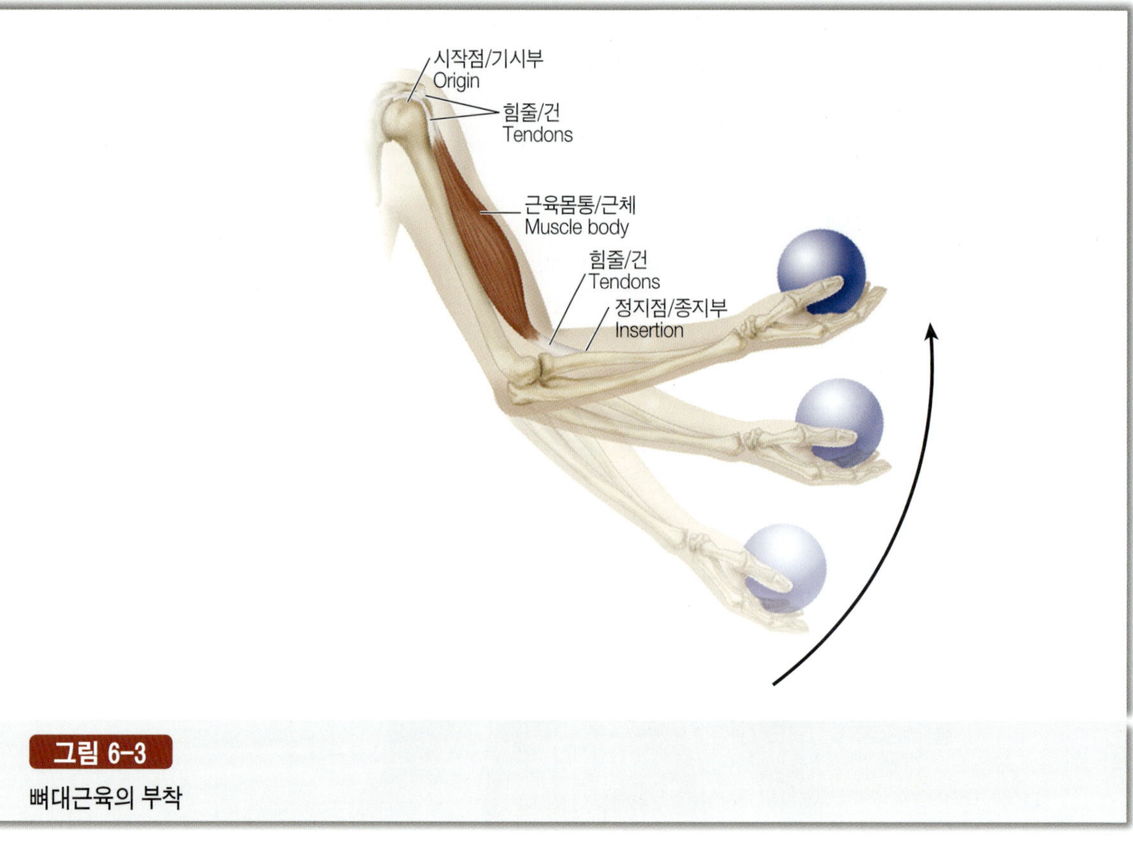

그림 6-3
뼈대근육의 부착

미끄러질 수 있게 해준다. 힘줄집이 힘줄을 감싸고 있는 경우도 있다. 힘줄집도 속 벽이 윤활막으로 이루어져 있고 윤활액으로 채워져 있어서 근육의 움직임을 원활하게 해준다.

뼈대근육의 미세구조

뼈대근육은 그림 6-4에서 볼 수 있는 바와 같이 가늘고 긴 수축성 세포인 근육섬유로 구성되어 있으며, 결합조직막이 근육을 여러 겹으로 둘러싸고 있다. 맨 바깥에서 근육 전체를 둘러싸고 있는 막은 **근육바깥막**(epimysium) 또는 **근육막**이라고 하고, 근육을 이루고 있는 근육섬유를 수십 또는 수백 개씩 나란하게 간추려서 다발로 만들어서 싸고 있는 막을 **근육다발막**(perimysium), 근육다발 속에 들어 있는 근육섬유 하나하나를 둘러싸고 있는 막을 **근육섬유막**(endomysium), 근육섬유를 이루고 있는 근육원섬유를 둘러싸고 있는 막을 **근육원섬유막**(plasma membrane) 또는 **형질막**이라고 한다.

근육원섬유의 내부는 굵은 **마이오신필라멘트**(myosin filament)와 가는 **액틴필라**

멘트(actin filament)가 서로 엇갈려서 3차원 격자구조를 하고 있다. 두 필라멘트는
모두 단백질로 구성되어 있고, 줄기 모양의 마이오신필라멘트에 가는 액틴필라멘
트가 달라붙는 것을 **연결다리**(cross bridge)라고 한다.

　　근육이 이완된 상태에서는 굵은 필라멘트와 가는 필라멘트가 서로 평행하게 놓
여 있으면서 약간 겹쳐져 있다. 근육이 수축하면 연결다리가 생겨서 두 종류의 필

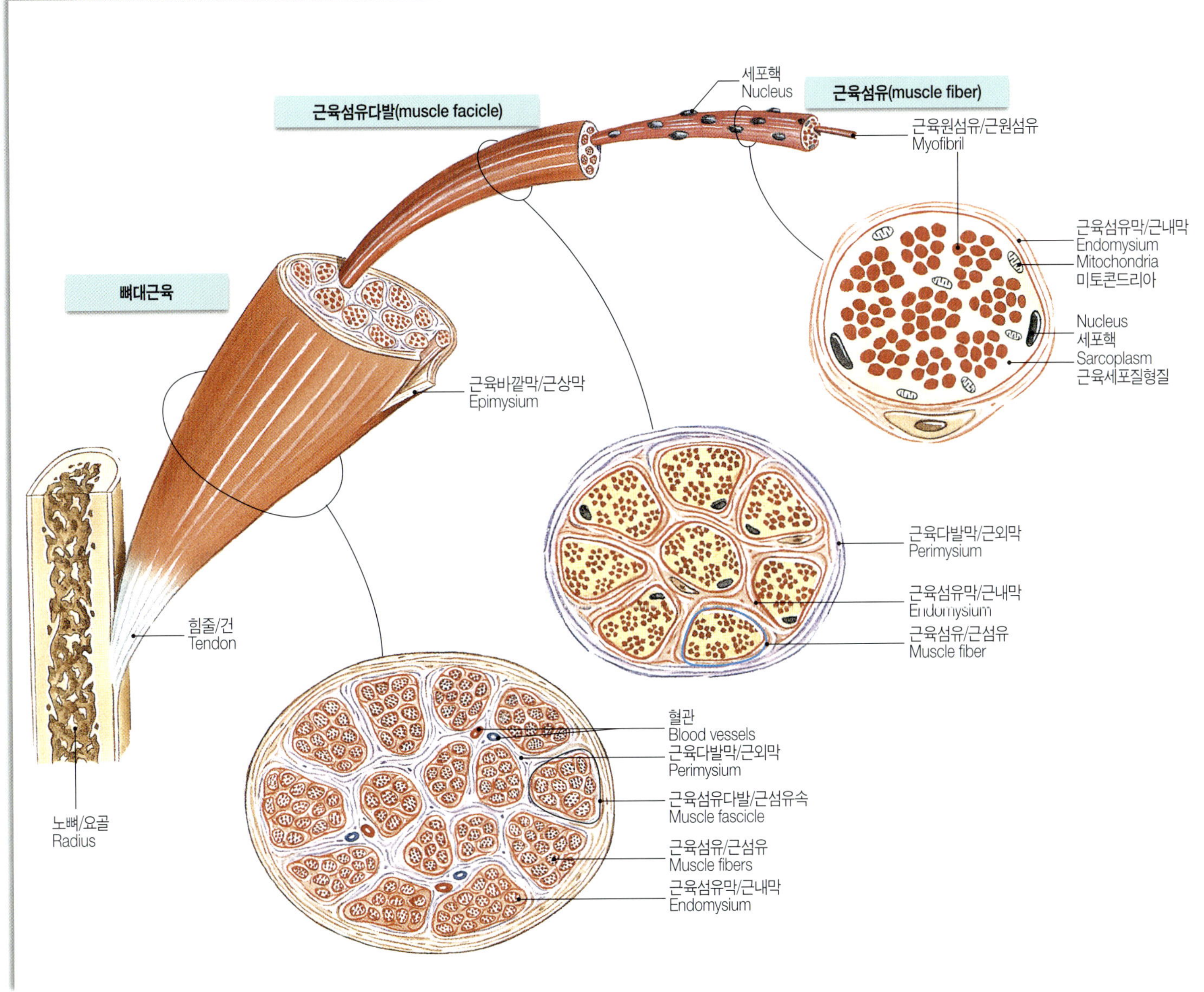

그림 6-4

뼈대근육의 구조

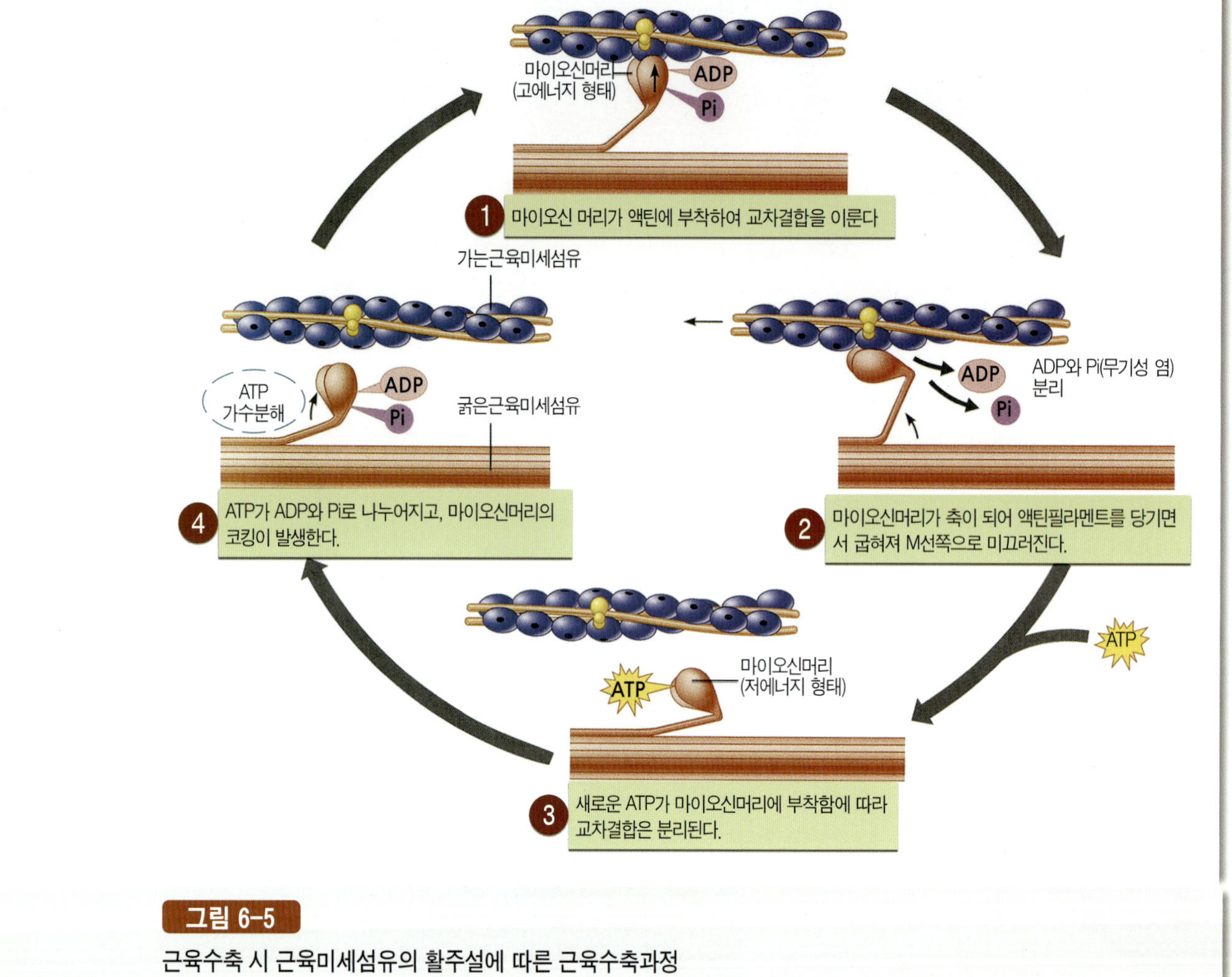

그림 6-5

근육수축 시 근육미세섬유의 활주설에 따른 근육수축과정

라멘트가 서로 안으로 미끄러져 들어간다. 그러면 근육원섬유마디의 길이가 짧아지고, 결과적으로 근육의 전체 길이가 짧아진다.

연결다리가 서로 떨어지면 근육이 이완되면서 근육원섬유마디의 길이가 처음 길이로 되돌아가고, 필라멘트도 각자의 원래 위치로 되돌아간다.

뼈대근육이 수축하는 원리를 위와 같이 설명하는 이론을 '**필라멘트활주설**(sliding fliament theory)'이라고 한다.

3. 뼈대근육의 기능

수의적인 움직임을 가능하게 한다

　　뼈대근육의 근육섬유가 수축하면 그 길이가 짧아지기 때문에 근육에 붙어 있는 뼈들이 서로 가까워지는 방향으로 움직인다. 이때 시작뼈는 가만히 있고 부착뼈만 움직이는 것이 원칙이다. 그림 6-3에서 근육이 짧아지면 시작점은 제자리에서 단단하게 머물러 있고, 정지점은 시작점쪽으로 잡아당겨진다.

　　근육이 수축하면서 힘을 내서 움직임을 일으키는 경우가 많지만, 근육이 신장되면서 장력을 발생시키는 경우도 있다. 예를 들어 무거운 볼링공을 어깨에서 밑으로 내릴 때 팔에 있는 근육이 늘어나면서 장력을 만들기 때문에 볼링공을 부드럽게 내릴 수 있게 된다. 그렇지 않으면 볼링공이 갑자기 밑으로 떨어지면서 상해를 일으킬 수도 있다. 근육이 늘어나면서 장력을 만드는 것을 **신장성 수축**(eccentric contraction) 또는 **이심성(편심성) 수축**이라고 한다.

　　운동을 할 때 하는 동작들은 대부분 갑작스럽거나, 떨리거나, 흔들림 없이 부드럽게 이루어진다. 이것은 어떤 뼈대근육 혼자 운동을 일으키는 것이 아니라 몇 개의 근육이 팀을 이루어서 협동적으로 작용하기 때문이다. 즉 근육들이 결합하여 협동적으로 활동하기 때문에 근육 활동을 부드럽고 우아하게 할 수 있는 것이다.

　　거의 모든 운동은 몇몇 근육이 이완되는 동안 다른 근육이 수축해서 이루어진다. 동시에 수축하는 근육 중에서 특정한 움직임을 일으키는 데 가장 큰 역할을 하는 근육을 '**주동근**(protagonist)'이라 하고, 그 동작을 일으키는 데 도움을 준 나머지 근육들을 '**협동근**(synergist)'이라고 한다. 주동근과 협동근이 수축하는 동안 이완되는 근육을 '**대항근**(antagonist)' 또는 '**길항근**'이라고 한다.

　　그림 6-6에서 무릎을 굽힐 때에는 햄스트링근육군이 주동근이고, 넙다리네갈래근육군이 대항근이다. 반대로 무릎을 펼 때에는 넙다리네갈래근육군이 주동근이고, 햄스트링근육군이 대항근이다.

자세를 유지한다

　　우리가 서 있거나 앉아 있는 등 어떤 자세를 유지할 수 있는 것은 관련된 근육들이 저강도로 지속적으로 수축하고 있기 때문이다. 이와 같이 자세를 유지하기 위해서 근육들이 저강도로 지속적으로 수축하고 있는 것을 '**근육긴장**(muscle tone)' 또는

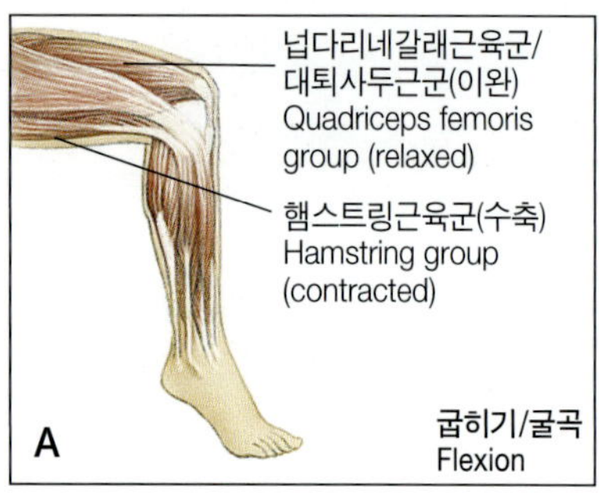

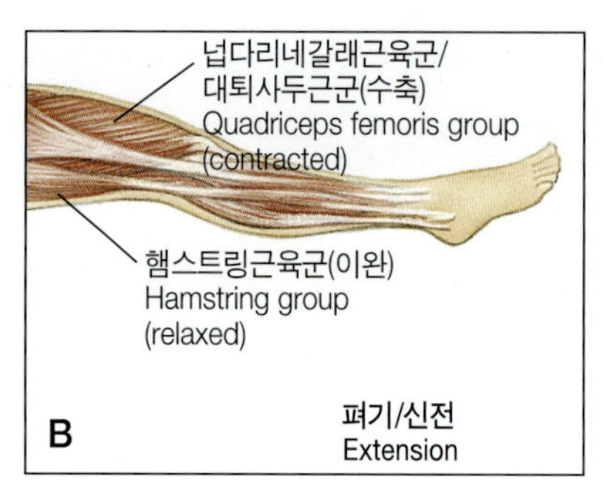

그림 6-6

무릎 굽히기와 펴기에서 주동근과 대항근

'**긴장수축**(tonic contraction)'이라고 한다. 긴장수축은 상대적으로 아주 적은 수의 근육섬유가 동시에 수축하기 때문에 전체적인 근육의 길이는 짧아지지 않고, 결과적으로 아무런 움직임도 일어나지 않는다. 다르게 표현하면 긴장수축을 하면 신체부위가 움직이지는 않고 근육과 뼈대들을 제자리에 고정시켜서 자세를 유지하기기만 한다.

예를 들어 중력 때문에 머리와 몸통이 아래·앞 방향으로 잡아당겨지지만, 등과 목에 있는 근육들이 중력을 극복할 수 있을 만큼의 힘으로 반대 방향으로 잡아당기기 때문에 머리와 몸통을 똑바로 선 자세로 유지할 수 있는 것이다.

열 생산

건강하게 생존하는 것은 체온을 일정하게 유지할 수 있는 능력에 달려 있다. 체온이 37℃에서 1~2℃만 상승하거나 내려가도 질병의 신호가 될 수도 있고, 심각한 증상이 생길 수도 있다.

근육 수축에 필요한 에너지는 ATP로부터 얻는데, 근육이 수축하는 동안 ATP로부터 방출된 에너지의 상당 부분이 열로 손실된다. 그 열이 체온을 일정하게 유지하는 데에 도움이 되는데, 가끔 큰 근육을 사용하는 동안 ATP로부터 방출된 열이 너무 많아서 체온이 올라갈 수도 있다. 그러면 체온을 낮추기 위해서 땀을 내거나 옷을 벗어야 한다.

피로

근육섬유가 적절한 휴식 없이 반복적으로 자극을 받으면 근육의 수축력이 감소하다가 결국에는 수축할 수 있는 능력을 잃게 된다.

　　운동하는 동안에는 근육수축에 필요한 ATP를 더 많이 생산해야 하고, 그러려면 산소와 영양물질을 더 많이 소비해야 한다. 가끔 근육에서 필요한 산소와 영양물질의 양이 혈액이 공급할 수 있는 능력을 초과하는 경우가 생긴다. 그러면 근육섬유가 에너지를 변환하는 방법을 산소를 필요로 하지 않는 방법으로 전환하게 되는데, 그 과정에서 젖산이 생성되기 때문에 '**젖산과정**(lactate system)' 또는 '**무산소과정**(anaerobic system)'이라고 부른다.

　　젖산과정으로 에너지를 공급하게 되면 근육 안에 젖산이 점점 축적되면서 근육이 화끈거리는 느낌을 갖게 된다. 장시간 동안 운동을 한 후 쉴 때에도 숨을 헐떡거리는 경우가 많다. 그것은 운동 중에 근육 안에 축적된 젖산을 제거하기 위해서 평소보다 산소를 더 많이 흡수하기 위한 동작 때문이다.

　　그것을 산소를 빚졌다는 의미로 '**산소부채**(oxygen debt)'라고 하기도 하고, 운동한 후에 산소를 더 많이 소비한다는 의미로 '**운동 후 초과 산소소비**(excess post-exercise oxygen consumption : EPOC)'라고도 한다.

4. 뼈대근육의 수축

근육의 신경자극과 실무율

　　운동신경의 종말과 근육섬유가 접촉하는 지점을 **신경근육접합부**(myonueral junction)라고 한다. 운동신경종말에 신경임펄스(신경자극)가 도착하면 신경전달자라고 부르는 화학물질이 신경근육접합부에 분비되고, 그 물질들이 뼈내근육의 근육섬유와 작용하여 근육수축이 일어난다.

　　실험실 환경에서는 한 개의 근육섬유를 떼어내서 다양한 강도의 자극에 반응하게 하는 연구를 할 수 있다. 그 실험을 통해 근육섬유는 자극이 어느 정도에 이르기 전까지는 수축하지 않는다는 것을 알게 되었는데, 근육섬유가 수축할 수 있는 최소한의 자극 수준을 **문턱자극**(threshold stimulus, 역치자극)이라고 한다.

　　근육섬유는 문턱자극 또는 그 이상의 자극을 받으면 완전히 수축하고, 문턱자극 이하의 자극을 받으면 전혀 수축하지 않는다. 다시 말해서 근육섬유는 완전히 수축하거나 아니면 전혀 수축하지 않거나 둘 중에 하나를 하는 것이지 반쯤은 수축하고 반쯤은 수축하지 않는 일은 있을 수 없다. 그와 같은 근육섬유의 특성을 **실무율**(all or none law)이라고 한다.

연축과 강축

연축

　실험실에서 근육섬유 한 개를 대상으로 실험을 해서 문턱자극의 크기를 알아냈다고 하자. 문턱자극 이상의 자극을 1회 가한 다음 근육섬유의 반응을 관찰하면 그림 6-6과 같은 현상이 나타난다. 즉 근육에 짧은 순간의 단일자극을 주면 극히 짧은 시간(약 0.1초) 동안에 1회 수축이 일어난 후 정상으로 회복된다.

　단일자극에 의한 근육의 1회수축을 **연축**(single twitch)이라 하고, 이것을 키모그래프를 이용해 기록한 것을 **연축곡선**이라고 한다. 자극을 준 후 근육수축이 일어날 때까지의 시기를 **잠복기**라 하고, 근육수축이 최대로 이루어진 후에 정상을 회복하는 시기를 **이완기**라 한다. 그림에서 알 수 있듯이 이완기가 수축기보다 더 길다.

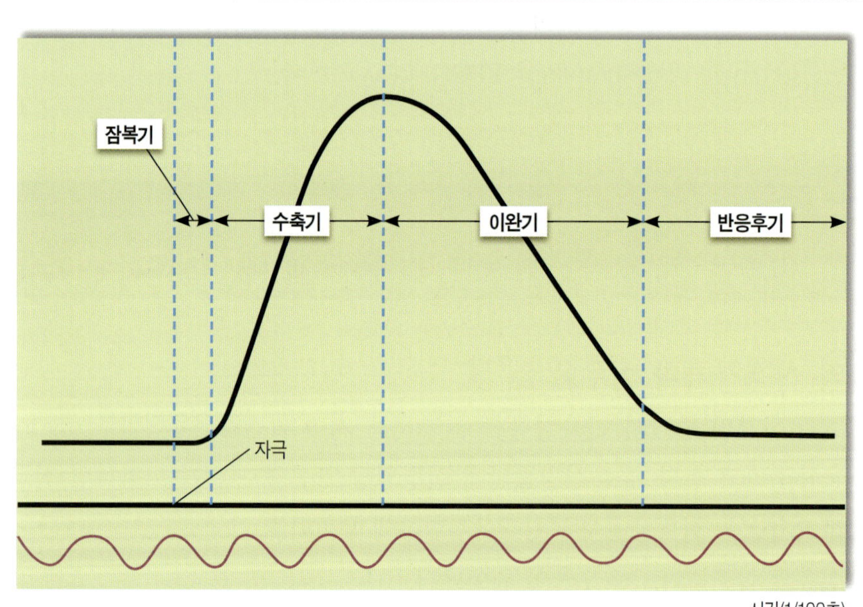

그림 6-7

연축곡선

강축

　문턱자극 이상의 자극을 연속적으로 가하는 경우를 생각하여 보자. 연축이 완전히 끝나기 전에 자극을 다시 주면 연축이 겹쳐 수축곡선이 떨리는 상태가 되고(불완전 강축), 계속해서 연속자극을 주면 근육은 수축된 상태를 그대로 유지하는데, 이를 **강축**(tetanic twitch)이라고 한다.

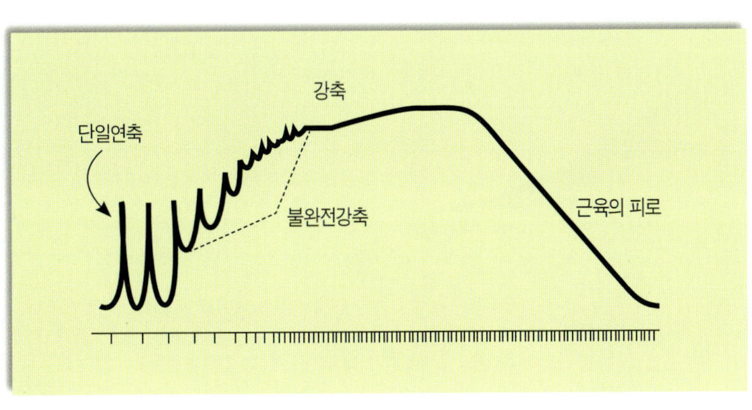

그림 6-8

강축

운동단위

하나의 근육에는 수천 수백 개의 근육다발이 있고, 하나의 근육다발 안에도 수천 수백 개의 근육섬유들이 들어 있다. 그런데 1개의 근육다발 안에 들어 있는 근육섬유라고 해도 모두 성질이나 크기가 비슷한 것이 아니라 여러 종류가 섞여 있다.

다시 말해서 어떤 근육섬유는 문턱자극이 높은 대신 수축할 때 내는 수축력의 크기가 큰 데 반하여 어떤 근육섬유는 문턱자극이 낮아서 빨리 수축하는 대신에 발휘하는 수축력의 크기가 작다. 그밖에 그 중간 정도의 성질을 가지고 있는 근육섬유도 있다.

뼈대근육에 근육수축 명령을 전달하는 신경도 중추에서 내려오면서 점점 더 많은 개수로 갈라지고, 맨 나중에는 1개의 신경뿌리가 적게는 5~6개, 많게는 수천 수만 개로 갈라져서 근육섬유에 붙어 있다.

하나의 신경뿌리에서 나온 신경가지들이 붙어 있는 근육섬유들은 모두 같은 종류의 근육섬유들이기 때문에 문턱자극의 크기도 같고, 수축력의 세기도 같다. 그래서 수축할 때에는 모두 한꺼번에 수축하고 이완될 때에도 모두 한꺼번에 이완된다. 그래서 그것을 하나의 '**운동단위**(motor unit)'라고 한다. 이처럼 하나의 신경뿌리에서 나온 신경가지들에 연결되어 있는 근육섬유와 신경을 합쳐서 운동단위라고 한다.

운동단위마다 문턱자극의 크기가 다르다는 것은 중요한 의미를 갖는다. 신경자극이 약하게 오면 문턱자극이 작은 운동단위들만 수축하고, 나머지 운동단위들은 논다. 그러나 신경자극의 크기가 커지면 좀 더 많은 운동단위들이 수축하고 노는

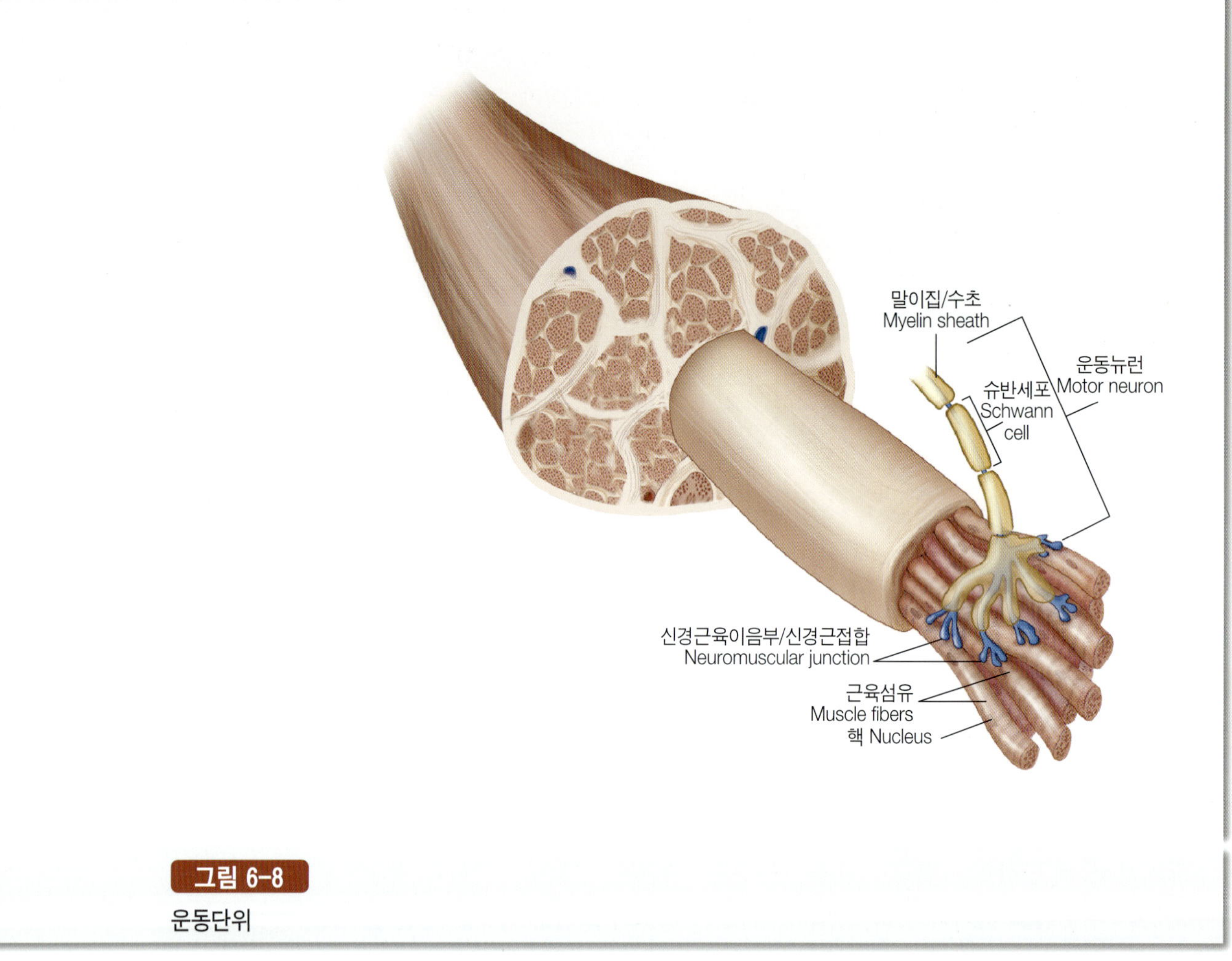

그림 6-8

운동단위

운동단위는 극히 적어진다. 이와 같이 해서 자신이 필요한 힘을 조절해서 발휘할 수 있는 것이다.

등장성 수축과 등척성 수축

근육이 수축할 때 발휘하는 힘을 '장력' 또는 '수축력'이라고 한다. 등장성은 장력이 똑같다는 뜻이므로 근육이 수축하면서 발휘하는 힘의 크기가 일정한 수축이 **등장성 수축**(isotonic contraction)'이다. 예를 들어 어떤 물건을 서서히 들어올리고 있다면 팔근육이 수축하면서 내는 힘이 물건의 무게와 같을 것이므로 등장성 수축이다.

등장성 수축의 특징은 근육이 발휘하는 장력(또는 수축력)이 일정하다는 것과 물체 또는 신체의 일부가 움직인다는 것이다. 예를 들어 철봉에서 턱걸이를 천천히 계속하고 있다면 장력은 몸무게와 같고, 몸은 위아래로 움직이고 있다. 이때 몸이 위로 올라갈 때는 근육의 길이가 짧아지므로 근육의 수축이 맞지만, 몸이 아래로 내려올 때에는 근육의 길이가 늘어나므로 근육의 수축이라고 하기 어렵다.

그러면 근육이 수축할 때에만 힘을 내고 늘어날 때에는 힘을 내지 않는다고 배웠으므로 앞뒤가 맞지 않는 것 같다. 그래서 근육의 수축을 수축성 수축과 신장성 수축으로 나눈다. 즉 철봉에서 몸이 올라갈 때에는 수축성 수축이고, 몸이 아래로 내려올 때에는 신장성 수축이다.

또 다른 예를 살펴보자. 철봉에 손을 대고 있는 힘을 다해서 밀었지만 철봉은 끔쩍도 하지 않았다고 하자. 이때 '근육이 발휘한 힘이 일정하였는가?' 아니므로 등장성 수축이 아니다. '물체나 신체의 일부가 움직였는가?' 아니므로 등장성 수축이 아니다. '뭔가 일정한 것은 없는가?' 근육의 길이가 늘어나지도 줄어들지도 않고 일정하였다. 이와 같은 것을 **등척성 수축**(isometric contraction)이라고 한다.

예를 들어 철봉에서 오래매달리기를 한다고 하자. 처음에 철봉에 올라갈 때에는 등장성 수축, 매달려서 가만히 있을 때에는 등척성 수축, 힘이 빠져서 서서히 땅으로 떨어질 때에는 신장성 수축을 한다.

운동이 뼈대근육에 미치는 영향

뼈대근육은 평상시에 근육이 하는 일만큼 변한다. 근육이 오랫동안 활동을 하지 않으면 불사용 위축상태가 되고, 반대로 운동을 하면 근육의 크기가 커져서 비대해진다. 즉 근력 트레이닝을 하면 근육이 비대지며, 근력 트레이닝에는 큰 부하에 대항해서 근육을 수축시키는 운동이 포함되어야 한다.

근력 트레이닝을 하면 근육섬유 속에 있는 근육미세섬유의 수가 증가한다. 근육섬유의 수가 변하지 않더라도 근육미세섬유의 수가 증가하면 근육의 양이 증가한다.

지구력 트레이닝(endurance training)은 보통 유산소 트레이닝이라고 하며, 근육이 비대해지지는 않지만 중간 정도의 운동강도에서 오랜 시간 동안 버틸 수 있는 능력이 향상된다.

달리기나 자전거 타기와 같은 유산소 활동을 하면 근육의 크기는 별로 커지지 않지만 근육 속에 있는 혈관의 수가 증가한다. 그러면 혈류량이 증가하여 운동 중에 근육섬유로 산소와 영양물질을 효과적으로 전달할 수 있게 되고, 근육섬유 속 미토콘드리아의 수도 증가한다.

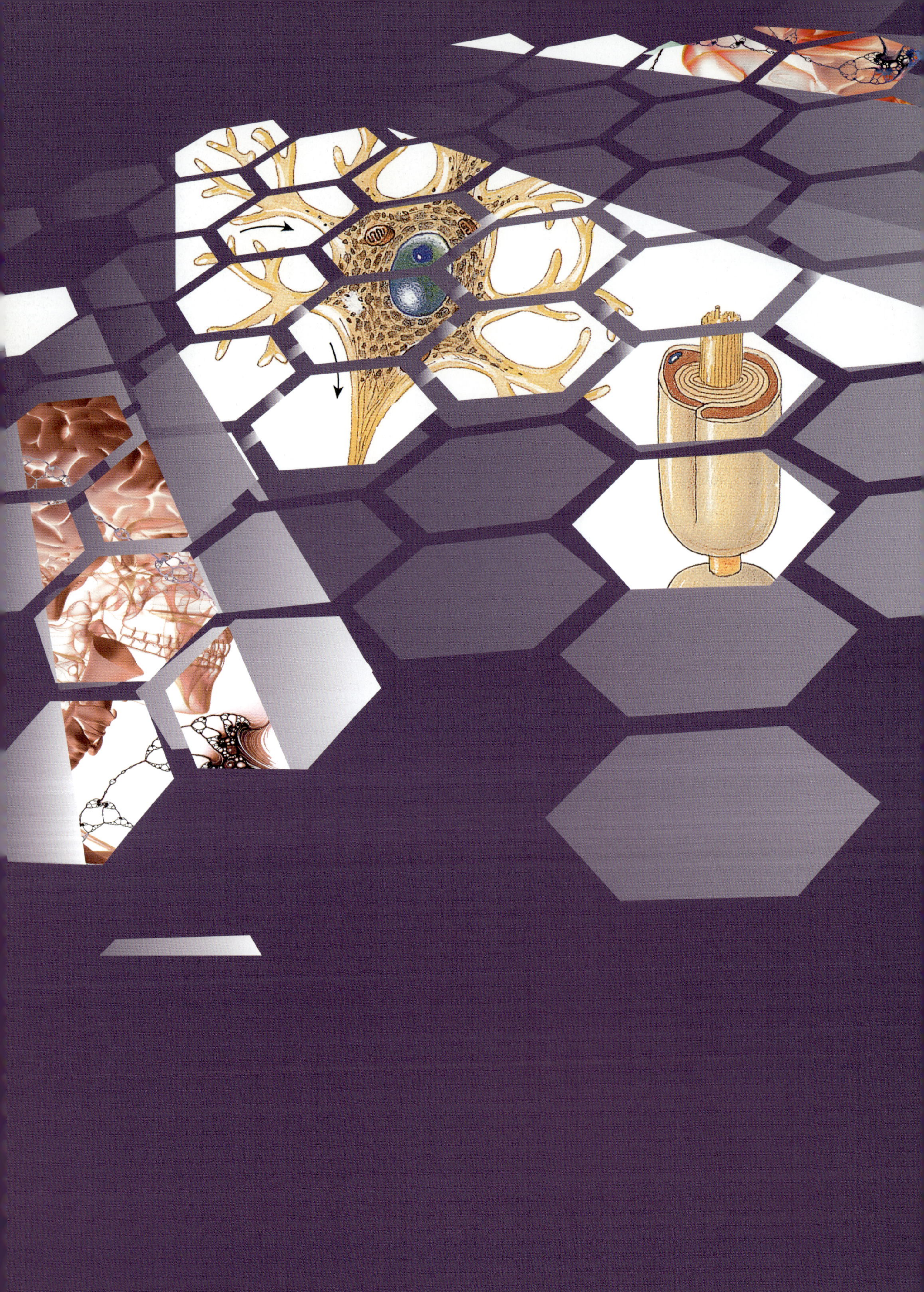

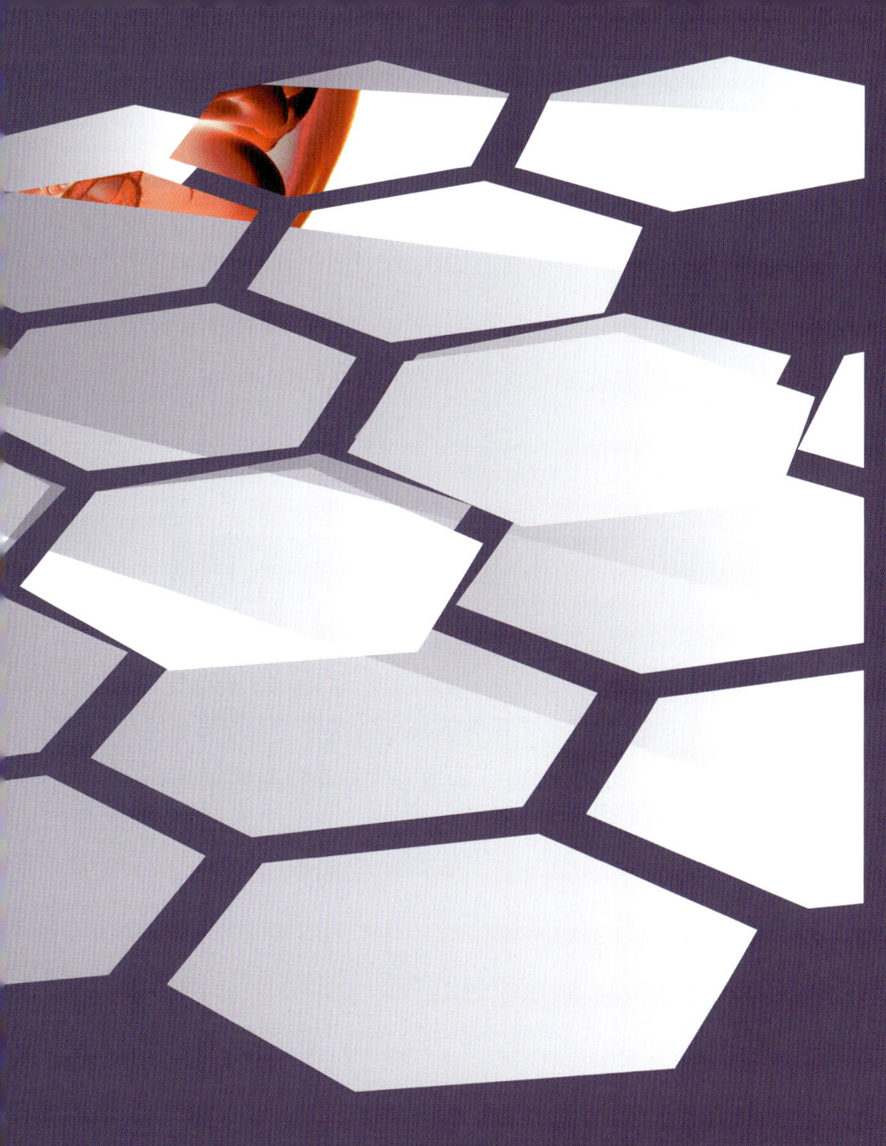

Chapter 07

신경계통

사람은 사회생활을 하는 가운데 다른 사람과 의사소통을 하면서 행동을 결정하고, 살아남기 위해서 신체 여러 기관들의 기능을 조절한다. 바로 그 조절기능을 수행하는 것이 신경계통이다.

1. 신경계통의 분류

신경계통(nervous system)을 구조적인 측면에서 분류할 때에는 중추신경계통과 말초신경계통으로 분류하고, 말초신경계통을 기능적인 측면에서 분류할 때에는 자율신경계통과 몸신경계통으로 분류한다.

중추신경계통

중추신경계통(central nervous system)은 말초로부터 전해온 신호를 처리하고, 말초로 명령을 하달하는 역할을 한다. 중추신경계통에는 뇌와 척수가 포함된다.

표 7-1

신경계통의 분류

구조(구조적인 측면)		
중추신경계통	상위뇌 수준 　끝뇌(대뇌겉질), (대뇌바닥핵, 대뇌가장자리계통) 하위뇌 수준 　사이뇌(시상, 시상하부) 　뇌줄기(숨뇌, 다리뇌, 중간뇌) 　소뇌 척수 수준 　척수	
말초신경계통	뇌신경(제 I ~ XII) 척수신경(C, T, L, S, Co)	
작용(기능적인 측면)	**말초신경계통**	
자율신경계통 (식물성 신경)	교감신경계통 부교감신경계통	구심성 신경 원심성 신경 창자신경계통
몸신경계통 (동물성 신경)	감각신경(구심성 신경) 몸감각-피부, 깊은부위의 감각 내장감각-내장통각, 장기감각 특수감각-미각, 후각, 평형감각, 시각, 청각 운동신경(원심성 신경)	

말초신경계통

말초신경계통(peripheral nervous system)은 감각기관으로부터 중추로, 또는 중추로부터 효과기로 정보를 전달하는 신호의 통로(通路)이다. 즉 중추와 중추가 지배하는 기관을 접속시켜주는 역할을 한다. 뇌에서 나가는 신경을 **뇌신경**(cranial nerve), 척수에서 나가는 신경을 **척수신경**(spinal nerve)이라고 한다.

자율신경

자율신경계통(autonomic nervous system)은 신체 내부와 외부의 환경변화에 대응해서 신체 내부의 환경을 일정하게 유지하려는 역할(항상성 유지)을 하는 신경계통이다. 식물성 신경이라고도 부르고, 각종 장기 · 혈관 · 샘 등에 널리 분포되어 있으며, 불수의적으로 각종 장기를 조절한다.

자율신경계통을 기능적인 측면에서 다시 교감신경계통과 부교감신경계통, 그리고 창자신경계통으로 분류한다.

- **교감신경**(sympathetic nerve) : 신체의 기능을 좀 더 활동적이 되도록 조절하는 신경계통이다. 다시 말해 순환기능을 항진시키고 소화기능을 억제한다. 긴장하고 일할 때 또는 운동을 하고 있는 상황에서 활동을 더 높여준다.
- **부교감신경**(parasympathetic nerve)……신체의 기능을 회복하는 방향으로 작용하는 신경계통이다. 다시 말해서 순환기능을 억제하고, 소화기능을 항진시킴으로써 영양공급을 충분히 하고, 신체의 피로를 회복시키는 방향으로 유도한다. 교감신경과 부교감신경은 같은 장기를 지배하면서 그 기능을 정반대로 조절한다. 교감신경과 부교감신경의 활동을 조절하는 것은 중추신경이다.
- **창자신경계통**(enteric nervous system)……소화기관 안에 있고, 교감신경계통의 말초도 되고 부교감신경계통의 말초도 된다. 소화계통의 기관들을 조절하는 신경세포군(群)이다. 소화기관 자체의 소화액 분비와 운동을 조절해서 자율적인 기능을 유지한다.

몸신경

몸신경계통(somatic nervous system)은 수의적으로 조절할 수 있는 근육과 감각수용기를 중추신경에 연결해주는 신경으로 이루어져 있다. 몸신경을 동물성 신경이라고도 한다.

정보를 전달하는 방향에 따라서 신경계통을 구심성 신경과 원심성 신경으로 분류하기도 한다.

- **구심성 신경**(afferent nerve) : 말초기관에서 뇌로 정보를 전달한다.
- **원심성 신경**(efferent nerve) : 뇌에서 말초기관으로 정보를 전달한다.

몸신경에서는 감각기관을 지배하는 구심성 신경을 특별히 **감각신경**(sensory nerve), 뼈대근육을 지배하는 원심성 신경을 특별히 **운동신경**(motor system)이라고도 한다. 자율신경에도 구심성 신경과 원심성 신경이 있다.

2. 신경계통의 구성요소

뉴런

뉴런(neuron, 신경세포)은 그림 7-1처럼 세포체, 가지돌기, 축삭으로 구성되어 있다. **가지돌기**(dendrite)는 다른 뉴런에서 세포체로 임펄스를 전달하는 돌기이고, **축삭**(axon)은 세포체에서 다른 뉴런으로 임펄스를 전달하는 돌기이다.

감각뉴런(sensory neuron)은 신체의 모든 부위로부터 척수와 뇌로 임펄스를 전달하는 구심성 신경이고, **운동뉴런**(motor neuron)은 뇌와 척수에서 근육조직이나 샘이 있는 상피조직으로 임펄스를 전달하는 원심성 신경이다. **사이뉴런**(interneuron)은 감각뉴런에서 운동뉴런으로 임펄스를 전달하고, 중심뉴런 또는 연결뉴런이라고도 한다.

뉴런의 축삭 일부가 **말이집**(myelin, 수초)이라는 물질로 겹겹이 싸여있는 경우가 있는데, 그러한 신경세포를 '**말이집신경세포**(myelinated fiber)'라 한다. 미엘린은 **슈반세포**(Schwann cell)라는 세포의 세포질이고, 중추신경계통에는 말이집신경세포가 없다.

그림 7-1에서 인접한 슈반세포 사이에 깊이 파인 고랑을 **랑비에결절**(node of Ranvier)이라 하고, 임펄스가 랑비에결절에서 다음 랑비에결절로 점프해서 도약전도를 하기 때문에 말이집신경세포는 임펄스를 빠른 속도로 전달한다.

아교세포

아교세포(glia, 교세포)는 신경임펄스를 전달하는 역할을 하는 것이 아니라 뉴런이 제자리에 있을 수 있도록 뉴런을 혈관 등 다른 조직에 아교로 붙여주는 역할을 한다. 현재는 아교세포가 아교의 역할뿐 아니라 뉴런의 기능을 조절하는 등 다른 역할도 많이 한다는 것이 알려져 있다.

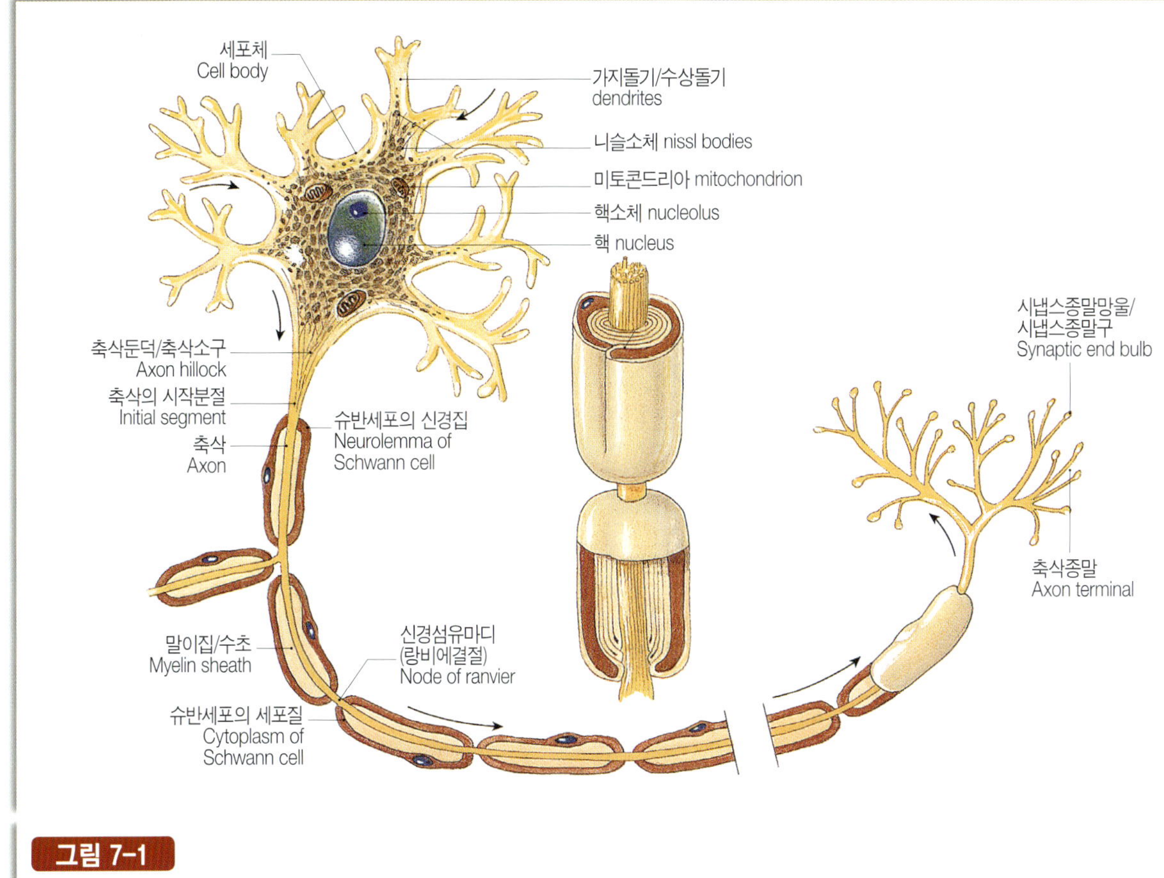

그림 7-1

뉴런의 구조

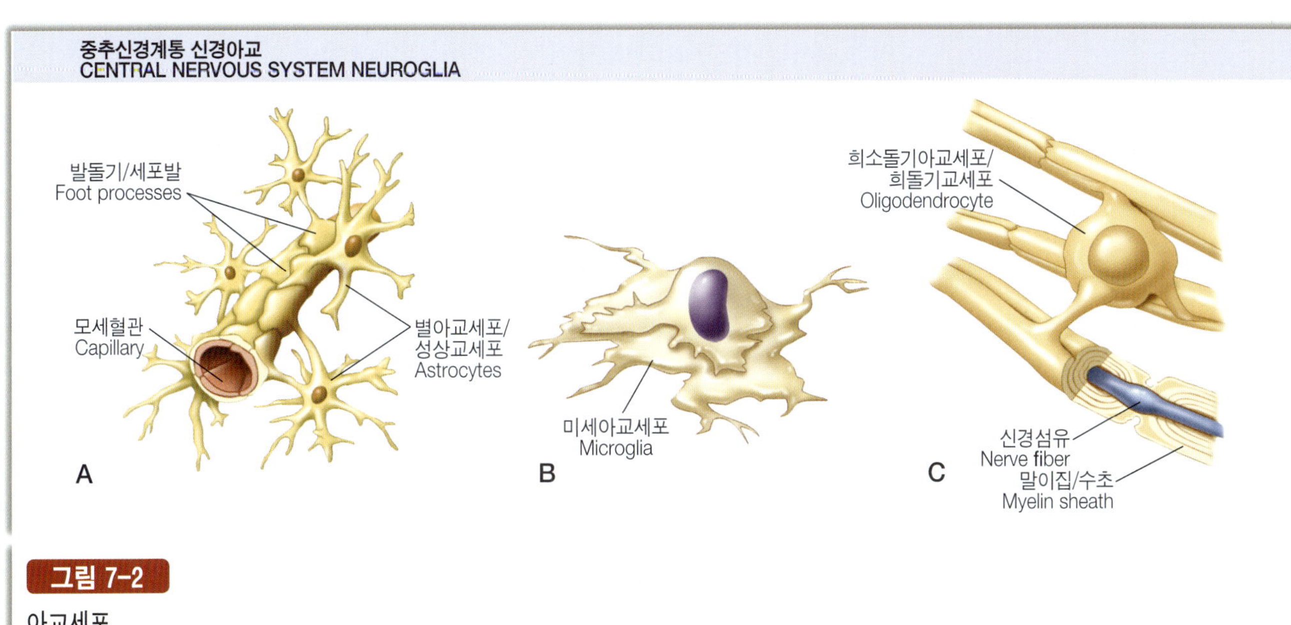

그림 7-2

아교세포

아교세포는 크기와 모양이 다양하다. 아교세포의 표면에서 뻗어 나온 돌기 때문에 별모양으로 보이는 것을 **별아교세포**(astrocyte)라고 한다. 별아교세포의 작은 가지들이 뉴런과 작은 혈관에 붙어서 서로를 밀착시킨다.

평소에 별아교세포보다 크기가 작은 아교세포를 **미세아교세포**(microglia)라고 한다. 뇌조직에 염증이 생기면 크기가 커지고 이리저리 돌아다니면서 미생물을 잡아먹는 청소부의 역할을 한다.

희소돌기아교세포(oligodendrocyte)는 말 그대로 돌기가 거의 없는 아교세포이다. 말초신경에 있는 슈반세포는 단 1개의 축삭을 돌돌 말아서 말이집신경세포를 만들지만, 중추신경에 있는 희소돌기아교세포는 여러 개의 신경섬유를 함께 감싸서 말이집을 만든다.

3. 신경계통의 정보 전달 및 처리

신경임펄스

예를 들어 피부에 어떤 물체가 접촉되면 피부 안에 있는 신경세포의 종말(감각세포)에서 크기가 약 0.1볼트(100밀리볼트=100mV), 지속시간은 약 1/1000초(1밀리섹크=1ms)인 아주 미세하고 짧은 전기신호가 만들어지는데, 그것을 '**신경임펄스**(neuro impulse)'라고 한다.

이와 같이 신경임펄스가 만들어지는 것을 신경의 '**흥분**'이라 하고, 신경임펄스는 1초에 약 100미터의 속도(100 m/s)로 전달된다. 인체 내의 어떤 신경계통에서든 임펄스가 만들어지고, 그 임펄스가 전달됨으로써 정보가 전달된다는 것은 모두 같다. 임펄스의 파형(波形)은 각종 신경세포에서 거의 모두 같지만, 전해지는 정보는 임펄스가 발생된 신경세포의 종류에 따라 다르다.

신경은 감각의 양이나 근육수축의 양과 같은 정보를 임펄스의 발생빈도로 부호화하고, 자극을 받은 위치나 수축한 근육이 어떤 근육인지 등의 정보는 임펄스를 전달하는 신경으로 부호화한다. 쉽게 말해서 얼마나 세게 접촉했느냐는 임펄스의 빈도로 알아보고, 어디가 접촉했느냐는 어떤 신경이 임펄스를 전달했느냐에 따라서 알아본다.

휴식 중인 뉴런의 세포막은 바깥쪽이 +, 안쪽이 −로 약하게 대전되어 있는데, 그 대전되어 있는 상태를 **분극**이라고 한다(그림 7-3).

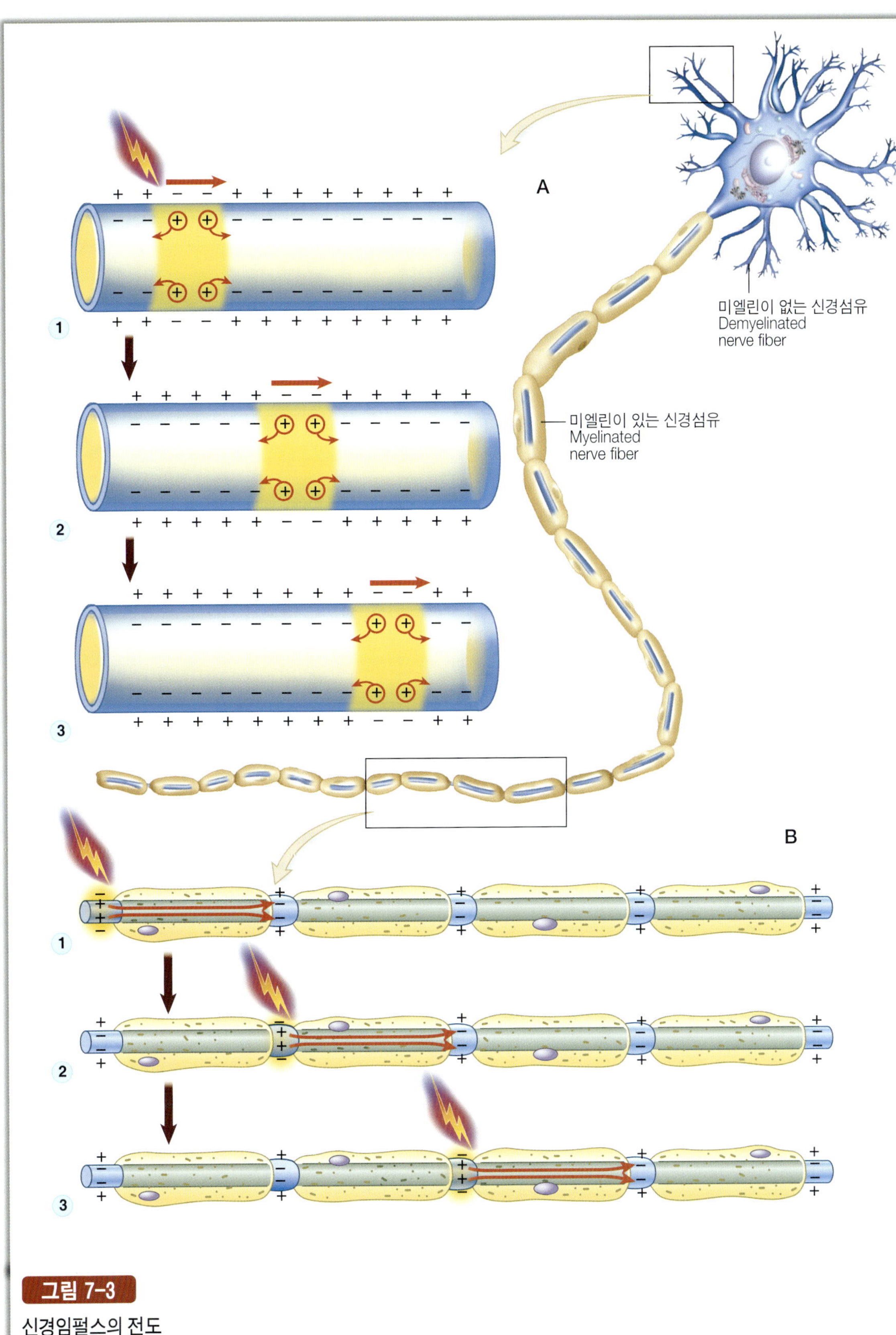

그림 7-3

신경임펄스의 전도

분극이 되는 이유는 보통 때에 세포막의 바깥쪽에 Na^+가 많이 있기 때문이다. 세포막의 일부에 자극이 오면 세포막에 있던 Na^+ 구멍(channel)이 갑자기 열리면서 Na^+이 세포막 안으로 몰려 들어간다. 그러면 세포막의 안쪽이 일시적으로 +가 되고 바깥쪽이 -가 되는데, 이것을 **탈분극**(depolarization)이라고 한다.

그다음에는 탈분극되었던 부분이 다시 원상회복을 하는데, 이것을 **재분극**(repolarization)이라고 한다. 그러나 그 전의 탈분극이 바로 옆에 있는 세포막의 Na^+ 구멍을 이미 자극한 상태이기 때문에 바로 옆 부분이 탈분극된다. 그러면 결과적으로 탈분극된 지점이 같은 방향으로 조금씩 이동하는 셈이 되는데, 그것을 '**임펄스의 이동**' 또는 '**신호의 전달**'이라고 한다.

근육에 일정한 크기(역치) 이상의 전기자극이 전달되면 100% 수축하고, 역치 이하의 전기자극이 전달되면 전혀 수축하지 않는 **실무율**(all-or-none law)이 적용되는 것처럼 신경세포(뉴런)도 역치 이상의 신경임펄스가 전달되면 신경임펄스를 옆으로 전달하고, 역치 이하의 신경임펄스가 전달되면 더 이상 옆으로 전달하지 않고 차단해버린다.

그래서 신경세포가 임펄스를 옆으로 전달하는 활동을 할 것인지 안 할 것인지를 결정하는 것을 '**활동전위**(action potential)' 또는 신경임펄스라고 한다. 각 신경마다 신경세포의 활동전위가 다르기 때문에 말초신경에서 신경임펄스가 만들어졌다고 해서 100% 대뇌까지 전달되는 것은 아니다.

이동 중이던 신경임펄스가 미엘린으로 덮여 있는 부분을 만나면 말이집을 간단히 뛰어넘어 다음 랑비에결절로 이동하는 것을 **도약전도**(saltatory conduction)라 한다. 그래서 말이집신경은 민말이집신경보다 신경임펄스의 전도속도가 빠르다.

시냅스 전달

신경세포의 막을 통해서 임펄스가 전달되는 것은 1개의 세포 내에서 정보가 전달되는 것이다. 그러나 뉴런과 뉴런, 감각기와 뉴런, 효과기와 뉴런 사이에 정보가 전달되는 것은 다른 세포끼리 전달되는 것이기 때문에 특별한 구조가 필요하다. 그러한 구조를 '**시냅스**(synapse)'라고 한다.

시냅스에서는 신경전달물질에 의해서 신호가 전달되기 때문에 '**화학시냅스**(chemical synapse)'라고 부르기도 한다. 그리고 임펄스에 의해서 정보가 전달되는 것은 '**흥분전도**', 시냅스에서 정보가 전달되는 것은 '**화학전달**'이라고 구별하는 학자도 있다.

시냅스에는 시냅스단추, 시냅스틈새, 시냅스소포 등 3개의 구조체가 있다. **시냅**

스단추는 시냅스이전뉴런의 축삭끝이 볼록하게 튀어나온 부분이고, 시냅스단추 안에 많이 있는 작은 주머니가 소포체이다. 소포체 안에는 **신경전달물질**(neurotransmitter)이라는 화학물질이 들어 있는데, 대표적인 신경전달물질로는 **아세틸콜린, 노르아드레날린, 노르에피네프린, 도파민, 세로토닌** 등이 있다.

　시냅스틈새는 시냅스단추와 시냅스이후뉴런의 형질막 사이에 있는 약 $2\mu m$의 좁은 공간이다.

　시냅스단추 반대쪽에 있는 시냅스이후뉴런의 형질막에는 단백질분자들이 박혀 있다. 그 단백질분자에 신경전달물질 분자가 결합하기 때문에 **수용체**라고 부르기도 한다. 수용체에 신경전달물질이 결합하면 시냅스이후뉴런의 Na^+ 구멍을 열어서 신경임펄스를 만든다.

　일단 시냅스이후뉴런에 임펄스가 생기면 신경전달물질의 활동이 아주 빠르게 종료된다. 신경전달물질 중 일부는 시냅스단추 안의 소포로 되돌아가고, 나머지는 특수한 효소에 의해 불활성 화합물로 바뀌어버린다.

　신경전달물질이 시냅스이전뉴런의 소포체에서 나와서 시냅스이후뉴런의 수용체와 결합하기 때문에 정보전달이 한 방향으로만 일어난다. 신경전달물질이 확산되어 시냅스틈새를 건너가는 데에 걸리는 시간이 같은 거리를 임펄스가 전도될 때 걸리는 시간보다 길기 때문에 0.2ms 정도의 시냅스지연이 일어난다.

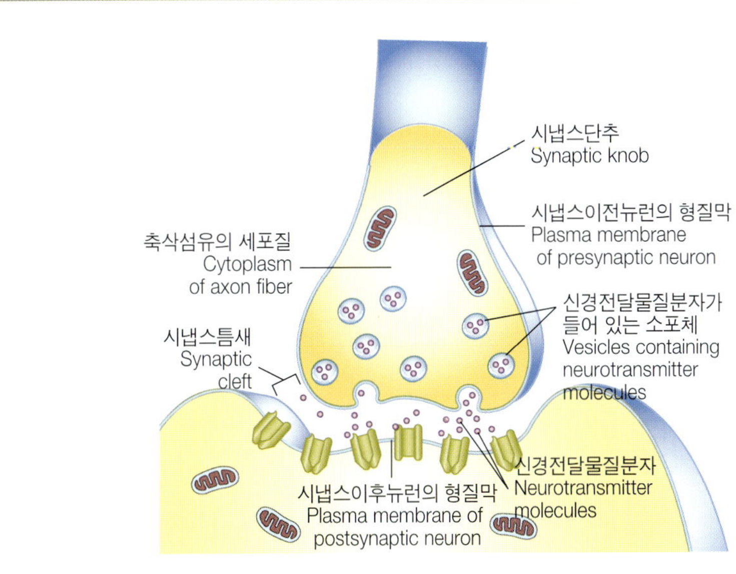

그림 7-4

시냅스 전달

또한 반복해서 신경전달물질을 소비하면 신경전달물질이 없거나 부족해서 정보 전달을 할 수 없는 경우도 생기는데, 그러한 현상을 '시냅스피로'라고 한다. 시냅스 틈새에는 세포사이물질이 채워져 있기 때문에 혈액과 물질교환이 잘 이루어진다. 그래서 약물을 주사해서 시냅스전달을 부추길 수도 있고 방해할 수도 있다.

신경과 신경로

신경(nerve)은 케이블 속에 전기줄이 여러 가닥 있는 것처럼 말초신경섬유(축삭)가 다발로 묶여 있는 것이다. 말초신경섬유는 보통 말이집이 있고, 미엘린이 흰색이기 때문에 신경도 하얗게 보인다.

중추신경계통에 있는 축삭의 다발인 **신경로**(tract)도 말이집 속에 있기 때문에 뇌와 척수의 백색질을 형성한다. 뇌와 척수의 조직 중에서 말이집이 없는 축삭, 세포

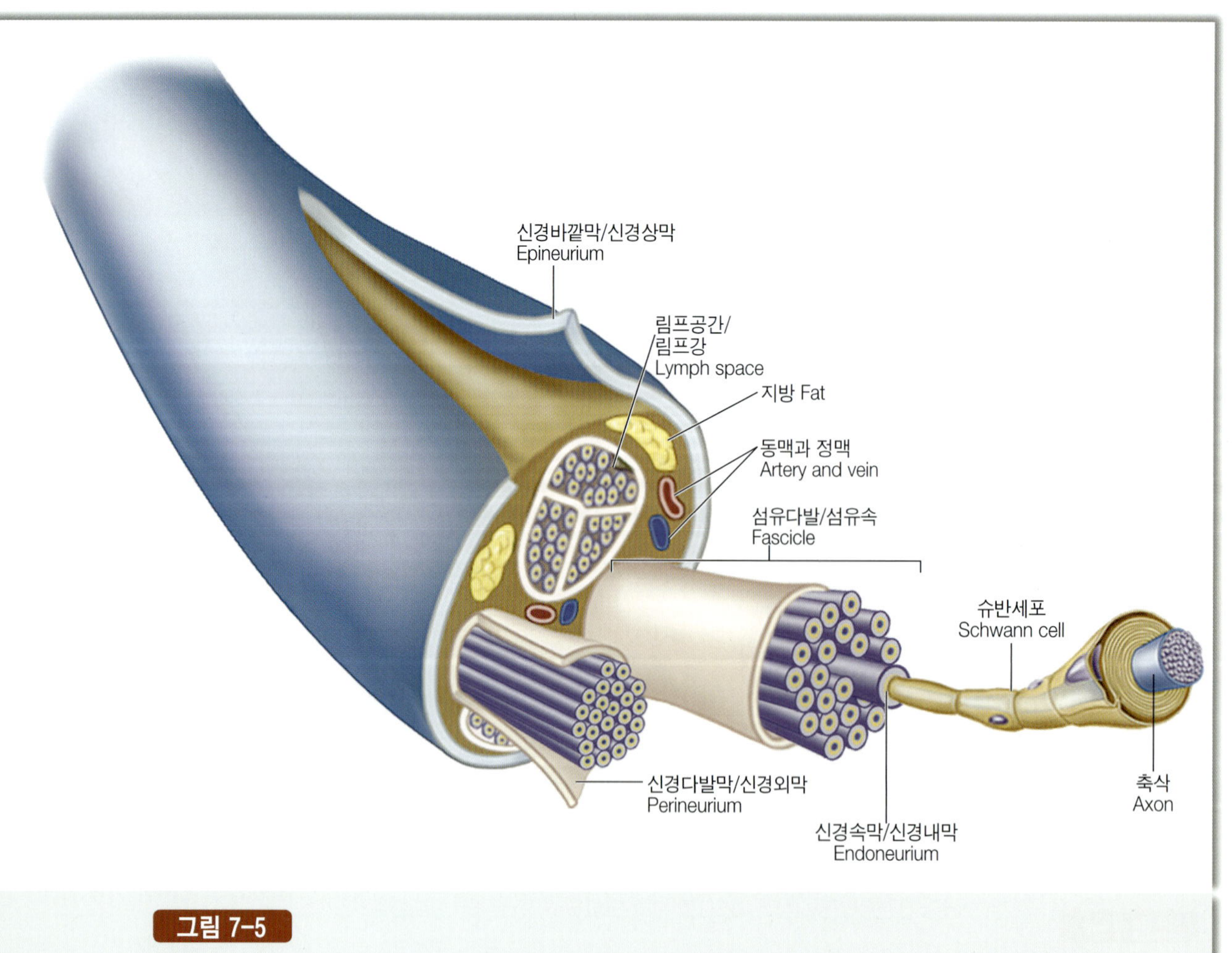

그림 7-5

신경

체, 가지돌기로 구성되어 있는 조직은 회색으로 보이기 때문에 **회색질**이라고 한다.

반사활

신경임펄스가 이동할 수 있는 길을 '**신경통로**(nerve tract)'라도 한다. 신경통로 중에서 단순한 형태를 **반사활**(reflext arc)이라 한다. 가장 간단한 반사활은 **2뉴런반사활**인데, 감각뉴런과 운동뉴런이라는 단 2종류의 뉴런과 1개의 시냅스로 구성되기 때문에 붙여진 이름이다. 그 다음으로 간단한 것이 **3뉴런반사활**인데, 이 반사활은 감각뉴런, 사이뉴런, 운동뉴런의 3종류의 뉴런과 2개의 시냅스로 구성되어 있다.

반사활은 일방통행길과 같아서 임펄스가 한 방향으로만 전도된다. 임펄스의 전도는 감각뉴런의 가지돌기와 접해 있는 **수용기**(감각세포)에서 시작된다. 그림 7-6 는 무릎반사의 신경통로를 나타낸 것으로 **감각수용기**(sensory receptor)가 넙다리

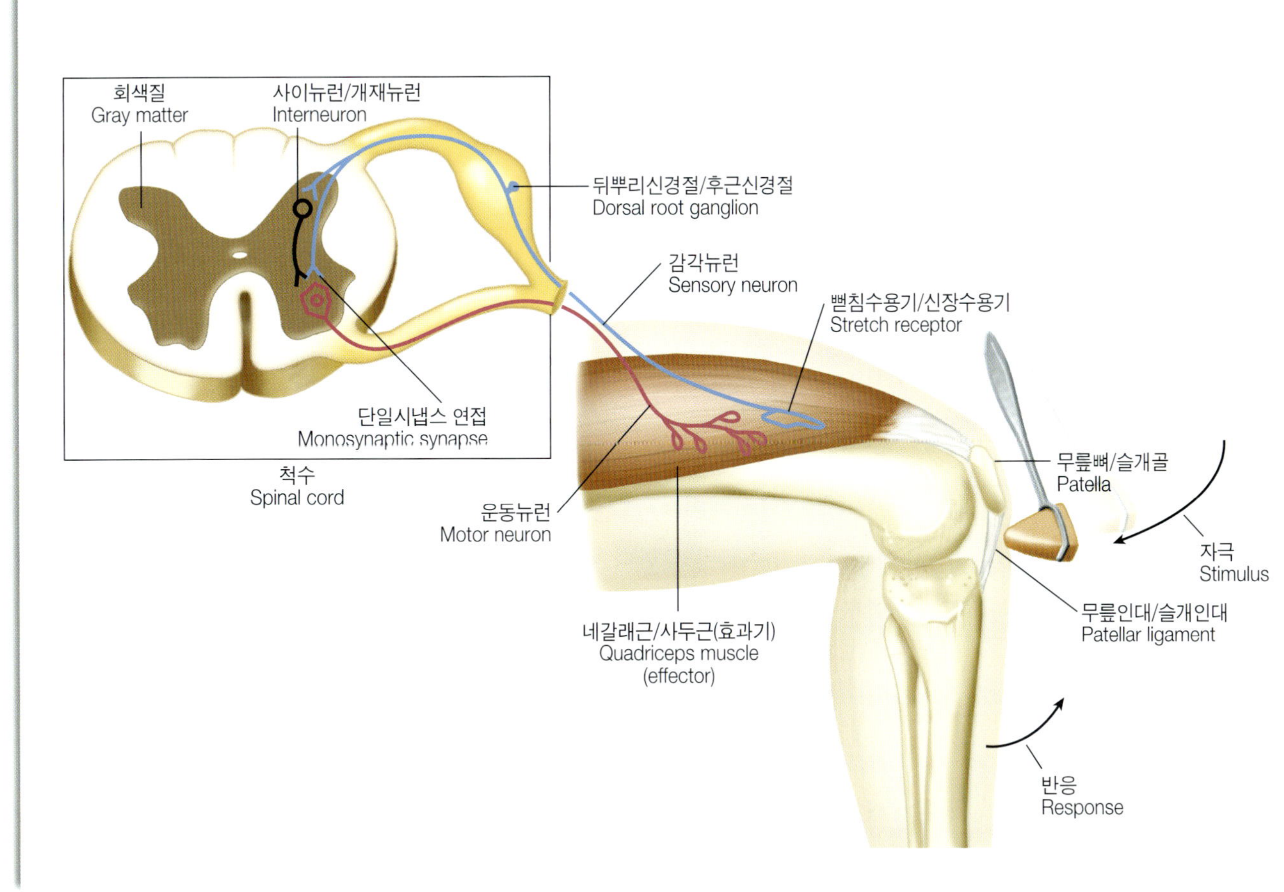

그림 7-6

무릎반사

네갈래근 안에 있고, **뻗침수용기**(stretch receptor)가 자극되었을 때를 그린 것이다.

고무망치로 무릎인대를 살짝 두드리면 뻗침수용기에서 발생된 신경임펄스가 감각뉴런 가지돌기의 긴 길을 따라서 세포체로 이동하는데, 세포체는 뒤뿌리신경절 안에 있다. 감각뉴런의 축삭은 뒤뿌리신경절 안에 있는 세포체에서 출발하여 척수의 회색질 안에 있는 운동뉴런의 가지돌기 근방에서 끝난다. 감각뉴런의 축삭 끝과 운동뉴런의 가지돌기 끝 사이에 있는 아주 미세한 공간이 시냅스이다.

신경임펄스가 시냅스에서 정지하고 화학적 신호가 틈새를 가로질러서 보내지면 운동뉴런의 가지돌기에 신경임펄스가 생긴다. 그다음에는 임펄스가 운동뉴런의 가지돌기 → 세포체 → 축삭을 따라 이동해서 운동뉴런의 축삭 끝에 있는 **효과기**(근육세포)에 전달된다. 그러면 근육이 수축해서 무릎이 갑자기 움직이는 것이 **무릎반사**(patellar reflex)이다.

3뉴런반사에는 감각뉴런과 운동뉴런 이외에 사이뉴런이 추가로 참여한다. 3뉴런반사에서는 감각뉴런의 축삭 끝이 사이뉴런과 먼저 연접한 다음에 사이뉴런과 운동뉴런이 두 번째로 연접하는 곳에서 운동뉴런으로 전도가 이루어진다. 넙다리의 피부를 간지럽히면 3뉴런반사를 일으켜 넙다리를 끌어당겨서 간지럽히는 물체로부터 멀리 떨어지려고 하는 **회피반사**(withdrawal reflex)가 일어나는 것이 3뉴런반사의 예이다.

4. 말초신경계통

뇌와 척수를 신체의 다른 부위와 연결하는 신경들이 **말초신경계통**(peripheral nervous system)을 형성한다. 말초신경계통에는 뇌신경과 척수신경이 있고, 자율신경계통에 속하는 신경도 말초신경계통으로 간주한다.

뇌신경

뇌줄기에서부터 뻗어 나온 12쌍의 **뇌신경**(cranial nerve)은 뇌의 아래쪽 표면에 붙어 있다. 그림 7-7에서는 뇌신경들이 붙어 있는 위치를 보여주고, 표 7-2에는 뇌신경의 이름, 임펄스 전도경로, 주요 기능을 정리한 것이다.

도르래신경/활차신경
Trochlear nerve (IV)
후각신경
Olfactory nerve (I)
시각신경/시신경
Optic nerve (II)
눈돌림신경/동안신경
Oculomotor nerve (III)
갓돌림신경/외전신경
Abducens nerve (VI)
얼굴신경/안면신경
Facial nerve (VII)
삼차신경
Trigeminal nerve (V)
속귀신경/내이신경
Vestibulocochlear nerve (VIII)
혀인두신경/설인신경
Glossopharyngeal nerve (IX)
미주신경
Vagus nerve (X)
더부신경/부신경
Accessory nerve (XI)
혀밑신경/설하신경
Hypoglossal nerve (XII)

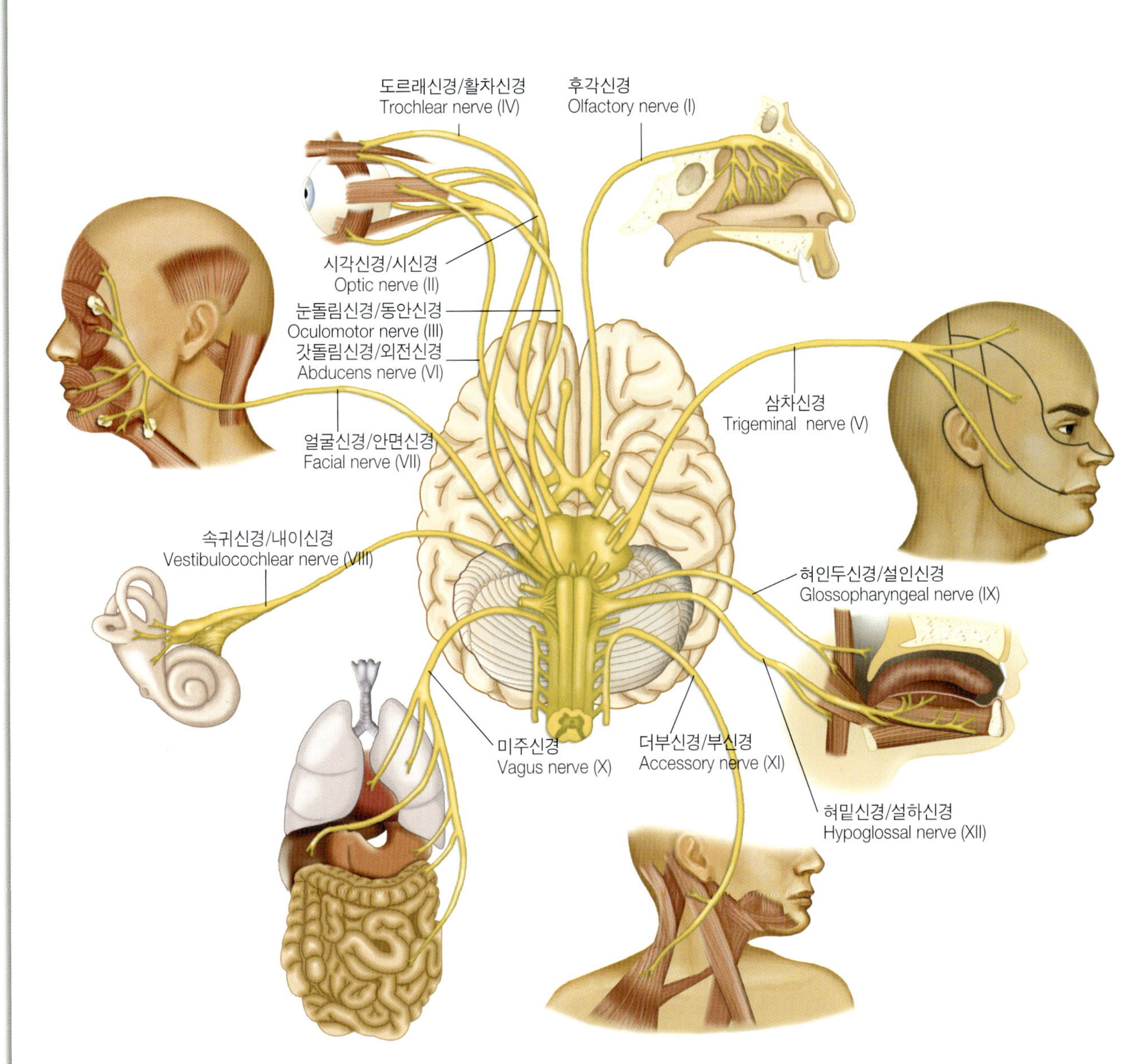

그림 7-7

뇌신경

표 7-2

신경계통의 분류

	신경	임펄스 전도 경로	주요 기능
I	후각신경(olfactory nerve)	코에서 뇌로	냄새 맡기
II	시각신경/시신경(optic nerve)	눈에서 뇌로	시력
III	눈돌림신경/동안신경(oculomotor nerve)	뇌에서 눈근육으로	눈 움직이기
IV	도르래신경/활차신경(trochlear nerve)	뇌에서 바깥쪽눈근육으로	눈 움직이기
V	삼차신경(trigeminal neerve)	머리의 점막 및 피부와 치아에서 뇌로, 또한 뇌에서 씹기근육으로	얼굴, 머리덮개, 치아의 감각, 씹는 동작
VI	갓돌림신경/외전신경(abducens nerve)	뇌에서 바깥쪽눈근육으로	눈 움직이기
VII	얼굴신경/안면신경(facial nerve)	혀의 맛봉오리에서 뇌로, 뇌에서 얼굴근육으로	맛 느끼기, 얼굴표정근육의 수축
VIII	속귀신경/내이신경(vestibulocochlear nerve)	귀에서 뇌로	듣기, 평형 감각
IX	혀인두신경/설인신경(glossopharyngeal nerve)	목구멍과 혀의 맛봉오리에서 뇌로, 또한 뇌에서 목구멍근육과 침샘으로	목구멍, 맛, 삼키는 동작, 침 분비 등의 감각
X	미주신경(vagus nerve)	목구멍, 후두, 가슴속공간과 배속공간에 있는 장기에서 뇌로, 또한 뇌에서 목구멍의 근육과 가슴속공간과 배속공간에 있는 장기로	목구멍, 후두, 가슴속공간과 배속공간 기관의 감각, 삼키기, 목소리 내기, 심박수 느리게 하기, 꿈틀운동(peristalsis, 창자의 움직임) 촉진
XI	더부신경/부신경(accessory nerve)	뇌에서 어깨와 목의 특정근육으로	어깨 움직이기, 머리 돌리기
XII	혀밑신경/설하신경(hypoglossal nerve)	뇌에서 혀의 근육으로	혀 움직이기

척수신경

그림 7-8에서 볼 수 있는 바와 같이 척추와 척추 사이에서 31쌍의 척수신경이 나온 다음 계속 갈라져서 몸통과 팔다리에 있는 많은 **말초신경**이 된다. 여러 개의 척수신경으로부터 나온 신경섬유가지가 교차 또는 꼬인 것처럼 보이는 것을 **얼기**(plexus, 총)라고 부른다.

척수신경은 뇌신경이 닿지 않는 신체 부위와 척수 사이에 임펄스를 전도한다. 척수신경에는 감각신경과 운동신경이 모두 있다. 그러므로 질병이나 상해 때문에 척수신경의 전도가 막히면 그 척수신경이 지배하는 부위의 감각을 잃고, 운동도 하지 못하게 된다.

척수신경이 발원한 척수의 위치와 그 척수신경이 지배하는 신체부위 사이에는 긴밀한 관계가 있다. 한 개의 척수신경에 의해서 지배되는 피부의 면적을 **피부분절**(dermatome)이라 하며, 피부분절지도는 그림 7-9와 같다.

목팽대/경팽대
Cervical enlargement
뒤뿌리/후근
Dorsal root
척수신경절
Spinal ganglion
앞뿌리/전근
Ventral root
척수신경
Spinal nerve
C3
뒤정중고랑/후정중구
Posterior median sulcus
백색질/백질 White matter
중심관 Central canal
회색질/회백질 Gray matter
앞정중틈새/전정중렬
Anterior median fissure
허리엉치팽대/요천팽대
Lumbar enlargement
척수원뿔/척수원추
Conus medullaris
말총/마미
Cauda epuina
꼬리신경
Coccygeal
nerve
종말끈
Filum terminale
T3
L1
S2

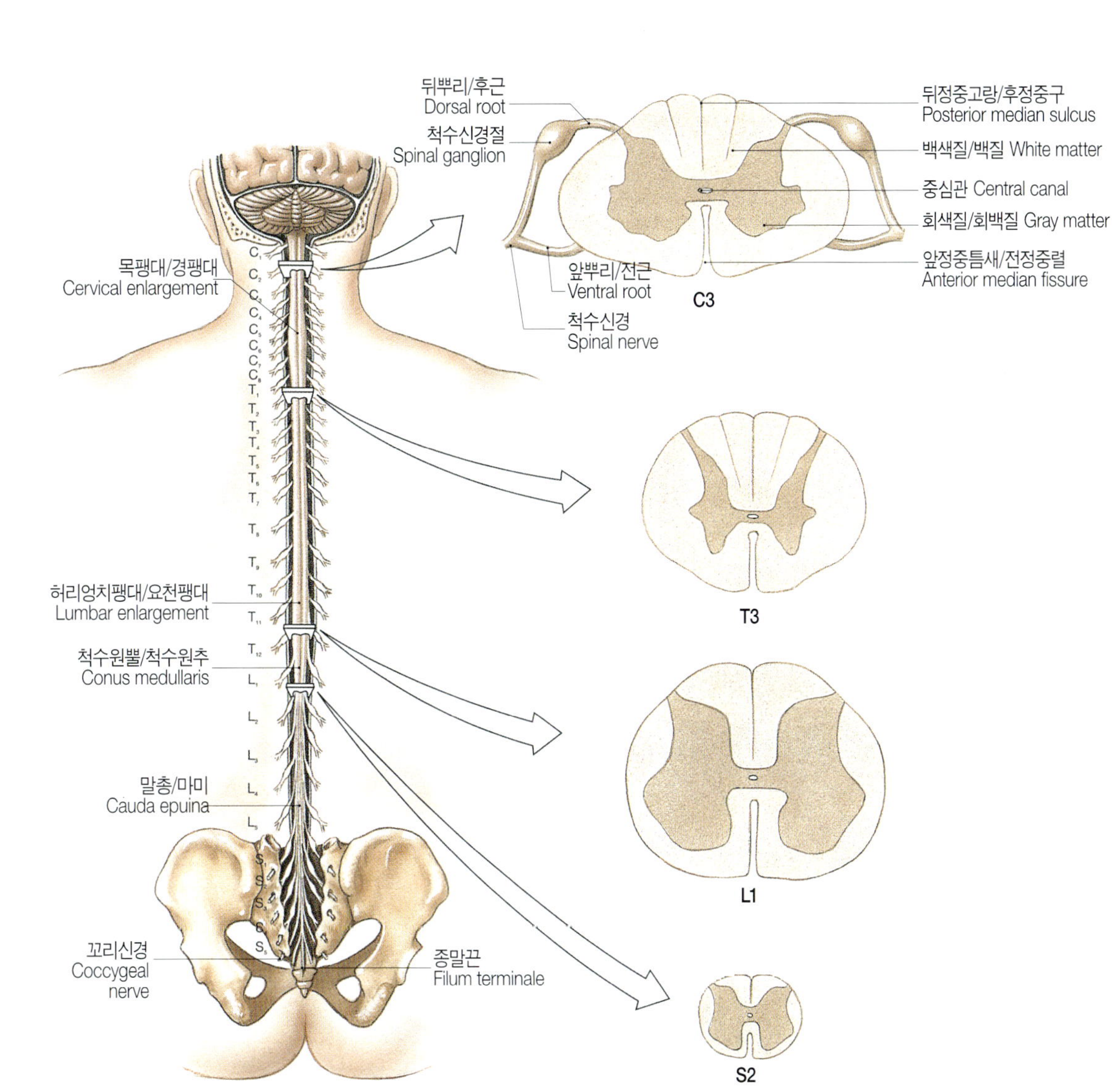

그림 7-8

척수신경

C2
C3
C2
C3
C4
C4
T1
T2
T2
T3
T3
T4
T4
T5
T5
C5
T6
T6
T7
T7
T8
T8
C5
T9
T2
T10
T11
T1
T12
C6
C6
L1
T
L2
T12
T11
T10
L1
L2
S2
S3
S5
C6
C8
L2
S4
S3
C8
L3
S3
L3
S2
L3
L5
L4
L4
L5
S1
L4
L5
S1
앞면(anterior view)
뒷면(posterior view)

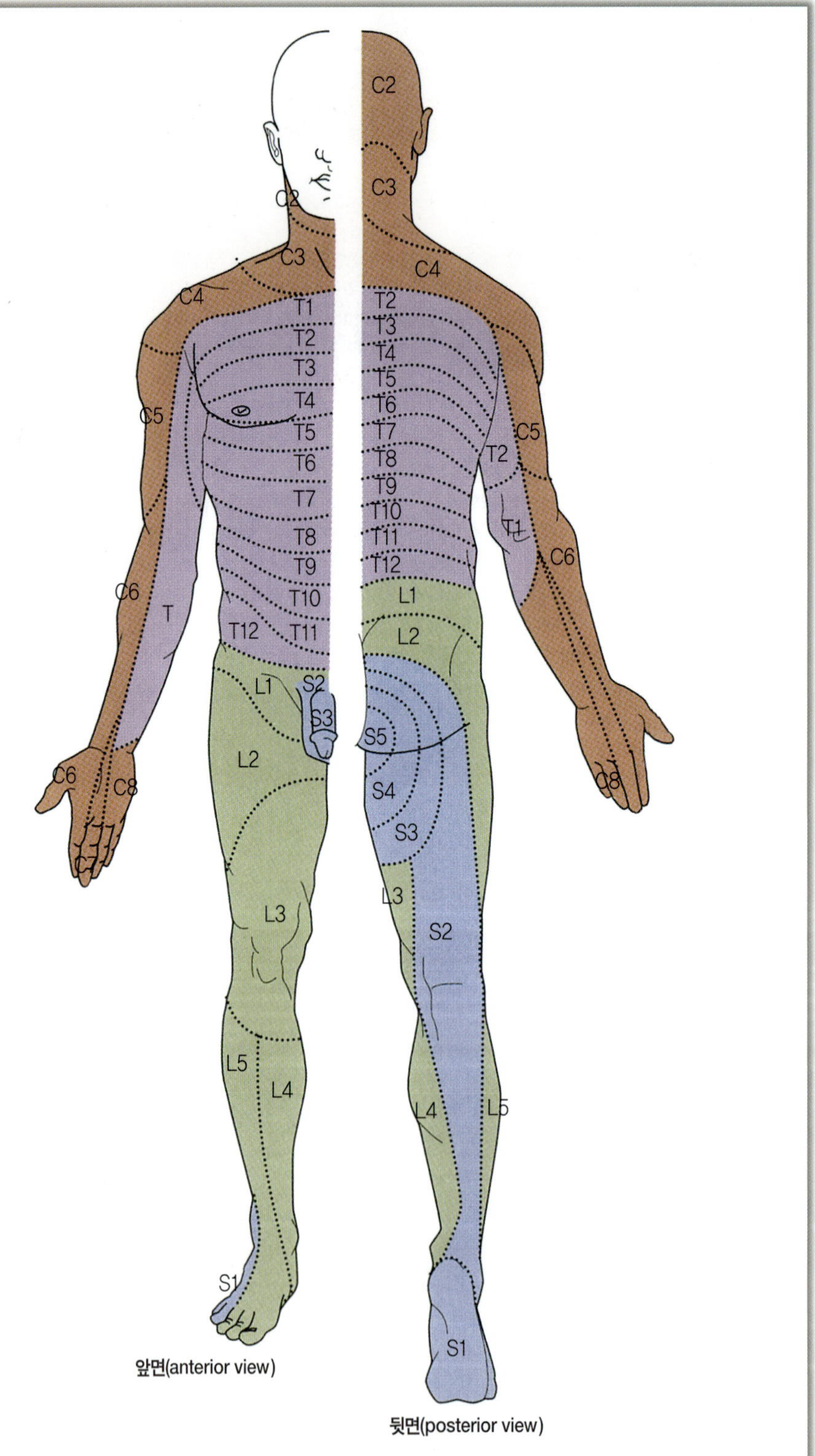

그림 7-9

피부분절

5. 중추신경계통

　　중추신경계통은 뇌와 척수로 구성되어 있다. 뇌와 척수의 표면을 **겉질**, 안쪽면을 **속질**이라고 한다. 또한 색깔에 따라 **백색질**과 **회색질**로 나누기도 하는데, 말이집으로 덮여있는 신경섬유들이 모인 곳은 하얗게 보이고, 세포체들이 모여 있는 곳은 회백색으로 보인다. 뇌는 겉질이 회색질이고 속질이 백색질인데 반하여, 척수는 겉질이 백색질이고 속질이 회색질이다.

척수

　　척수는 척추관 안에 들어 있다. 척추관은 척추뼈에 둘러싸여 보호를 받고 있을 뿐만 아니라 3겹의 **뇌척수막**(meninges)이 긴 관을 형성하고 있기 때문에 **척추관**(spinal canal)이라고 부른다.

　　척추관은 위로는 숨뇌에 연결되어 있고, 아래로는 허리뼈 1~2번까지 도달한다. 허리뼈 3번부터는 척추관이 없고 척수신경들이 모여서 척주를 따라 아래로 내려가는데, 그 모양이 말총처럼 보인다고 해서 **말총신경**(cauda equina)이라고도 한다.

　　척추관 안에 들어 있는 척수(회색질과 백색질)는 척수신경과 함께 수많은 척수반사회로를 구성하기도 하지만, 감각신경을 통해서 올라오는 감각정보를 뇌로 전달하기도 하고, 뇌로부터 내려오는 운동명령을 효과기에 전달하기도 한다. 그러므로 척추관의 어느 부위가 잘리거나 상해를 입어서 기능을 상실하면 그 부위 이하는 무감각(마취), 무운동(마비) 상태가 된다.

　　3겹의 **수막**(meninx)은 제일 바깥부터 **경질막**(dura mater), **거미막**(arachnoid membrane), **연질막**(pia mater)이라 하고, 이 3겹의 수막이 뇌까지 연결되어서 척수와 뇌 전체를 덮어 싸고 있다. 수막 중에 뇌를 싸고 있는 부분을 **뇌수막**, 척수를 싸고 있는 부분을 **척수막**, 둘을 합쳐서 **뇌척수막**(meninges)이라고 한다.

　　척수막은 척추뼈, 뇌수막은 머리뼈로 둘러싸여서 2중·3중으로 보호를 받고 있다는 것만 보아도 뇌와 척수가 우리 몸에서 얼마나 중요한 기관인지 알 수 있다. 뇌척수막의 중간층인 거미막은 거미줄처럼 생겨서 사이사이에 공간이 있는데, 그 공간을 **뇌척수액**(cerebrospinal fluid)이라는 액체가 채우고 있다.

　　뇌척수액은 뇌실 속의 맥락얼기에서 끊임없이 생산되어 뇌실과 거미막공간을 따라 이동한 다음 거미막과립을 통해 정맥굴로 다시 흡수되는 순환액이다. 뇌척수액

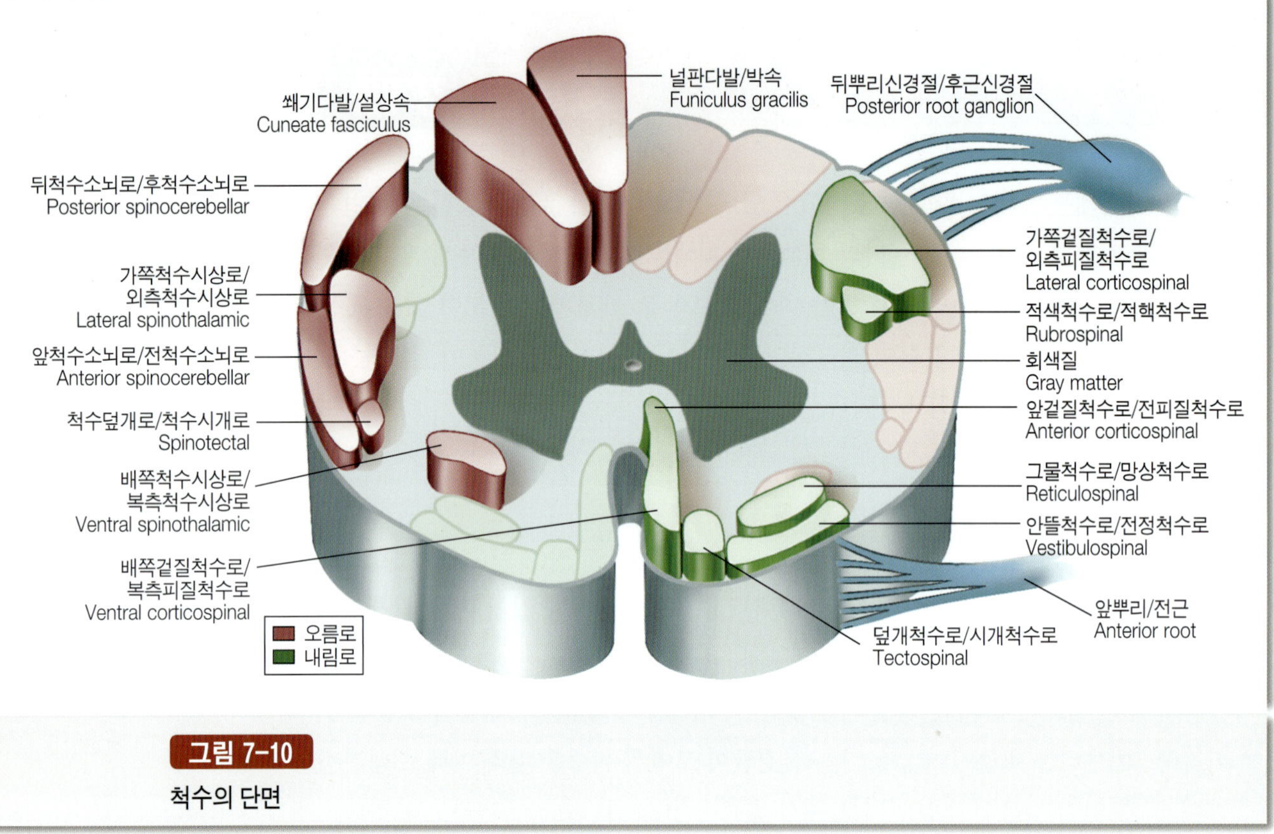

그림 7-10

척수의 단면

은 물리적인 충격으로부터 뇌와 척수를 보호하는 완충작용을 하고, 뇌척수의 조직액을 대행하며, 뇌와 척수에 영양을 공급하고 호르몬을 전달한다.

뇌

뇌의 부위 이름을 아래쪽에서부터 위쪽으로 열거하면 다음과 같다.

1. 뇌줄기(뇌간)

　① 숨뇌(연수)

　② 다리뇌(교뇌)

　③ 중간뇌(중뇌)

2. 소뇌

3. 사이뇌(간뇌)

　① 시상하부

　② 시상

4. 대뇌(끝뇌)

표 7-3

뇌 주요 부분의 기능

구조			기능
앞뇌	끝뇌	대뇌반구	고차정보기능, 감각정보처리, 운동제어
		대뇌바닥핵	운동의 기획 및 제어
		대뇌둘레계통	감정(정동) 제어 및 기억
	사이뇌	시상	감각처리중추의 하나
		가쪽무릎체	시각중추
		안쪽무릎체	청각중추
		시상하부	항상성 유지(음수, 음식섭취, 삼투압 조절, 뇌하수체 조절)
		뇌하수체	내분비샘 제어
중간뇌	덮개	위둔덕	동안반사(하등척수동물에서는 시각중추)
		아래둔덕	청각중추
		뒤판	정위반사, 청각중추
		적색핵	자세반사, 운동제어
		흑색질	자세반사, 운동제어
뒤뇌	뒤뇌	소뇌	운동협조, 운동기억
		다리뇌	호흡제어
	숨뇌	숨뇌	호흡제어, 심박, 혈압, 구토, 기침제어

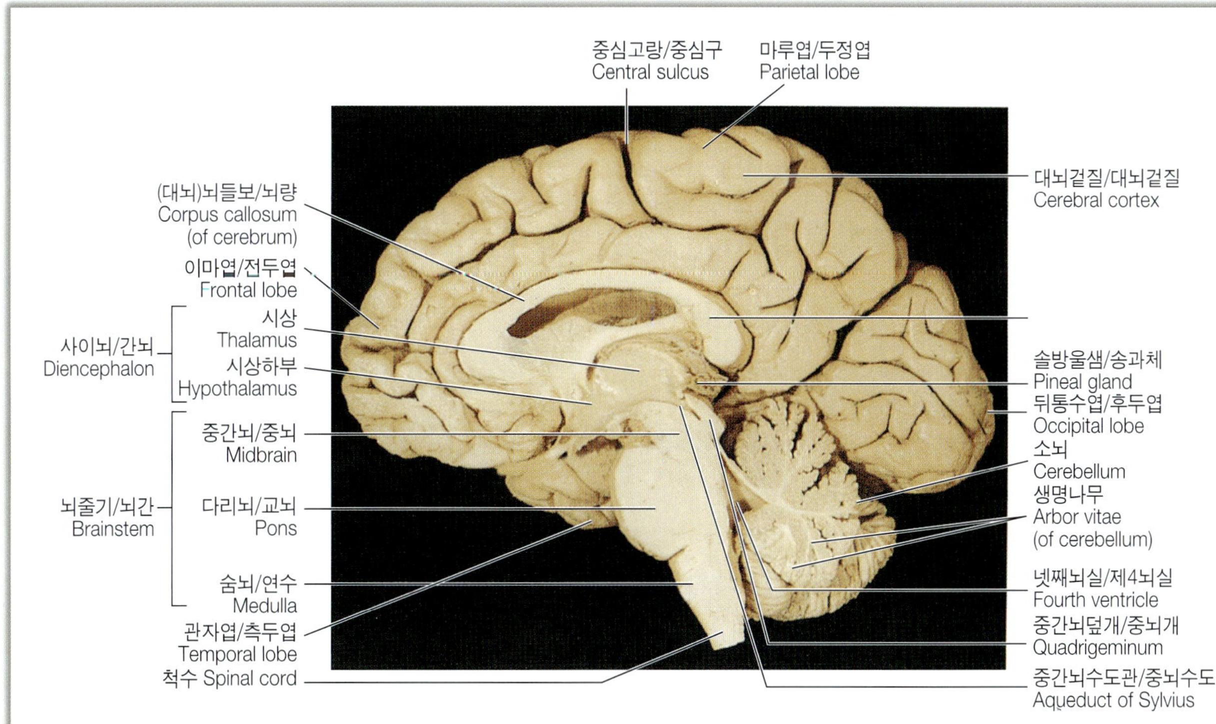

그림 7-11

뇌줄기

뇌줄기

척수와 연결된 아래쪽부터 숨뇌, 다리뇌, 중간뇌를 모두 합해서 **뇌줄기**라고 한다.

숨뇌(medulla oblongata, 연수)는 척수가 위쪽으로 확장된 것으로 백색질과 회색질이 얽혀서 그물체(망상체)를 형성하고 있지만, 척수에서는 회색질이 안쪽의 중심을 형성하고 있고, 백색질이 회색질을 둘러싸고 있다.

뇌줄기는 쌍방통행로와 같은 기능을 한다. 즉 감각뉴런은 임펄스를 척수에서 위에 있는 뇌로 전도하고, 운동뉴런은 뇌에서 척수쪽으로 아래로 전도한다. 그밖에 심장운동중추, 호흡운동중추, 혈관운동중추 등의 반사중추가 뇌줄기에 있는데, 세 중추를 합해서 **생명중추**(vital center)라고 한다.

사이뇌

사이뇌(diencephlon, 간뇌)는 중간뇌와 대뇌 사이에 있고, 시상하부, 시상, 솔방울샘의 3부분으로 구성되어 있다.

●시상하부

시상하부(hypothalamus)는 이름처럼 시상의 밑에 있다. 시상하부 안에 가지돌기와 세포체가 있는 뉴런으로부터 나오는 임펄스가 신체에 있는 모든 내부 기관을 조절한다. 심장박동, 혈관의 수축과 팽창, 위와 내장의 수축 등 생명과 직결되는 기능을 시상하부가 조절한다.

시상하부에 있는 일부 뉴런들이 뇌하수체가 혈액 안으로 분비하는 호르몬을 만든다. 그러한 호르몬 중 하나인 항이뇨호르몬이 신체의 수분균형을 유지하는 데 결정적인 역할을 한다. 시상하부는 체온 유지, 수면 주기의 조절, 식욕과 기쁨 · 두려움 · 분노 · 성적 흥분 · 통증 등의 다양한 정서를 조절하는 데에 관여한다.

●시상

시상(thalamus)은 시상하부 바로 위에 있고, 덤벨같이 생긴 회색질 부위이다. 시상은 뉴런의 가지돌기와 세포체로 거의 구성되어 있고, 뉴런의 축삭은 대뇌의 감각영역까지 위로 뻗어 있고 다음과 같은 역할을 한다.

신체의 감각기관으로부터 온 임펄스를 대뇌겉질까지 전달한다. 거의 모든 감각에는 어느 정도의 유쾌함 또는 불쾌함이 수반된다. 이러한 유쾌함과 불유쾌함과 같은 정서를 연합한다.

정확하게는 알 수 없지만 각성(arousal) 또는 경고(alert)에 어떤 역할을 한다.

● **솔방울샘**

시상 뒤쪽에 솔방울같이 작게 튀어나온 구조체를 **솔방울샘**(pineal gland, 송과체)이라고 한다. 솔방울샘은 빛의 강도에 관한 정보를 수신하고, **멜라토닌**(melatonin)이라는 호르몬의 분비량을 조절한다. 멜라토닌은 일별·월별·계절별 주기에 따라 변하는 밤낮에 생체시계를 맞추는 것을 돕는다.

소뇌

소뇌(cerebellum)는 대뇌에 이어 두 번째로 큰 뇌로, 대뇌의 뒤통수엽 바로 밑에 있다. 소뇌는 주름 잡힌 회색질이 얇은 바깥층을 형성하고 있어서 표면적이 아주 크기 때문에 엄청난 양의 정보를 처리할 수 있다. 그리고 내부는 백색질 신경로가 나무처럼 가지가 뻗어 있기 때문에 소뇌나무 또는 생명나무라고 한다.

소뇌는 수의운동과 반사운동을 할 때 근육의 장력을 유지하고 조절하여 매끄러운 협응동작 일으키기, 균형 유지, 정상적인 자세 유지, 운동학습의 기억과 실행 등의 기능을 한다.

대뇌

대뇌(cerebrum)의 가장 바깥쪽 표면에는 아주 많은 **이랑**(gyrus)과 **고랑**(sulcus)이 있다. 가장 깊은 고랑을 뇌의 **틈새**(fissure)라 하고, **세로틈새**가 대뇌를 좌반구와 우반구로 나눈다. 두 반구의 아래 중앙 부분은 **뇌들보**(corpus callosum, 뇌량)로 연결되어 있고, 2개의 깊은 고랑이 각각의 대뇌반구를 4개의 **엽**(lobe)으로 나눈다.

대뇌겉질(cerebral cortex)은 뉴런의 가지돌기와 세포체로 만들어진 회색질의 얇은 층이고, 겉질의 안쪽은 신경섬유의 다발로 만들어진 백색질이다. 백색질 안에는 회색질의 섬이 몇 개 있는데, 그것을 **바닥핵** 또는 **바닥신경절**이라고 한다. 바닥신경절은 자율운동을 일으키고 자세를 유지하는 데 꼭 필요한 기능을 담당하고 있다.

다른 뇌와 척수에 있는 뉴런들이 끊임없이 대뇌의 뉴런에 임펄스를 보내고 또 가져간다. 만약 다른 뉴런들은 모두 정상적으로 기능하는데 대뇌에 있는 뉴런들만 기능을 하지 못한다면 생각하거나 자신의 의지를 이용할 수 없고, 자신이 겪은 일을 하나도 기억하지 못하며, 아주 작은 움직임이라도 하려고 마음먹을 수도 할 수도 없으며, 보거나 듣거나 느낄 수 없고, 화내거나 놀라지도 않고, 기쁘거나 슬프지도 않게 된다. 한마디로 무의식상태가 되어버린다.

대뇌겉질의 특정 영역은 특정한 기능을 가지고 있다. 예를 들어 관자엽에 있는 청각영역은 귀에서 전해오는 신경임펄스를 특정한 소리로 번역하고, 뒤통수엽에 있

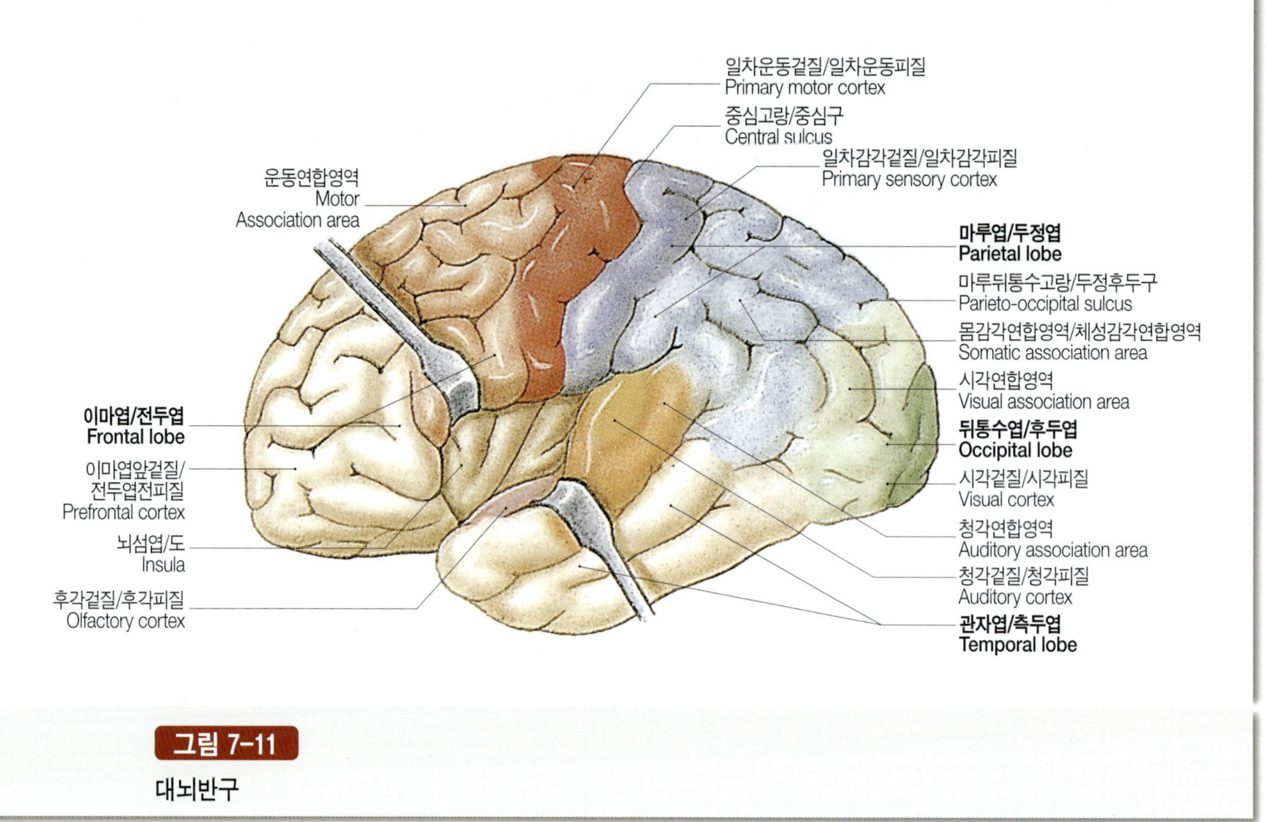

그림 7-11

대뇌반구

는 시각영역에서는 특정한 상을 구분하고 이해할 수 있게 해준다.

뇌파

뇌에서 리드미컬하게 일어나는 전위 변동을 두피에 전극을 부착해서 기록한 것을 **뇌전도**(electroencephalogram) 또는 **EEG**라고 한다. 뇌파는 대뇌겉질에 있는 여러 개의 시냅스에서 발생하는 시냅스전위가 합해진 것으로 추정된다. 뇌파의 주파수는 1~50헤르츠의 범위 안에 있고, 진폭은 50~200마이크로볼트 범위에서 변동한다.

알파파는 주파수가 8~13헤르츠인 뇌파로, 정상적인 사람인 경우 각성상태-안정-눈을 감고 있을 때에 뒤통수부위와 마루부위에서 가장 많이 관찰된다. 잠을 자거나 무엇인가에 주의를 기울이고 있을 때에는 알파파가 잘 나타나지 않는다.

베타파는 주파수가 14~25헤르츠이고 진폭이 비교적 작은 뇌파로, 뇌가 정보처리를 활발하게 할 때, 감각자극을 받고 있을 때, 무엇인가에 정신을 집중하고 있을 때 이마부위와 마루부위에서 가장 많이 관찰된다.

세타파는 주파수가 4~7헤르츠이고, 델타파는 0.5~3.5헤르츠이다. 정상적인 성인인 경우 평상 시에는 알파파보다 주파수가 적은 세타파와 델타파는 나타나지 않고, 잠을 잘 때 또는 발달단계에 있는 어린이에게서만 나타난다.

뇌의 기능에 이상이 있거나 정신이상 또는 뇌에 질병이 있으면 뇌파의 주파수 또는 진폭이 정상 범위를 벗어난다.

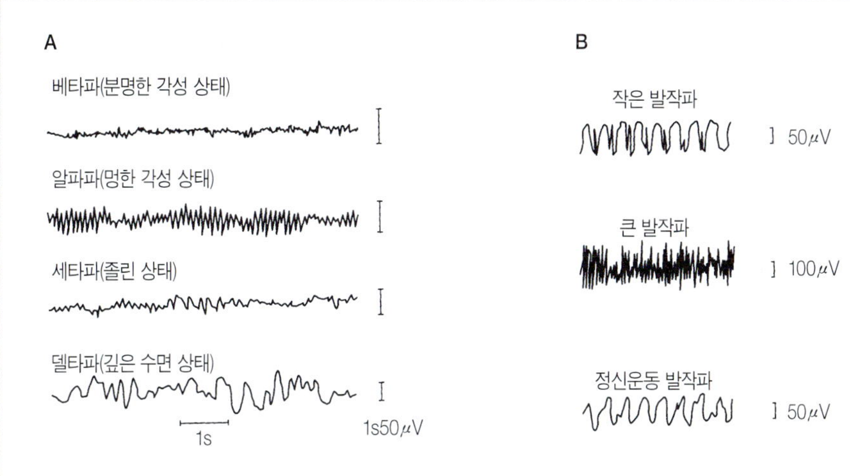

그림 7-12

정상 뇌파의 패턴(A)과 대표적인 간질 발작 뇌파(B)

6. 자율신경계통

내장기관에 작용하여 그 기관들의 활동을 조절하고, 생체 내부의 항상성을 유지하기 위해서 호르몬과 함께 일하는 조절계통을 **자율신경계통**이라 하고, 뼈대근육의 수의운동을 조절하는 운동신경을 **몸신경계통**이라고 한다. 그림 7-13에 자율신경계통과 몸신경계통을 비교해서 보였다.

몸신경계통은 운동신경을 원심성 경로로 이용해서 뼈대근육을 지배하는 데 비하여, 자율신경계통은 교감신경과 부교감신경 두 경로 모두를 개입시켜서 내장의 민무늬근육·심장·분비샘의 활동을 조절한다. 또한 몸반사는 수의적으로 조절되지만 자율반사는 불수의적으로 조절된다.

자율신경계통과 몸신경계통은 완전히 독립적인 것이 아니라 대뇌둘레계통과 시상하부와 같은 상위중추에서는 서로 통합되어서 협조적으로 기능한다.

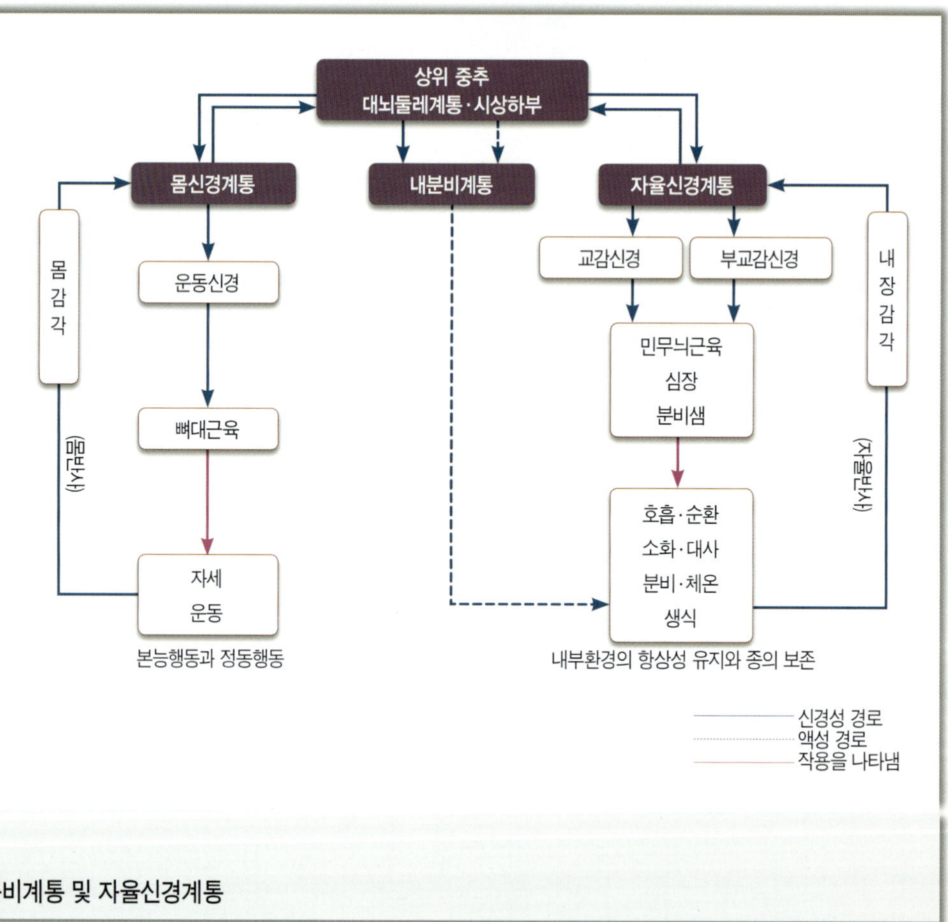

그림 7-13

몸신경계통, 내분비계통 및 자율신경계통

자율신경계통의 구조

자율신경계통은 내장에 있는 감각수용기에서 중추로 임펄스를 전달하는 **구심성 경로**, 중추에서 내장기관으로 임펄스를 전달하는 **원심성 경로**, 그리고 뇌줄기와 시상하부와 같은 **상위중추**로 구성되어 있다.

내장기관에서 중추로 임펄스를 전달하는 구심성 경로는 말초신경과 함께 주행해서 척수나 뇌줄기로 들어간다. 그것들이 시상하부나 시상을 거쳐서 대뇌겉질에 투사되기는 하지만, 대부분은 자각(自覺)되지 않고 뇌줄기나 시상하부에서 자율반사활(反射弓)에 입력되어버린다.

자율신경의 원심성 경로에는 해부학적으로 2가지 경로가 있다. 가슴척수(척수의 가슴 부분) 또는 허리척수(척수의 허리 부분)에서 나와 교감신경절(교감신경줄기)을 경유해서 효과기에 도달하는 교감신경이 1가지 경로이고, 뇌줄기 또는 엉치척수(척수의 엉치뼈 부분)에서 나와 효과기 근처에 있는 신경절에서 중계된 다음 효과기에 도달하는 부교감신경이 다른 하나의 경로이다.

교감신경과 부교감신경이 모든 기관에 분포되어 있지만 단 한 가지 예외가 피부점막의 모세혈관이다. 피부점막의 모세혈관은 교감신경만의 지배를 받기 때문이다.

자율신경 원심성 경로의 특징

- 척수 앞뿌리에서 나온다(몸신경과 같다).
- 효과기에 도달할 때까지 반드시 시냅스에서 1회의 중계를 거친다.
- 뇌줄기나 척수 안에 세포체가 있고, 중계되기 이전의 신경섬유를 '**신경절이전섬유**', 중계를 거친 다음의 신경섬유를 '**신경절이후섬유**'라고 한다.
- 신경절이전섬유는 **말이집신경섬유**(유수신경섬유)이고, 신경절이후섬유는 **민말이집신경섬유**(무수신경섬유)이다.

교감신경 원심성 경로의 특징

- 가슴척수와 허리척수에서 나온다.
- 효과기는 민무늬근(심장근, 내장근, 혈관, 털세움근, 동공근)과 분비샘(소화샘, 눈물샘, 땀샘)이다.
- 척수의 양쪽에 긴 사슬처럼 연결되어 있는 교감신경절(사슬=연쇄)에서 시냅스를 만든다(그림 7-14 참조).
- 신경절이전섬유는 여러 개의 신경절이후섬유에 발산(發散)된다(교감신경절끼리 사슬처럼 연결되어 있기 때문에)(그림 7-14 참조).
- 신경절이전섬유는 길이가 짧지만, 신경절이후섬유는 척수 바로 옆에 있는 교감신경절에서 효과기까지 가야 하기 때문에 매우 길다.
- 교감신경에 의해서 장기에 있는 민무늬근육의 활동과 샘분비는 억제되고, 혈관과 조임근에 있는 민무늬근육은 수축되며, 뼈대근육에 있는 혈관은 확장된다.

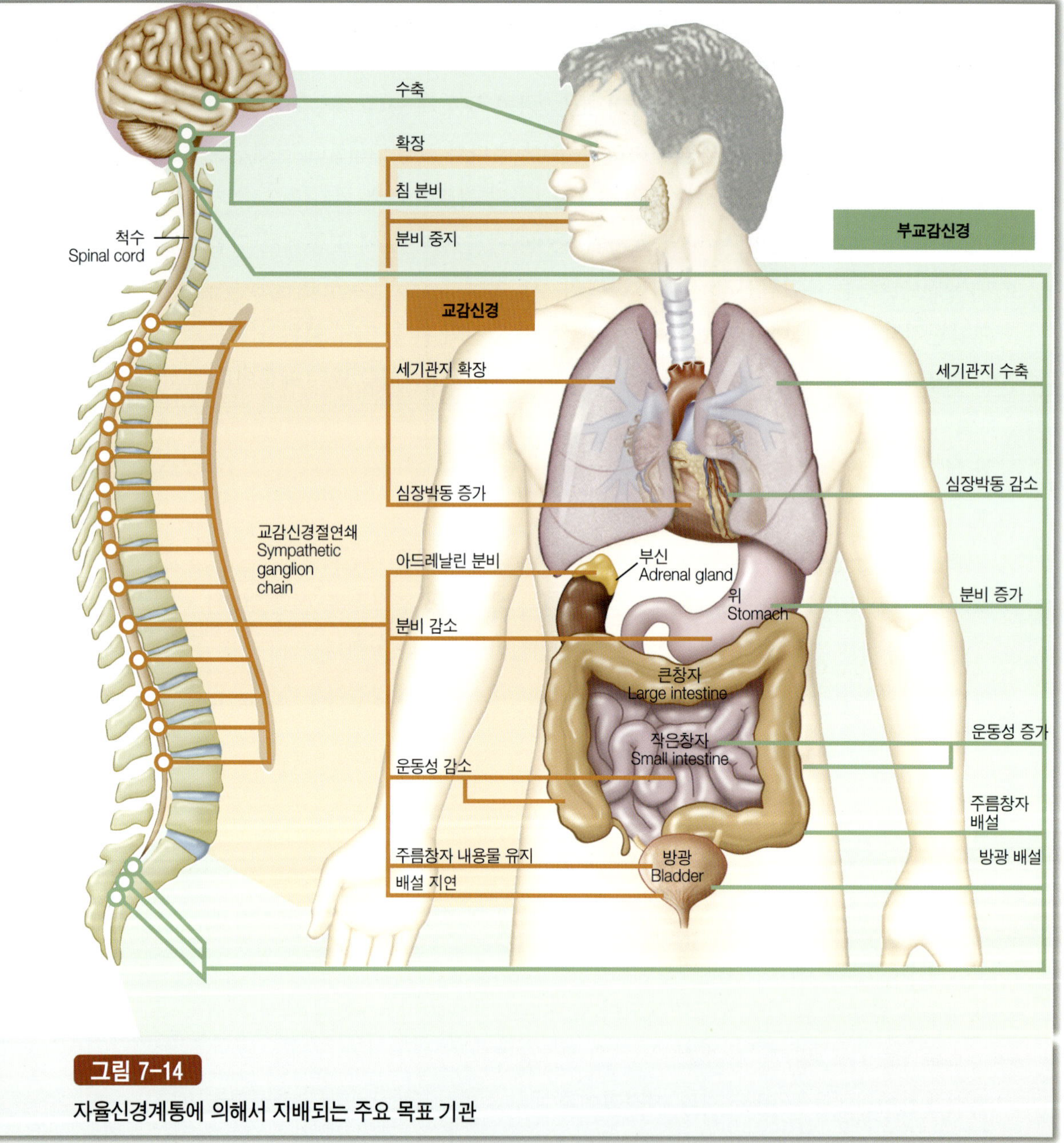

그림 7-14

자율신경계통에 의해서 지배되는 주요 목표 기관

부교감신경 원심성 경로의 특징

- 뇌줄기와 엉치척수에서 나온다.
- 뇌줄기에서 나오는 부교감신경 원심성경로를 **눈돌림신경**(Ⅲ), **얼굴신경**(Ⅶ), **혀인두신경**(Ⅸ), **미주신경**(Ⅹ)이라고 한다.
- 부교감신경의 신경절은 효과기의 벽 또는 효과기와 가까운 곳에 있다. 그러므

로 신경절이전섬유의 길이는 아주 길고 신경절이후섬유의 길이는 매우 짧다.
- 부교감신경의 작용은 하나의 효과기에 국한된다.
- 뇌줄기에서 나오는 신경절이전섬유는 대부분이 민말이집신경섬유이다.
- 부교감신경에 의해서 샘분비, 소화활동, 배변, 배뇨가 촉진된다.

자율신경의 통로는 그림 7-15의 오른쪽에서 볼 수 있듯이 척수 또는 뇌줄기에서 시작된 임펄스가 신경절이전뉴런을 통해서 이동하다가 두 종류의 신경절에서 중계된 다음에 내장효과기로 전도된다.

그러나 그림 7-15의 왼쪽에 있는 몸신경은 척수나 뇌줄기에서 시작된 임펄스가 중간에서 중계해주는 시냅스 없이 몸효과기로 바로 전도된다.

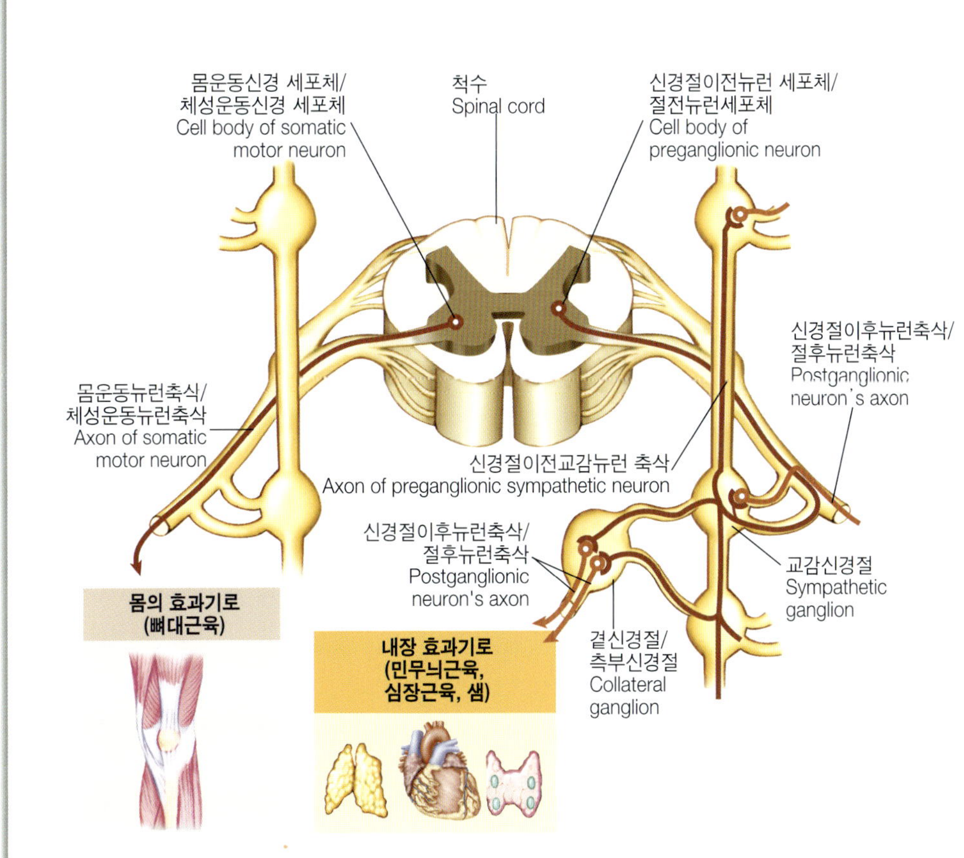

그림 7-15

자율신경의 전도통로

자율신경계통의 기능

심하게 운동을 할 때나 분노·두려움·미움·근심 등의 강한 감정을 느낄 때 교감신경의 임펄스가 여러 내부 기관들을 통제한다. 한 마디로 스트레스에 대처해야 될 경우에 교감신경임펄스가 여러 내장효과기의 활동을 증가시켜 넓은 범위에 걸쳐 있는 변화를 빠르게 만들어내기 때문에 교감신경계통은 비상시스템의 역할을 한다고 할 수 있다(그림 7-16 참조). 교감신경에 의해서 조절되는 일련의 변화를 모두 합쳐서 '교감반응' 또는 '투쟁-도주반응'이라고 한다.

정상적이고 매일같이 이루어지는 상태일 때에는 내장효과기의 조절을 부교감신경계통이 주도한다(그림 7-16 참조). 부교감신경계통의 기능은 교감신경계통에 반대로 작용하여 균형을 맞추는 것으로 볼 수 있다.

대부분의 내부 기관은 자율신경계통의 지배를 이중으로 받는다. 다르게 말해서 교감신경계통과 부교감신경계통에서 온 신경섬유의 명령을 모두 받는다. 교감신경과 부교감신경의 임펄스가 내부기관에 끊임없이 쏟아지고, 각 기관의 기능에 반대 또는 대항적으로 영향을 준다. 예를 들어 심장은 심장박동을 더 빠르게 하는 교감신경의 임펄스도 받고, 더 느리게 하는 부교감신경의 임펄스도 받는다. 두 가지 반대되는 힘의 비율은 두 가지 서로 다른 자율신경전달물질의 비율에 따라서 결정된다.

자율신경계통의 신경전달물질

자율신경은 신경절이전섬유와 신경절이후섬유 사이에 시냅스가 1개 있고, 신경절이후섬유와 효과기 사이에 또 하나의 시냅스가 있다.

시냅스에서 임펄스가 전달되는 방법은 앞에서 공부한 바와 같이 시냅스틈새에 화학물질(신경전달물질)이 분비되면 그 화학물질이 시냅스 건너편에 있는 수용체까지 확산되고, 화학물질과 수용체가 결합하면 새로운 임펄스가 만들어져서 전도된다.

분비되는 화학물질은 아세틸콜린과 노르아드레날린 두 종류가 있는데, 신경전달물질로 아세틸콜린을 분비하는 신경섬유를 콜린섬유, 노르아드레날린을 분비하는 신경섬유를 아드레날린섬유라고 한다.

그림 7-16을 보면 신경절이전섬유와 신경절이후섬유 사이에 있는 시냅스에서는 모두 아세틸콜린이 분비되지만, 신경절이후섬유와 효과기 사이에 있는 시냅스에서는 아세틸콜린이 분비되는 경우도 있고 노르아드레날린이 분비되는 경우도 있다는 것을 알 수 있을 것이다.

위·창자·혈관·심장을 지배하는 교감신경의 신경절이후섬유에서는 노르아드레날린이 분비되고, 땀샘을 지배하는 교감신경의 신경절이후섬유에서는 아세틸콜

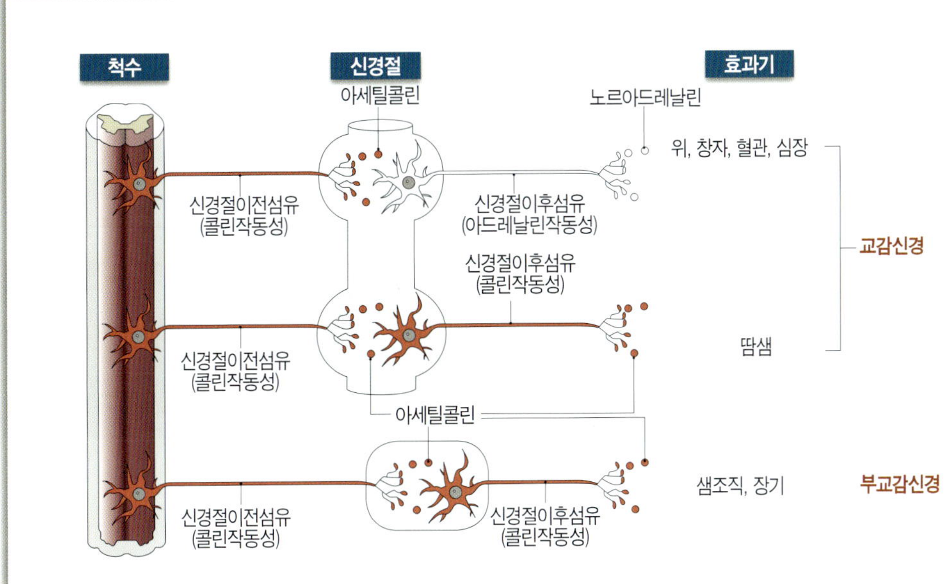

그림 7-16
자율신경계통의 신경전달물질

린이 분비된다. 그러나 부교감신경의 신경절이후섬유에서는 모두 아세틸콜린만 분비된다.

자율신경 활동의 특징

교감신경과 부교감신경에 의해서 자율기능을 조질하는 데에는 다음과 같은 특징이 있다.

- **자율성 지배** : 자율신경의 활동은 의지(意志)의 지배를 받는 것이 아니라 지속적인 반사에 의해서 변화한다.
- **이중 신경지배** : 기관지, 소화관, 심장, 방광 등과 같이 속이 비어 있는 기관들이 교감신경과 부교감신경의 지배를 이중으로 받는다.
- **길항성 신경지배** : 교감신경과 부교감신경 중 어느 하나의 활동이 활발해지면 다른 하나가 그것을 저지하는 방향으로 활동한다.
- **지속적인 신경지배** : 교감신경과 부교감신경은 일정한 흥분상태를 지속적으로 유지하면서 지배하는 효과기에 대해 일정한 임펄스를 계속해서 보내고 있다.
- **상반적인 신경지배** : (자율신경중추가)교감신경의 활동이 항진할 때에는 부교감신경의 활동을 억제하는 방향으로 조절한다.

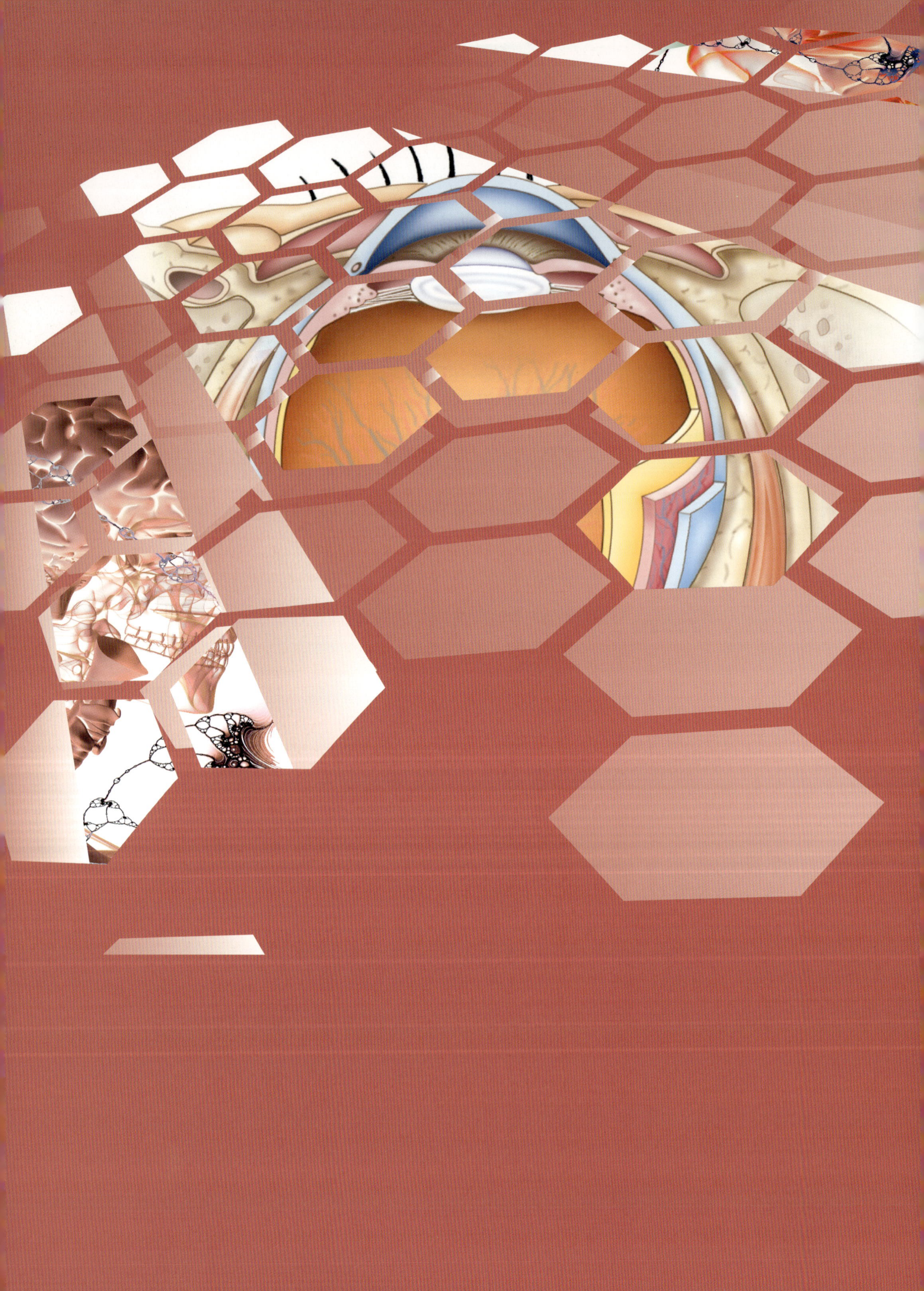

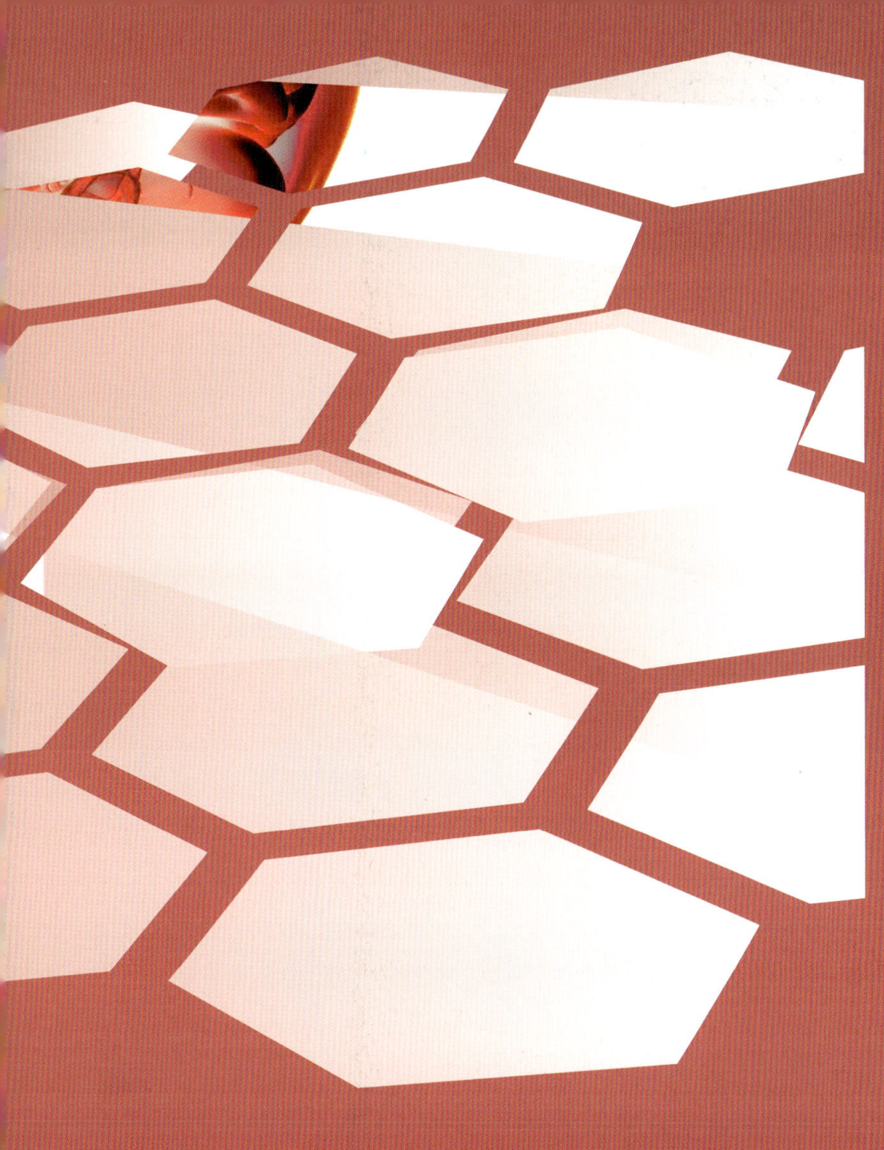

감각과 인식

1. 감각의 일반적인 성질

감각기관(sensory organ)이라고 하면 눈·귀·입·코·혀 등이 먼저 생각나겠지만, 실제로는 피부와 내장기관·근육 등 온몸에 걸쳐 수백만 개의 감각기관이 있다. 이러한 감각기관들이 여러 가지 감각수용기를 형성함으로써 내·외부 환경의 변화를 감지할 수 있고, 항상성을 유지하기 위해 적절하게 반응할 수 있게 해준다.

감각의 특이성

체내 또는 체외의 자극을 받아들이는 **감각수용기**(receptor=감각세포)는 2종류가 있다. 하나는 근육방추·후각세포·파치니소체처럼 감각신경섬유의 맨끝이 감각수용기의 역할을 하는 **자유신경종말**(free nerve ending)이고, 다른 하나는 맛봉오리에 있는 미각세포, 망막에 있는 시각세포, 속귀에 있는 청각세포, 피부에 있는 촉각세포처럼 정보 수용을 전문으로 하는 감각세포가 피막으로 싸여 있는 **피막신경소체**(encapsulated nerve terminal)이다.

감각에는 다음과 같은 특이성이 있다.

- **적당한 자극** : 감각수용기는 아무런 자극에나 모두 반응하는 것이 아니라 반응을 잘하는 자극의 종류가 정해져 있다. 예를 들어 미각이나 후각세포는 화학물질에 반응하는 화학수용기이고, 피부의 촉각이나 청각은 변위·압력·장력에 반응하는 기계수용기이다.
- **특수 신경에너지의 법칙** : 감각자극에 의해서 생기는 감각의 종류는 빛이나 음파와 같은 자극의 종류에 의해서 결정되는 것이 아니라 어떤 신경이 어디에서 감각정보를 보내왔는가에 의해서 결정된다. 예를 들어 시각임펄스와 청각임펄스가 다른 것이 아니라, 시각신경을 통해서 임펄스가 뇌에 도착하였으니까 시각으로 인식하고, 청각신경을 통해서 임펄스가 뇌에 도착하였으니까 청각으로 인식하는 것이다.
- **투사의 법칙** : "자극의 위치정보를 뇌 안에 있는 가상적인 지도에 투사해서 인식한다."는 것을 투사의 법칙이라고 한다. 예를 들어 국소마취를 하고 뇌수술을 하다가 뇌의 시각영역을 건드리면 환자는 어떤 것을 보았다고 말한다.
- **교차** : 감각정보를 뇌에 투사할 때 신체의 반대쪽에 교차해서 투사한다.
- **필터** : 감각수용기가 감지할 수 있는 자극의 범위가 정해져 있어서 생명유지

에 꼭 필요한 범위의 정보(자극)만 수용하고 불필요한 정보는 버린다. 예를 들어 시각은 가시광선의 범위만 감지하고 적외선이나 자외선과 같은 정보는 버리고, 청각은 가청주파수 범위 안에 있는 음파만 감지하고 초음파나 초저음파의 정보는 버린다.

- **수용영역** : 감각자극을 맨 처음에 받아들이는 감각수용기 1개가 담당하는 영역을 수용영역이라 하고, 수용영역의 일부는 반드시 이웃하는 감각수용기와 중첩된다. 예를 들어 피부접촉을 감지하는 파치니소체 A의 수용영역이 이웃하는 파치니소체 B의 영역과 중첩되는 부분이 있기 때문에 거기를 접촉하면 A와 B 모두에서 감각임펄스가 생긴다.
- **콘트라스트 강조** : 감각수용기에서 얻은 정보의 분해능력을 높이기 위해서 콘트라스트를 강조할 수 있도록 측방억제를 한다. 예를 들어 회색 색종이의 한가운데에 백색 원이 그려져 있다고 하면, 백색 원의 주위에 있는 회색이 검은색으로 보여서 백색 원이 뚜렷하게 보이도록 만든다.

감각정보의 전달

감각정보가 뇌에 전달되어 처리되려면 다음과 같은 단계를 거쳐야 한다.

- **자극의 수용** : 몸 안팎의 현상 또는 상황이 감각수용기를 자극한다.
- **활동전위(임펄스)의 발생** : 자극에 의해서 감각수용기(감각세포)에 활동전위가 생기는 것을 '감각수용기가 흥분한다.'고 하는데, 이때에는 감각수용기의 활동전위가 감각신경의 임펄스로 변환된다.
- **감각** : 임펄스가 감각신경을 따라 이동해서 감각중추에 진달되면 통합해시 감각이 생긴다.
- **지각** : 그 사람의 경험이나 성격 등에 의해서 감각을 평가하여 지각한다.
- **인식** : 각종 지각을 종합적으로 평가하여 신체 안팎의 상황이 안전한 것인지 아니면 즐거운 것인지를 인식한다.

자극의 강도와 부호화

자극의 강도가 증가하면 감각신경을 따라서 전도되는 감각임펄스의 크기가 증가하는 것이 아니라 빈도가 증가하는 것을 '**자극 강도의 부호화**'라고 한다. 광범위한 지역에 걸쳐서 자극을 주면 감각임펄스를 전달해오는 감각신경의 개수와 범위가 넓어진다.

자극 강도가 부호화될 때에는 다음과 같은 특징이 있다.

- **역치**(threshold) : 감각자극의 강도와 자극의 지속시간이 어떤 수준 이상이 되어야 감각임펄스(활동전위)가 만들어지는데, 그 수준을 역치라 한다. 역치 이하의 자극이 오면 감각임펄스가 만들어지지 않으므로 자극이 전혀 없었던 것과 같다.
- **차별역치**(differential threshold, 변별역치) : 자극의 강도가 변하더라도 어느 정도 이상의 차이가 나지 않으면 자극의 강도가 변하지 않고 일정하게 지속된 것과 같다. 그 최소한의 차이를 '차별역치'라 하고, 자극의 강도가 크면 클수록 차별역치도 커진다.
- **순응**(adaptation) : 일정한 강도의 자극을 지속적으로 가했을 때 감각수용기의 종류에 따라서 감각임펄스가 지속되는 시간이 다르다. 예를 들어 자세 유지를 위해서 중요한 뼈대근육 내의 근육방추는 계속해서 자극을 주면 계속해서 감각임펄스가 생기지만, 온기를 느끼는 루피니소체나 촉각을 느끼는 마이스너소체는 계속해서 자극을 주어도 감각임펄스가 곧 사라진다. 즉 따뜻한 곳에 오래 머물러 있으면 따뜻하다는 것을 느끼지 못한다.

2. 일반감각기관

감각기관을 일반감각기관과 특수감각기관으로 분류하는 경우가 많다. 일반감각기관은 미세감각수용기로 구성되어 있으며, 피부·근육·힘줄·관절·기타 내부기관 등 신체 전체에 퍼져 있고, 통증·온도·촉각·압각 등을 감지한다. 특수감각기관은 시각·청각·평형감각·미각·후각 등과 같은 특수한 감각을 감지한다.

미세한 일반감각기관은 신체 거의 모든 부위에 분포되어 있지만, 대부분은 피부에 몰려 있다(그림 8-1). 그러나 이러한 감각기관들은 인체 표면이나 내부 장기에 균등하게 분포되어 있지도 않고 같은 자극에 대하여 다 같이 반응하지도 않는다. 표 8-1은 일반감각기관의 감각의 종류와 주요 부위를 나타냈다.

근육과 힘줄의 연접부와 뼈대근육의 깊숙한 곳에서 발견되는 특화된 수용기를 **고유수용기**(proprioceptor)라고 한다. 고유수용기가 자극을 받으면 신체부위의 위치와 운동, 근육의 길이, 수축 정도, 장력 등에 대한 정보를 제공한다.

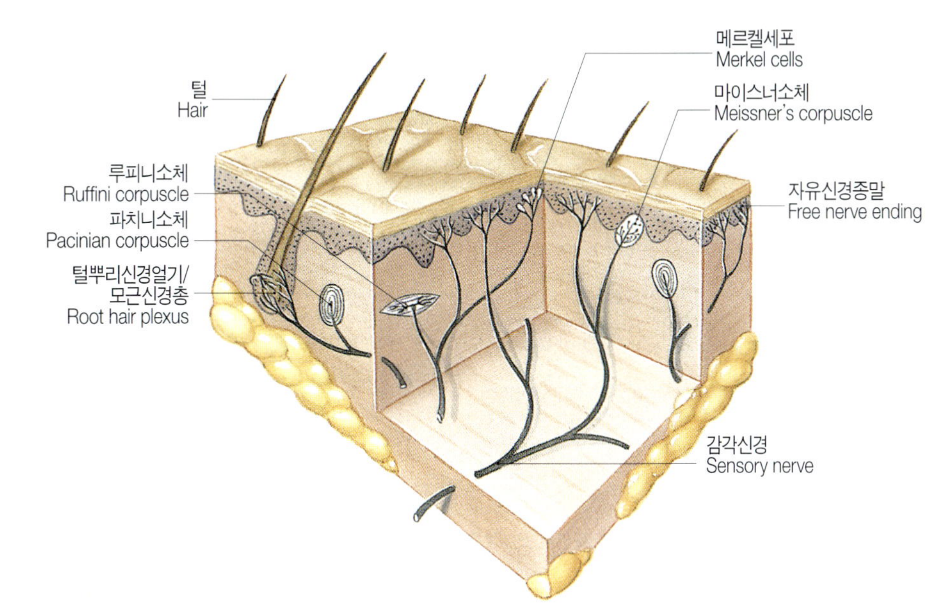

그림 8-1

일반감각기관

표 8-1

일반감각기관

종류	주요 위치	일반 감각
자유신경종말(free nerve ending)		
	피부와 점막(상피층)	통증, 비분별성 촉각, 온도, 가려움, 간지럼
피막신경소체(encapsulated nerve ending)		
촉각소체(tactile corpuscle) 마이스너소체(Meissner's corpuscle)	피부(진피유두)와 손가락끝, 입술	분별성 또는 비분별성 촉각과 저주파진동
루피니소체(Ruffini's corpuscle) 둥근소체(bulbous corpuscle)	피부(진피층)과 손가락의 피부밑조직	지속적인 촉각과 압력
층판소체(lamellar corpuscle) 파치니소체(Pacini's corpuscle)	관절 주변, 젖샘, 남녀 바깥생식기관에 있는 피부밑·점막밑·장막밑조직	깊은 압력과 고주파진동
망울소체/구상소체(bulboid corpuscle) 크라우제끝망울/크라우제종말구 (Krause's end bulb)	피부(진피층), 피부밑조직, 입술·눈꺼풀·바깥생색기관의 점막	촉각
골지힘줄기관/골지건기관	힘줄과 근육의 가까운 이음부분	고유감각(근육 긴장의 감각)
근육방추/근방추	뼈대계통	고유감각(근육 신장의 감각)

안구는 그림 8-2에서 볼 수 있는 것처럼 공막, 맥락막, 망막으로 구성되어 있다.

공막

눈의 흰자는 **공막**(sclera, 흰자위막) 앞 표면의 일부이고, 공막 앞 표면의 나머지 부분을 **각막**(cornea)이라고 한다. 각막에는 혈관과 림프관이 없기 때문에 투명하게 보이고, 각막에 염증이 생기는 것을 각막염이라 한다. 각막의 모양이 조금만 달라져도 망막에 상을 맺는 능력이 크게 변하기 때문에 각막성형시술을 받으면 안경을 쓰지 않더라도 여러 가지 시각 문제를 향상시킬 수 있다

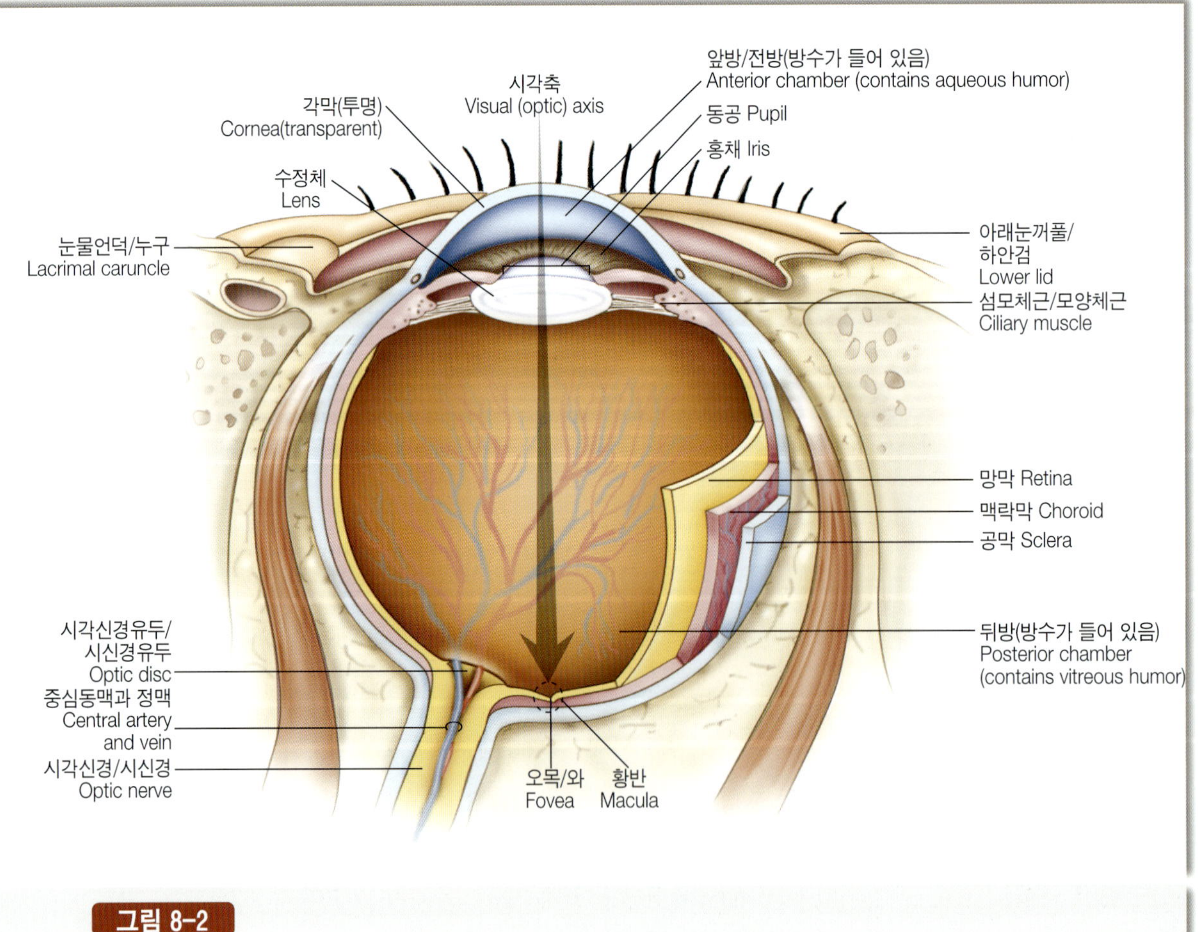

그림 8-2

눈의 구조

　　결막(conjunctiva)은 눈의 속막을 이루면서 앞 쪽에서 각막을 덮어 싸고 있는 점막이다. 결막에 염증이 생기는 것을 결막염이라 하고, 박테리아나 바이러스 감염, 알레르기, 환경적 요인 등이 발생의 주요 원인이다.

맥락막

　　안구의 중간층인 **맥락막**(choroid) 안에는 검은 색소가 들어 있어서 눈으로 들어오는 빛이 산란되는 것을 방지한다. 맥락막의 앞부분은 **홍채**(iris)와 **섬모체근**(ciliary muscle)이라는 2개의 제대로근육(불수의근)으로 이루어져 있다.

　　홍채는 각막을 들여다 볼 때 보이는 색깔이 있는 구조체이고, 홍채 안에 있는 검은 구멍을 **동공**(pupil)이라고 한다. 홍채에 있는 근육섬유의 일부는 바퀴살같이 정렬되어 있어서 그 섬유들이 수축하면 동공의 지름이 확장되어 더 많은 빛이 들어갈 수 있게 된다. 나머지 근육섬유는 원형으로 배치되어 있어서 수축하면 동공이 좁아져서 들어갈 수 있는 빛의 양이 감소한다.

　　눈의 **수정체**(lens)는 동공 바로 뒤에 있고, 섬모체근에 붙어 있는 인대에 의해서 고정되어 있다. 먼 곳에 있는 물체를 볼 때에는 섬모체근이 이완되고, 가까운 물체를 볼 때에는 수축한다.

　　사람들이 나이가 들수록 가까운 물체에 초점을 맞출 수 있는 능력을 잃고 원시가 되는 이유는 수정체의 탄성이 줄어서 가까운 물체에 초점을 맞출 수 있을 정도로 수정체를 두껍게 만들지 못하기 때문이다. 이러한 상태를 **노안**이라고 한다.

　　태양광의 자외선에 장기간 동안 노출되어 수정체가 딱딱해지고 투명성을 잃어서 우유처럼 탁해 보이는 상태를 **백내장**이라고 한다. 백내장은 외과적으로 세거할 수 있고, 결함이 있는 수정체를 인공수정체로 대체할 수도 있다.

망막

　　안구의 가장 안쪽 층인 **망막**(retina)에는 아주 작은 빛수용세포들이 들어 있는데, 그것은 모양에 따라 **막대세포**(rod cell)와 **원뿔세포**(cone cell)라고 부른다. 막대세포는 어두운 빛으로도 흥분되기 때문에 야간용 수용기이고, 원뿔세포는 자극하려면 상당히 밝은 빛이 필요하기 때문에 주간용 수용기라고 할 수 있다.

　　원뿔세포에는 빨강색, 초록색, 파란색에 민감한 3종류의 세포가 있어서 색깔을 구분할 수 있게 해준다.

　　망막의 한가운데 근처에 있는 노란색을 띤 부위를 **황반**(macula lutea)이라고 한다. 황반은 중심오목이라는 약간 패인 부분을 둘러싸고 있는데, 이 부위는 망막에서 원뿔세포가 가장 밀집되어 있는 곳이다.

　조명이 좋을 경우 물체를 직접 보면서 상의 초점을 황반에 맞출 때 가장 좋은 시력을 얻을 수 있다. 그러나 어두운 경우 물체를 약간 비껴 볼 때, 즉 막대세포가 더 많이 있는 망막의 주변 부위에 상의 초점을 맞출 때 물체를 더 잘 볼 수 있다.

　안구 안에 있는 공간은 액체로 채워져 있다. 이 액체는 안구가 정상적인 모양을 유지하게 하고, 빛이 굴절되는 것을 돕는다. 즉 망막에 초점이 맞도록 빛을 굴절시

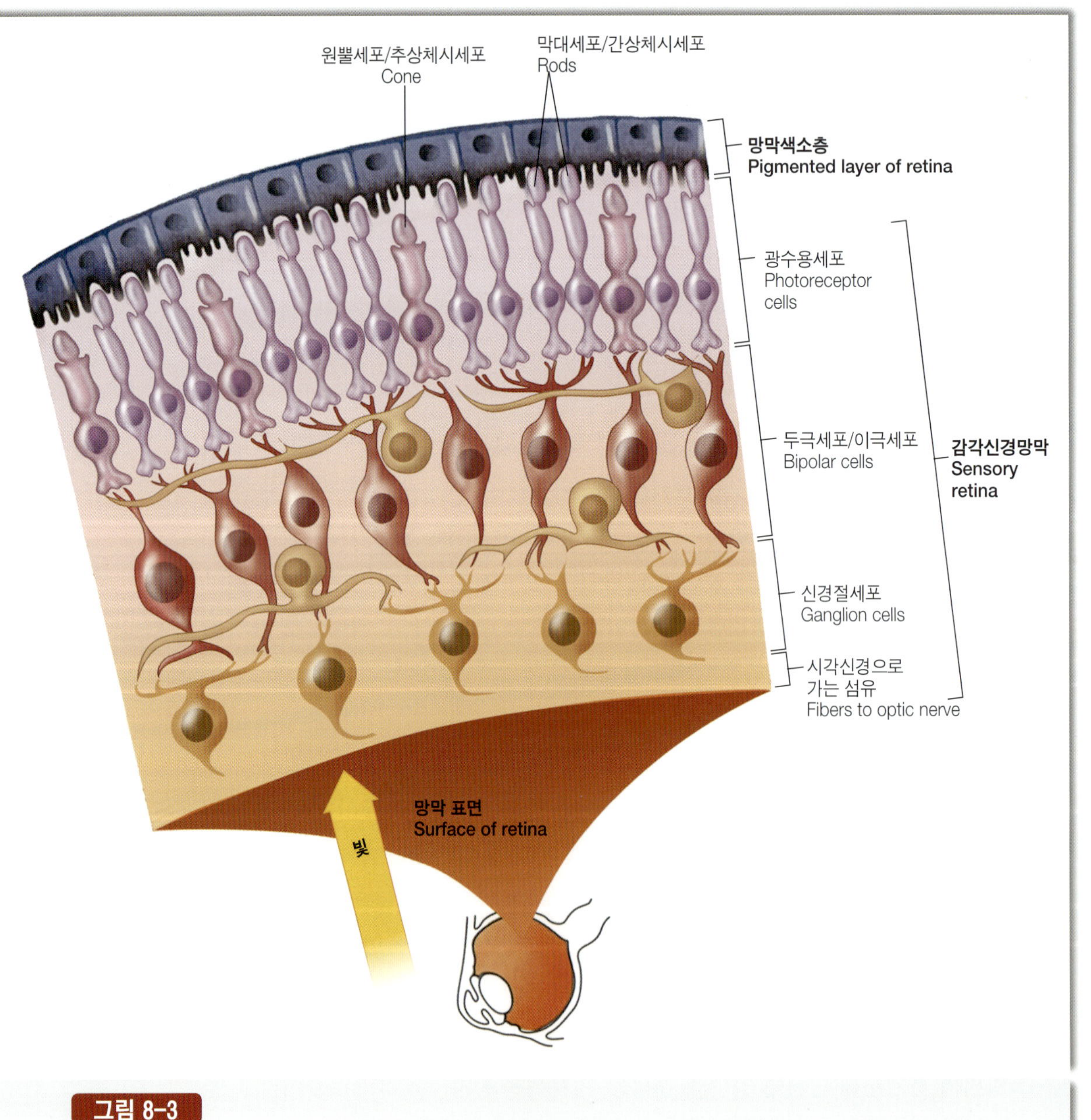

그림 8-3

망막의 세포들

킨다. 수정체의 앞쪽에 있는 액체를 **방수**(aqueous humor)라 하고, 수정체의 뒤쪽에 있는 액체를 **유리체액**(vitreous humor)이라고 한다.

방수는 안구 앞쪽에서 계속해서 만들어지고, 흡수되고, 교체된다. 어떤 원인에 의해 흡수가 되지 않으면 눈의 내압이 증가할 수 있고, 손상을 입어 장님이 될 수도 있다. 이러한 상태를 **녹내장**(glaucoma)이라고 한다.

시각경로

빛이 동공을 통해서 눈으로 들어간 다음 각막, 방수, 수정체, 유리체액을 통과하는 동안 망막에 초점이 맺히도록 굴절된다. 그림 8-3에서 볼 수 있는 것처럼 망막의 가장 안쪽 층에 빛수용기인 막대세포와 원뿔세포가 있다.

이들 세포는 빛 자극에 반응해서 신경임펄스를 만들어내고, 2극세포와 신경절세포에서 시냅스를 지나 시각신경세포에 시각임펄스를 발생시킨다. 시각임펄스가 망막을 떠나서 안구의 뒷표면에 있는 시각신경을 통하여 눈 밖으로 나간다.

시각신경이 있는 망막부위에는 막대세포와 원뿔세포가 하나도 없다. 그래서 이 부분을 **맹점**(blind spot)이라고 한다. 눈을 떠난 시각신경은 뇌로 들어가서 뒤통수엽에 있는 시각겉질까지 이동하면 거기에서 시각적으로 해석되어 '시각이 된다.'

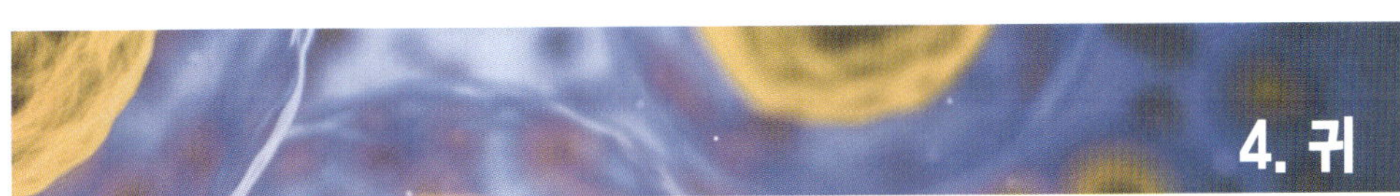

귀는 듣는 것 외에도 평형과 균형 감각기관의 역할도 한다. 소리의 진동과 체액의 움직임을 포함하는 물리적인 힘이 귀에 있는 감각수용기를 자극하여 임펄스를 만들기 때문에 '**기계수용기**(mechanoreceptor)'이다.

귀는 그림 8-4에서 볼 수 있는 바와 같이 바깥귀, 가운데귀, 속귀로 구성되어 있다.

바깥귀

바깥귀(external ear)는 '**귓바퀴**'와 '**바깥귀길**'의 두 부분으로 나누어진다. 귓바퀴는 머리 옆쪽으로 나와 있는 부속물로서 바깥귀길을 둘러싸고 있다. 바깥귀길은 약 2.5cm 길이의 곡선을 이루는 관 모양으로, 관자뼈까지 뻗어나가서 **고막**(tympanic membrane)에서 끝이 난다.

고막은 바깥귀와 가운데귀를 나눈다. 바깥귀길에는 털과 귀지샘이 많이 있고, **귀**

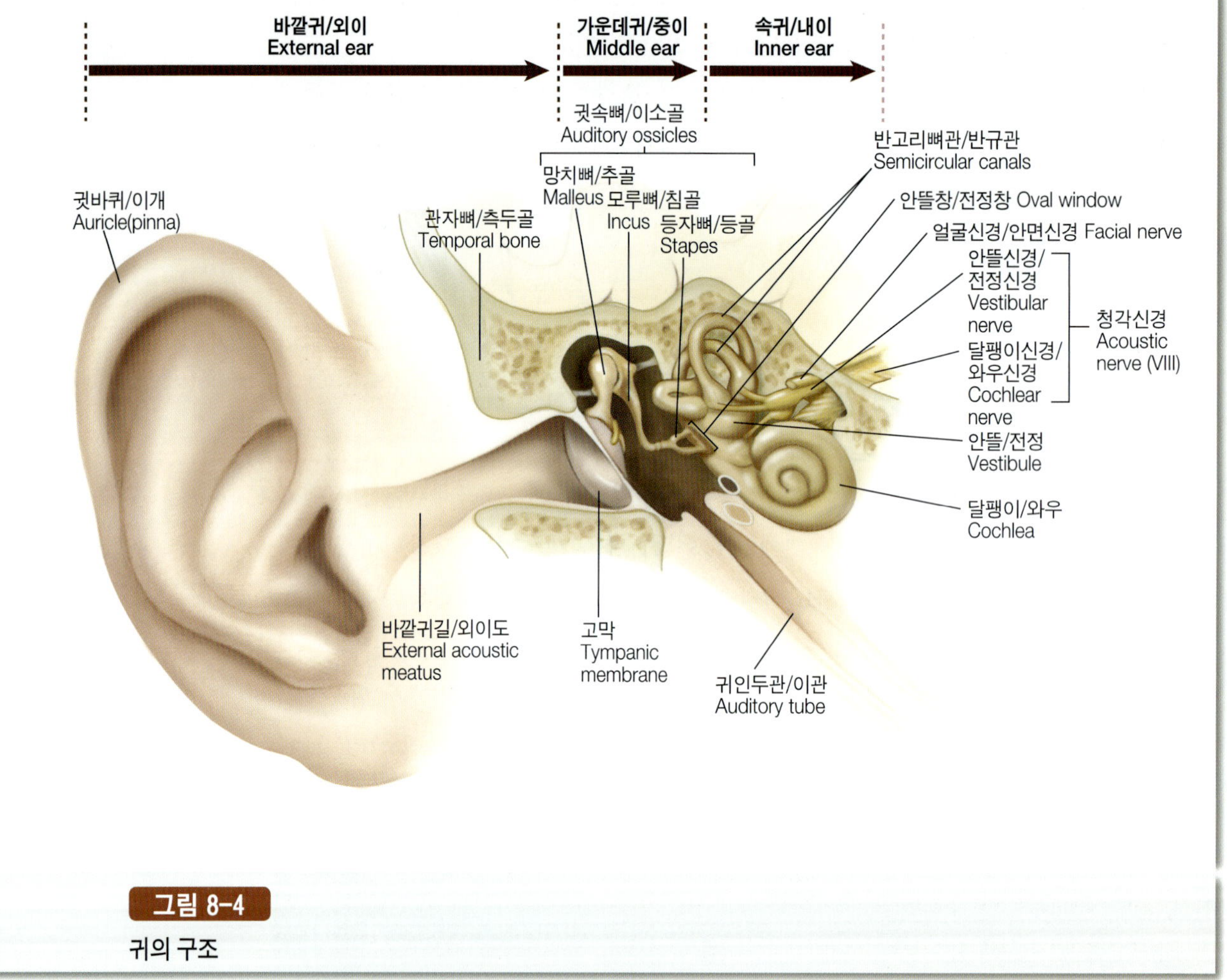

그림 8-4

귀의 구조

지샘(ceruminous gland)에서는 **귀지**라는 끈적끈적한 물질을 분비한다. 귀지가 바깥귀길에 쌓이면 음파의 통로를 막고 음파를 흡수하기 때문에 듣는 데에 지장이 생긴다. 바깥귀길을 통과한 음파가 고막을 두드리면 고막이 진동한다.

가운데귀

가운데귀(middle ear)는 관자뼈의 바깥쪽으로 나 있는 작은 구멍으로, 아주 얇은 상피가 속막을 이루고 있다. 가운데귀 안에는 **망치뼈**(malleus, 추골), **모루뼈**(incus, 침골), **등자뼈**(stapes, 등골)라는 3개의 작은 뼈가 있으며, 이 3개의 뼈를 합쳐서 **귓속뼈**(auditory ossicle) 또는 **이소골**이라고 한다.

망치뼈의 손잡이 부분은 고막의 안쪽에 붙어 있고, 머리 부분은 모루뼈에 붙어 있다. 모루뼈는 등자뼈에 붙어 있고, 등자뼈는 **안뜰창**(oval window, 난원창)이라는 작은 구멍을 덮고 있는 막을 반대 방향에서 누르고 있다.

안뜰창은 가운데귀와 속귀를 나눈다. 음파가 고막을 진동시키면 그 진동은 가운데귀를 통과하면서 3개의 귓속뼈에 의해 증폭되어 전달된다. 등자뼈가 안뜰창에 대항해서 움직이면 속귀에 있는 액체가 움직인다.

속귀

속귀(inner ear) 안에 있는 액체가 움직이면 기계수용기가 흥분해서 신경임펄스가 만들어진다. 그 임펄스에 의해서 들을 수 있고, 평형을 유지할 수 있게 된다. 해부학적으로 속귀는 관자뼈 안에 있는 3개의 공간으로 구성되어 있는데, 복잡한 미로처럼 생겨서 '**뼈미로**(bony labyrinth)'라고 부른다.

뼈미로는 그림 8-5에서 볼 수 있는 바와 같이 **안뜰**(vestibule), **반고리뼈관**(semicircular canal), **달팽이**(cochlea)의 3부분으로 구성되어 있고, **바깥림프**라고 부르는 액체로 채워져 있다.

안뜰은 반고리뼈관과 달팽이 사이에서 안뜰창에 붙어 있다. 그림 8-5에서 풍선같이 생긴 막주머니가 바깥림프에 둥둥 떠 있고, 뼈미로의 모양을 따라 배열되어 있는 것이 마치 튜브 안에 있는 튜브처럼 보인다. 이것이 **막미로**(membranous labyrinth)인데, 그 안에는 속림프라는 좀 더 걸쭉한 액체가 들어 있다.

평형을 감지하는 기계수용기는 3개의 반고리뼈관과 안뜰 안에 있다. 3개의 반고리뼈관은 서로 직각을 이루고 있다. 3개의 반고리뼈관 안에 부풀어 있는 부위를 **팽대**(ampulla)라 하고, 팽내 안에 있는 수용기를 **팽대능선**(ampullary crest)이라고 한다.

팽대능선 안에 있는 감각세포에는 머리카락같은 돌기가 있으며, 그 돌기들은 속림프에 떠 있다. 머리를 움직여서 속림프가 움직이면 머리카락같은 돌기가 굽혀진다. 그러면 감각세포들이 자극을 받아서 임펄스를 만든다.

안뜰에 있는 다른 수용기들로부터 나온 신경들이 반고리뼈관에서 나온 신경들과 합쳐져서 안뜰신경을 만들고, 그것이 다시 달팽이에서 나온 신경들과 합쳐져서 속귀신경(Ⅷ)을 만든다. 이 신경을 통과한 신경임펄스는 소뇌와 숨뇌에 도달한다. 임펄스는 소뇌나 숨뇌에서부터 다른 연결통로를 통해 대뇌겉질에 도달한다.

달팽이 안에 놓여 있는 청각기관은 **코르티기관**(organ of Corti)이다. 코르티기관은 막미로를 가득 채우고 있는 속림프로 둘러싸여 있다. 음파에 의해 속림프가 움직이면 코르티기관에 있는 특수한 털세포가 굽혀지면서 신경임펄스가 만들어진다.

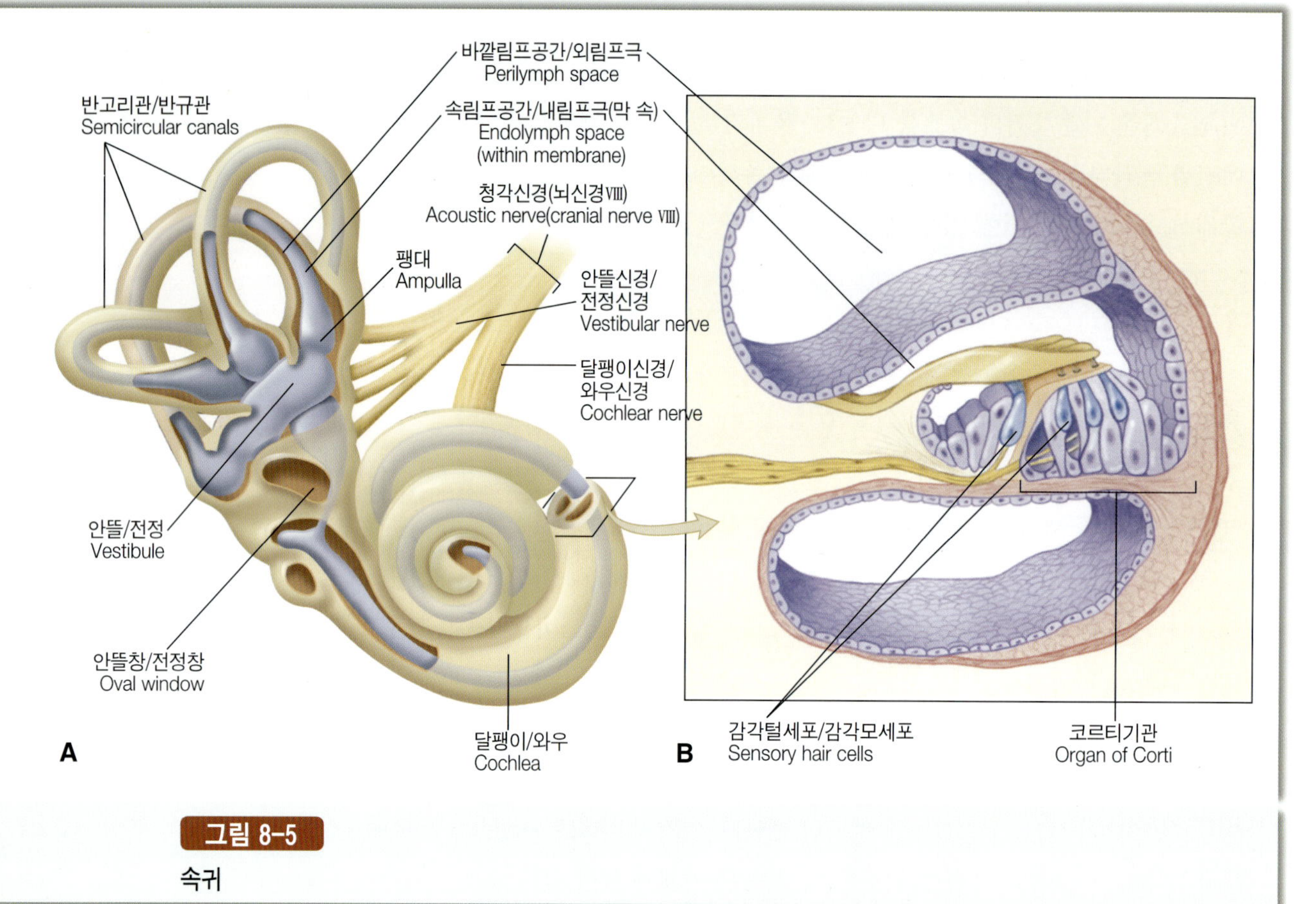

그림 8-5

속귀

5. 맛수용기

맛을 감각하는 기관은 **맛봉오리**(taste bud)이다. 맛봉오리에는 지지세포와 미각세포라는 화학수용기가 있는데, 미각세포에서 만들어지는 신경임펄스는 최종적으로 뇌에서 맛으로 해석된다(그림 8-6). 입의 속막과 물렁입천장(연구개)에도 맛봉오리가 조금 있지만, 대부분은 혀에 흩어져 있는 돌기인 **유두**(papillae) 옆에 붙어 있다. 약 10~15개의 큰 유두가 혀 뒤에 역 V자 모양으로 몰려 있는 것을 **성곽유두**(circumvallate papilla)라 하는데, 여기에 가장 많은 맛봉오리가 있다.

그림 8-6에서 볼 수 있는 바와 같이 맛봉오리는 유두를 둘러싸고 침으로 채워져 있는 도랑처럼 생긴 해자쪽으로 구멍이 나 있다. 침 속에 녹아 있는 화학물질이 화

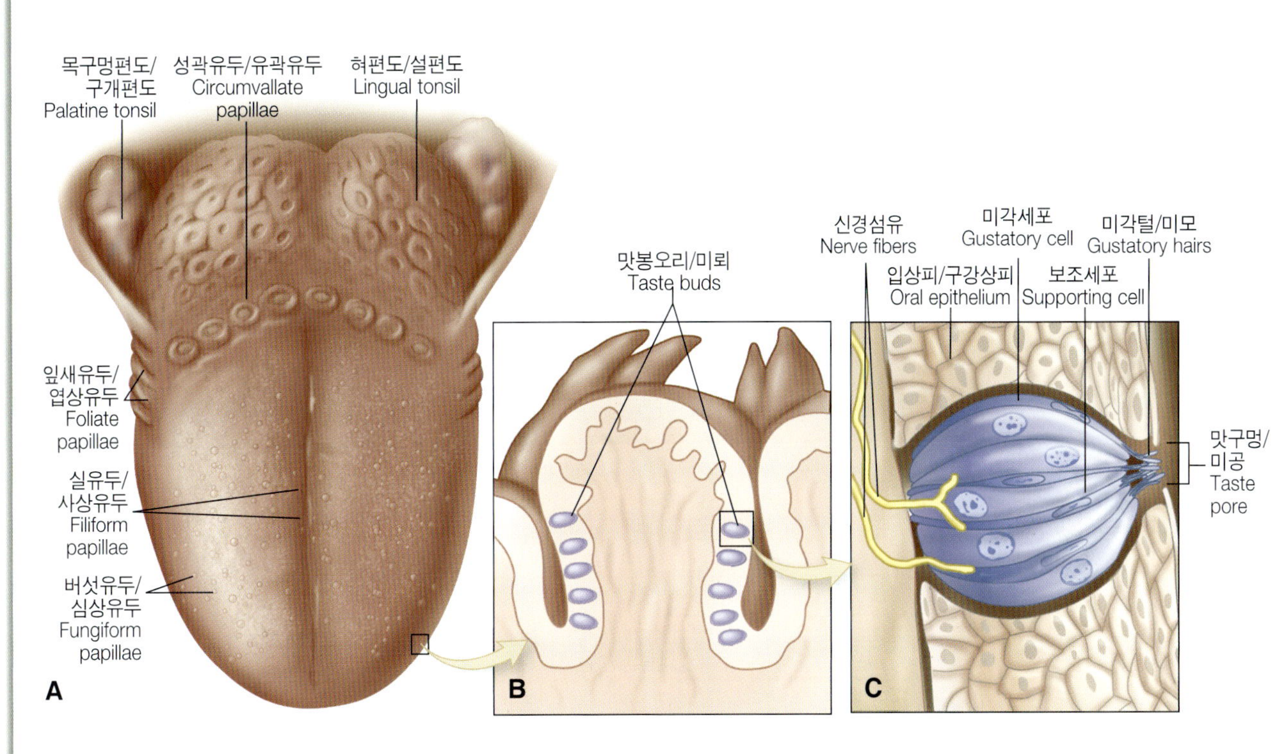

그림 8-6

혀의 구조

학수용기인 미각세포를 자극하면 미각임펄스가 만들어진다.

과거에는 맛봉오리의 자극에 의해 발생하는 미각을 기본적으로 단맛, 신맛, 쓴맛, 짠맛 4가지라고 주장하였으나, 최근에는 쇠맛과 감칠맛이 추가되었으며, 앞으로 더 늘어날 가능성이 많다.

음식이나 음료에서 12가지 이상의 서로 다른 맛을 감지할 수 있는 사람도 있다고 한다. 그러나 그러한 맛이나 향의 대부분은 맛봉오리와 후각 자극이 결합된 결과로 생긴 것이다. 다시 말해서 우리가 감지하는 수많은 맛은 맛뿐만 아니라 맛과 냄새가 결합된 것이다.

6. 냄새 수용기

후각을 담당하는 화학수용기는 코 안의 윗부분에 있는 표피조직의 작은 영역에 있다(그림 8-7). **후각수용기**(olfactory receptor)는 약간 감추어져 있기 때문에 미세한 향을 맡으려면 숨을 들이마셔서 공기를 강제로 들여보내야 한다. 후각세포에 있는 수많은 특수한 섬모들은 서로 다른 화학물질을 감지하고, 신경임펄스를 발생시켜 세포가 반응하게 만든다.

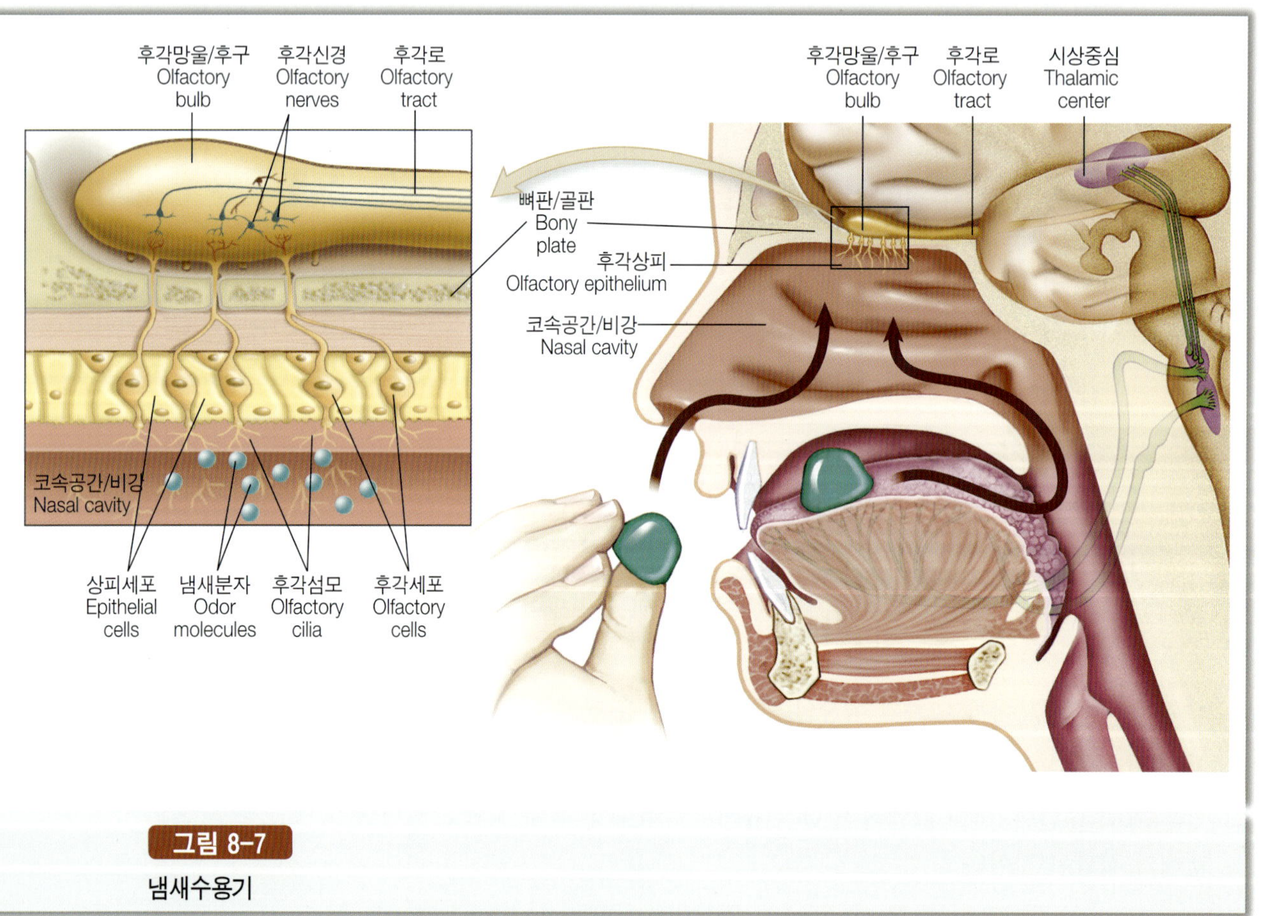

그림 8-7

냄새수용기

후각수용기는 매우 민감해서 아주 가벼운 향에도 재빨리 반응한다. 그러나 시간이 조금만 지나도 곧 피로해져서 반응할 수 있는 능력을 잃게 된다. 수용기의 민감도가 줄어드는 것을 **순응**이라 한다. 처음에는 냄새가 진하지만 시간이 지나면 냄새를 맡을 수 없게 되는 것이 순응이다.

후각신경임펄스가 지나가는 통로와 후각 임펄스를 해석하는 부위가 기억과 정서를 담당하는 뇌의 가장자리구역(대뇌둘레계통)과 깊은 연관이 있기 때문에 특별한 냄새나 향에 대한 기억을 오랫동안 생생하게 간직할 수 있다.

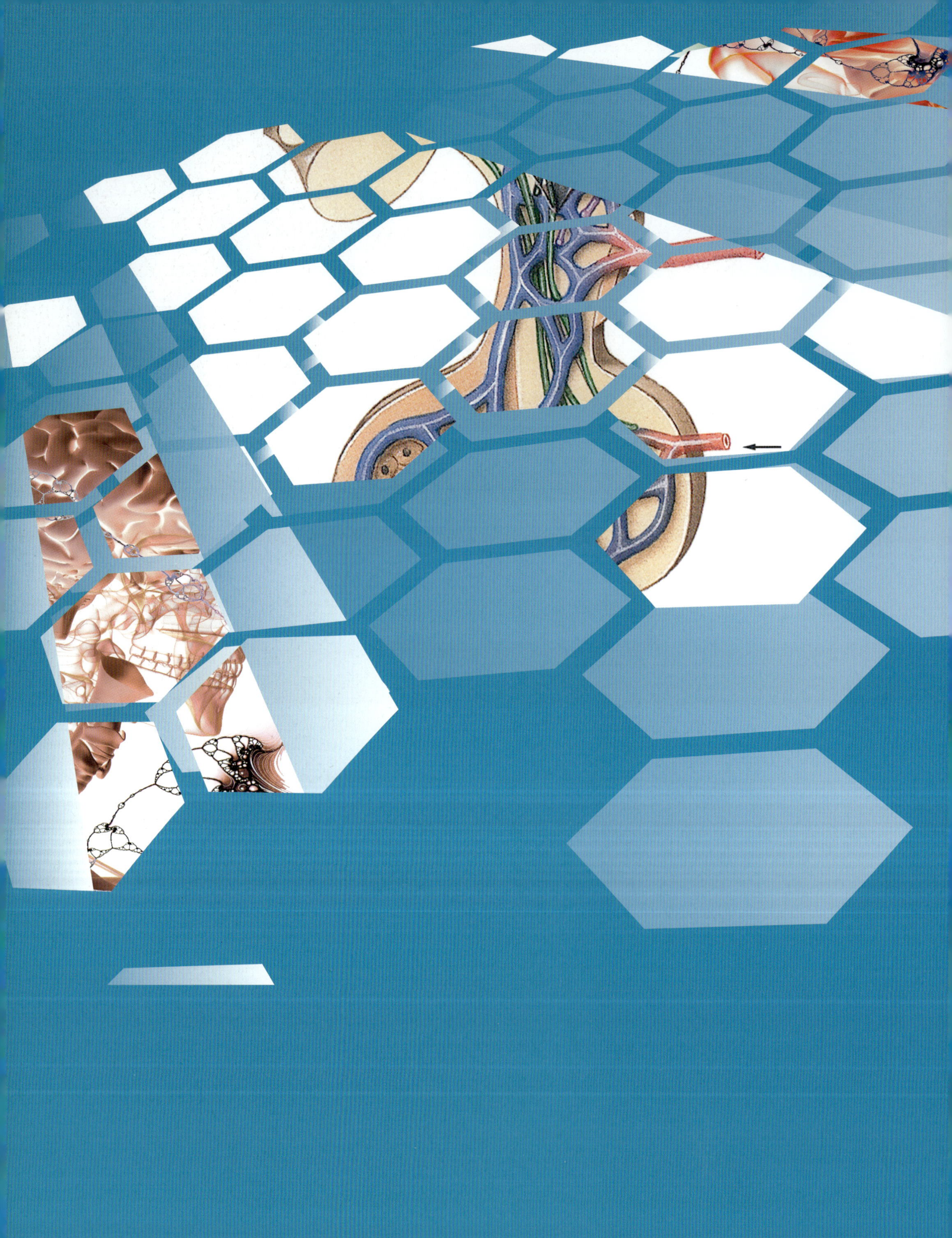

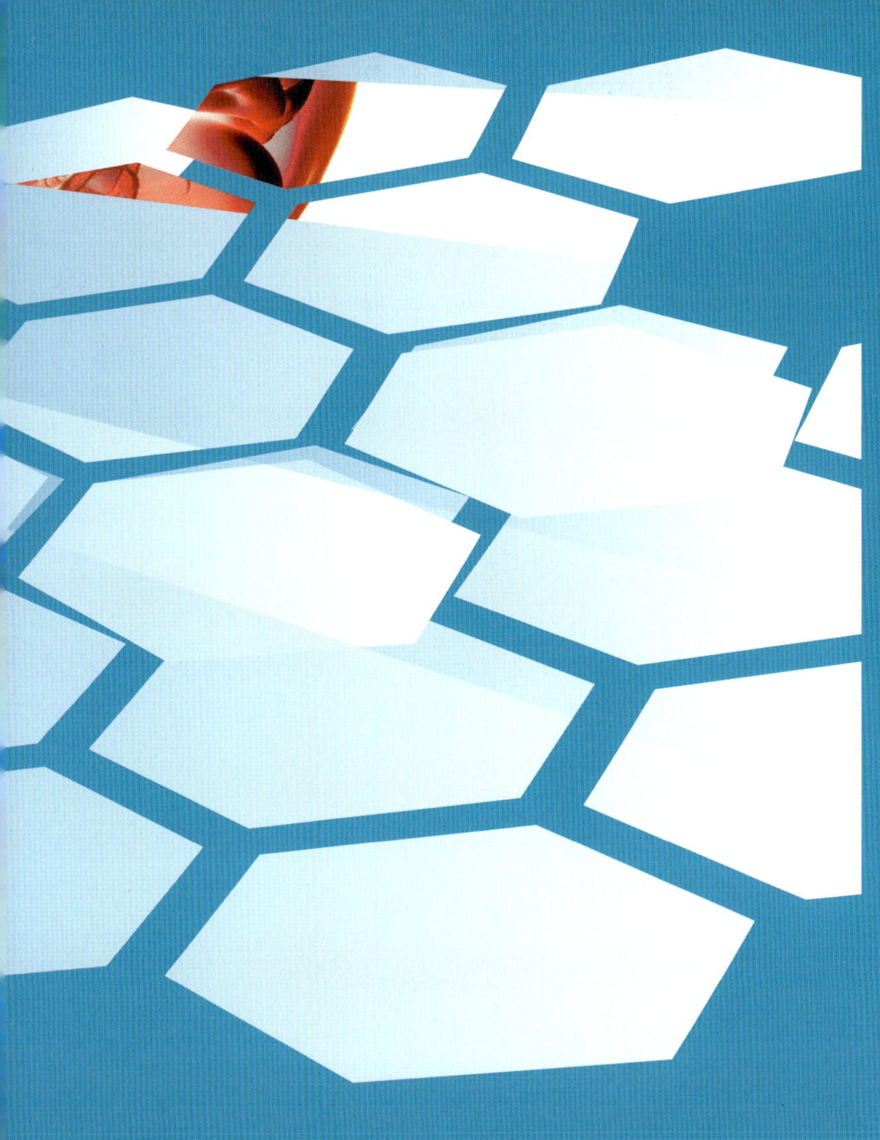

Chapter 09

내분비계통

내 분비계통은 신경계통과 함께 소통과 조절을 수행한다. 신경계통은 빠르게 전달되는 신경임펄스를 이용해서 빠르고 간명하게 조절하는 신경성 조절을 하는 반면에 내분비계통은 호르몬을 혈액에 의해서 순환시킴으로써 느리고, 장기간에 걸친 체액조절을 한다.

내분비계통의 모든 기관들은 샘이지만, 모든 샘이 내분비계통의 기관은 아니다. 즉 신체에 있는 외분비샘과 내분비샘 중에서 내분비샘만 내분비계통에 속한다. 땀샘과 같은 외분비샘들은 그들이 생산한 물질을 관(duct) 안으로 분비하고, 그 물질이 관을 따라서 표면 또는 공간 안으로 흘러간다. 내분비샘은 관이 없는 샘으로 호르몬이라는 화학물질을 세포와 세포 사이의 공간에 분비하면, 거기에서 호르몬이

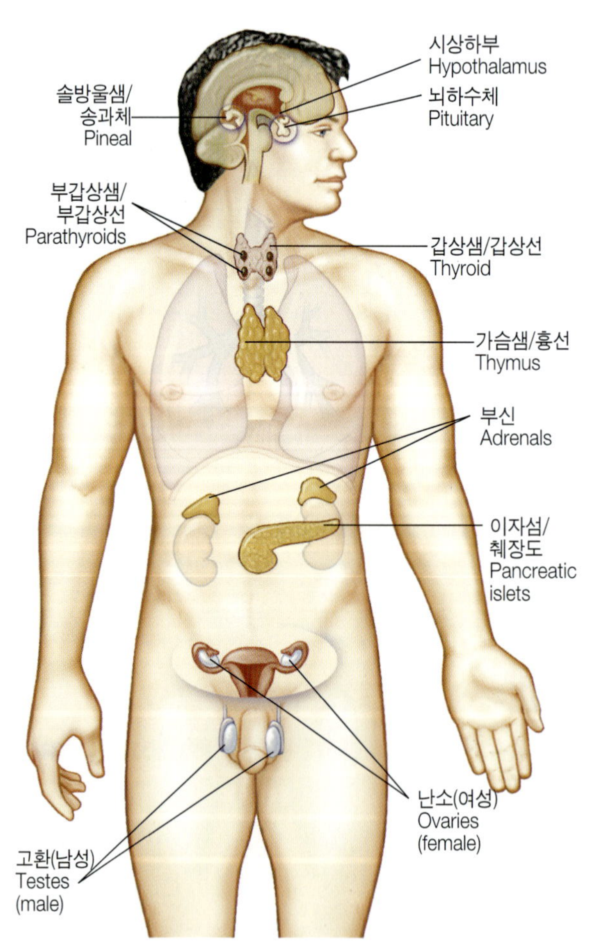

그림 9-1

내분비샘의 위치

혈액 안으로 직접 확산되어 들어간 다음 혈액을 따라 전신으로 운반된다.

호르몬 분자들은 그 호르몬에 대한 특수 수용기가 있는 세포(표적세포, target cell)와 결합하여 반응을 이끌어낸다. 호르몬은 산과 염기, 에너지 평형 등 항상성 유지와 성장 및 발달, 생식 등을 조절하는 주 조절기관이다.

1. 내분비샘과 호르몬의 기능

호르몬(hormone)을 '내분비샘에서 만들어져 혈액에 의해서 운반된 다음 자신의 표적세포(기관)에 작용하며, 소량으로 기능을 발휘하는 물질'이라고 정의하였지만, 그러한 정의에 걸맞지 않는 호르몬도 다수 발견되었다.

그림 9-1은 인체에 있는 내분비샘의 위치를 나타낸 것이고, 그림 9-2는 혈액을 따라 이동하던 호르몬이 자신의 표적기관에만 작용하는 원리를 그림으로 나타낸 것이다. 즉 특정 호르몬과만 작용하는 호르몬수용체가 표적세포에 있기 때문에 다른 호르몬이 아무리 많이 있어도 특정 호르몬이 특정 표적기관에 작용하여 특정 호르몬 반응만을 일으킨다. 그림 9-2를 보면 호르몬과 호르몬수용체가 열쇠와 열쇠구멍(자물통)의 관계라는 것을 알 수 있다.

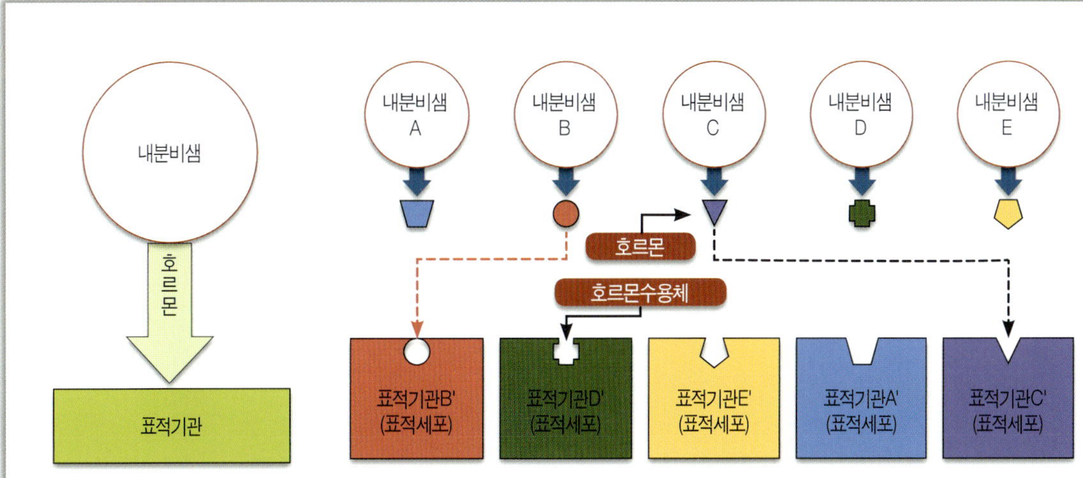

그림 9-2

호르몬과 호르몬수용체의 관계

호르몬은 수용체가 있는 위치에 따라서 2종류로 분류된다. 즉 수용체가 표적세포의 세포막 안에 있는 것을 스테로이드(steroid)호르몬이라고 하고, 수용체가 표적세포의 세포막 위에 있는 것을 비스테로이드(nonsteroid)호르몬, 펩타이드(peptide)호르몬, 또는 아민형(amine) 호르몬이라고 한다.

호르몬의 기능을 요약하면 다음과 같다.

- 내부환경의 항상성 유지 : 세포바깥액의 조절(체액량, 삼투압, 각종 이온의 농도)
- 에너지 대사 : 혈당치의 조절, Na^+, K^+, ATPase 생산 조절
- 개체의 성장과 발달의 조절 : 나이에 맞추어서 성장호르몬과 성호르몬 조절
- 성의 분화와 생식 : 태아기의 호르몬 조절, 여성의 성주기 조절

비스테로이드호르몬

'비스테로이드호르몬(nonsteroid hormone)'이라는 말은 '전단백질(필수 아미노산을 골고루 포함하고 있는 단백질)', '아미노산의 짧은 사슬'이라는 뜻이고, 비스테로이드호르몬은 2단계 전령 시스템에 의해서 작용한다.

그림 9-3에 표시된 내용은 다음과 같다.

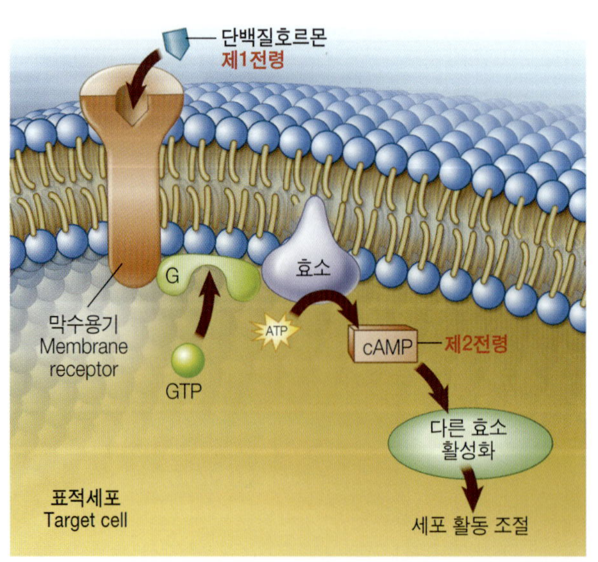

그림 9-3

비스테로이드호르몬

● 단백질호르몬이 '제1전령'의 역할을 한다. 즉 내분비샘의 세포가 제공하는 화
학적 메시지를 표적세포의 세포막에 위치하고 있는 수용체에 전달한다.

● 호르몬이 수용체에 붙으면 여러 가지 화학반응이 일어난다(그림에서는 G와
GTP의 결합).

● 그 화학반응이 표적세포 안에 있는 분자들을 활성화시킨다. 그림에서는 ATP가
효소의 도움을 받아서 cAMP(cyclic adenosine monophosphate)로 변한다.

● cAMP를 '제2전령'이라 하고, 제2전령이 다른 효소를 활성화시켜서 세포활동
을 조절한다.

스테로이드호르몬

콜레스테롤을 원재료로 해서 체내에서 합성되는 지용성(기름에 녹는) 호르몬을
'**스테로이드호르몬**(steroid hormone)'이라고 한다. 남녀 성호르몬과 코르티코이드
호르몬이 대표적인 스테로이드호르몬이며, 그림 9-4에서 볼 수 있는 바와 같은 작

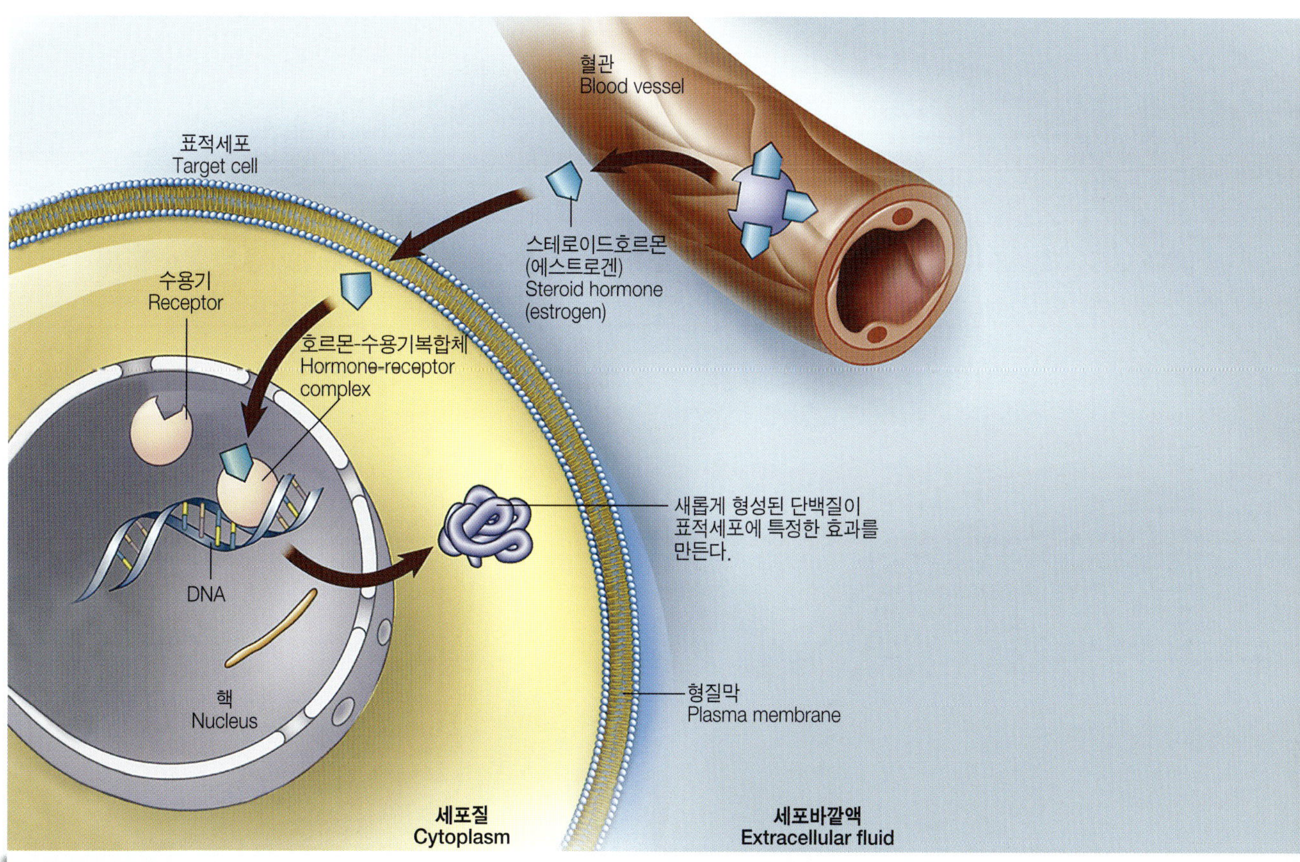

그림 9-4

스테로이드호르몬

용을 한다.

- 스테로이드호르몬은 지방에 녹을 수 있기 때문에 표적세포의 세포막을 직접 통과해서 세포 안으로 들어간다.
- 세포 안에 있는 수용체와 결합해서 호르몬수용체복합체를 만든다.
- 호르몬수용체복합체가 핵으로 들어가서 DNA에 작용해서 mRNA를 만든다.
- mRNA를 이용해서 새로운 단백질을 만들고, 그 단백질이 표적세포에 특정한 효과를 만든다. 일반적으로 스테로이드호르몬의 반응이 비스테로이드호르몬의 반응보다 느리다.

2. 호르몬 분비의 조절

시상하부에 의한 뇌하수체의 제어

그림 9-5에서 볼 수 있는 바와 같이 내분비계통은 상위 내분비계통과 하위 내분비계통으로 나눌 수 있다. 그림에서 A는 상위 내분비계통의 샘, B는 A에서 분비하는 호르몬, C는 B의 표적기관을 나타내고, A′는 하위 내분비계통의 샘, B′는 A′에서 분비하는 호르몬, C′는 B′의 표적기관을 나타낸다. 그림에서 C=A′라고 써져 있는 것은 하위 내분비계통의 샘이 상위 내분비계통의 표적기관이 될 수도 있다는 것을 나타낸다.

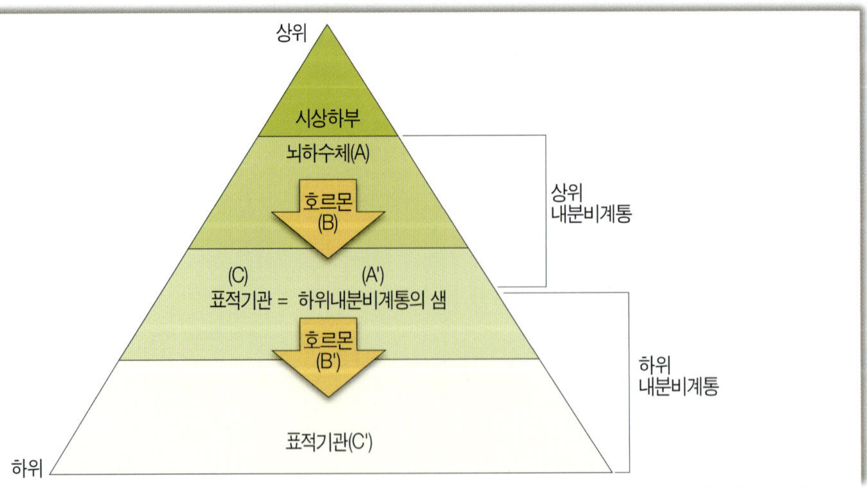

그림 9-5

내분비계통의 계층구조

　　시상하부(hypothalamus)는 내분비계통 전체의 사령탑 역할을 하는 내분비계통 중추에 해당된다. 시상하부는 사이뇌의 밑에 있고, 시상하부의 아래쪽에 매달려 있듯이 있는 것이 **뇌하수체**(hypophysis)이다. 뇌하수체는 크기가 콩과 비슷하고, 나비뼈의 움푹하게 패인 곳에 깊숙하게 들어 있다.

　　그림 9-6에서 볼 수 있는 바와 같이 뇌하수체는 샘조직으로 되어 있는 **앞엽**과 신경세포의 축삭으로 되어 있는 **뒤엽**으로 구성되어 있다. 뒤엽에 있는 신경축삭의 세포체가 시상하부 안에 들어 있기 때문에 뇌하수체뒤엽의 기능은 시상하부의 기능과 같다.

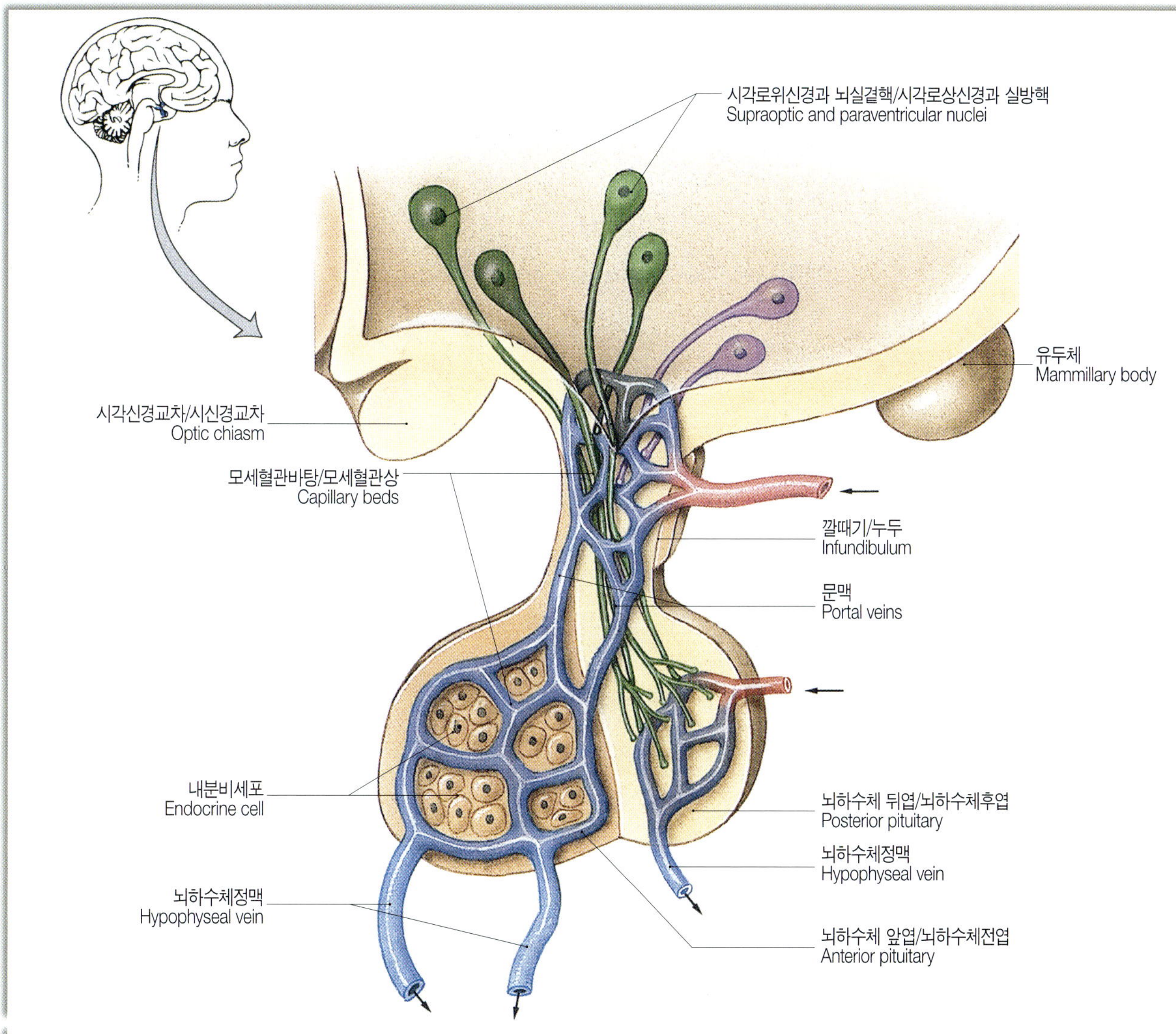

그림 9-6

뇌하수체와 시상하부

시상하부에서 뇌하수체앞엽에 있는 샘조직에 '호르몬을 분비하라!' 또는 '분비를 억제하라!'는 명령을 내린다. 분비(방출) 또는 억제 명령을 내리는 호르몬을 '**방출호르몬**(releasing hormone : RH)'과 '**억제호르몬**(inhibiting hormone : IH)'이라고 한다. 시상하부에서 분비하는 호르몬에는 **성장호르몬방출호르몬**과 **억제호르몬**, **갑상샘자극호르몬방출호르몬**, **젖샘자극호르몬방출호르몬**과 **억제호르몬**, **부신겉질자극호르몬방출호르몬**, **황체형성호르몬방출호르몬** 등이 있다.

호르몬 분비의 조절

호르몬은 필요한 만큼을 내분비샘에서 분비하도록 조절되지만, 어떤 원인에 의해서 과잉 분비되거나 과소 분비되면 신체에 여러 가지 나쁜 영향을 미친다. 호르몬 분비를 조절하는 방법에는 자율신경, 혈중농도, 호르몬, 피드백의 4가지가 있다.

- **자율신경에 의한 조절** : 부신겉질에서 분비되는 아드레날린과 노르아드레날린은 교감신경의 지배를 받고, 이자에서 분비되는 인슐린과 글루카곤은 혈당치에 의해서도 조절되지만, 이자섬에 있는 부교감신경의 지배도 받는다.
- **혈중농도의 변화에 의한 조절** : 혈중 칼슘이온의 농도가 감소하면 부갑상샘호르몬이 분비되고, 반대로 혈중 칼슘이온의 농도가 상승하면 칼시토닌이 분비된다. 혈당치가 상승하면 인슐린의 분비가 증가하고, 반대로 감소하면 글루카곤의 분비가 증가한다.
- **호르몬에 의한 조절** : 시상하부에서 분비되는 호르몬이 뇌하수체앞엽에서 분비되는 호르몬 분비를 지배하고, 뇌하수체앞엽에서 분비되는 호르몬이 하위 내분비샘에서 분비되는 호르몬분비를 지배한다.
- **네거티브 피드백에 의한 조절** : 혈중 호르몬 수준의 조절은 네거티브 피드백에 의해 이루어진다.

네거티브 피드백의 원리를 인슐린을 예로 들어서 설명하면 다음과 같다. 식사 후에 소화관에서 당분을 흡수하면 혈당 수준이 올라간다. 혈당 수준이 올라가면 이자에서 인슐린 분비를 자극한다. 이자에서 인슐린이 분비되면 인슐린이 당분을 혈액으로부터 세포 안으로 옮기는 것을 돕는다. 그 결과 혈당 수준이 낮아진다. 혈당 수준이 낮아지면 이자 안에 있는 내분비세포들이 인슐린을 생산하여 분비하는 활동을 멈춘다. **옥시토신**(oxycotin : OT)이라는 호르몬은 포지티브 피드백에 의해서 조절된다.

프로스타글란딘

프로스타글란딘(prostaglandin : PG)은 조직에서 생산되고, 그 조직 안에 있는 세포들에 작용하기 위해서 아주 짧은 거리만 확산되기 때문에 **조직호르몬**(tissue hormone)이라고 한다. PG는 신체 기능을 조절하고 소통하는 데에 아주 중요한 역할을 하지만, 호르몬의 정의에는 맞지 않는 물질이다. 왜냐하면 호르몬은 넓게 퍼져 있는 기관들의 활동을 조절하고 영향을 미치지만 조직호르몬은 바로 옆에 있는 세포의 활동에만 영향을 미치기 때문이다.

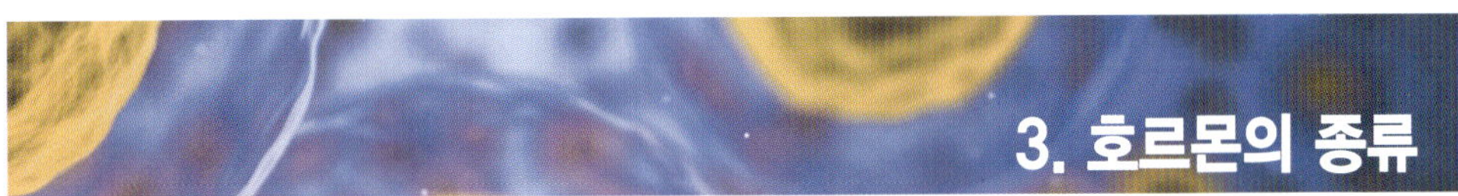

뇌하수체앞엽호르몬

뇌하수체앞엽(pituitary anterior lobe)에서 분비되는 호르몬은 시상하부에 의해서 생산을 촉진하거나 억제하도록 조절되고, 뇌하수체 문맥에서 농도가 높게 응축된 다음 혈액 안으로 분비된다.

- **갑상샘자극호르몬**(thyroid stimulating hormone : TSH) : 갑상샘호르몬의 분비를 증가시키도록 갑상샘을 자극한다.
- **부신겉질자극호르몬**(adrenocorticotropic hormone : ACTH) : 부신겉질이 성장하도록 또는 부신겉질에서 더 많은 호르몬(코티솔)을 분비하도록 자극한다.
- **난포자극호르몬**(follicle-stimulating hormone : FSH) : 여성은 난소에 있는 난포를 배란에 이를 때까지 성장하도록 자극한다. 남성의 경우 정세관을 자극해서 자라게 하고, 정자를 만들게 한다.
- **황체형성호르몬**(luteinizing hormone : LH) : FSH와 함께 다음과 같은 기능을 수행한다. ① 난포와 난자를 자극해서 성장하고 성숙하게 한다, ② 난포세포를 자극해서 에스트로겐을 분비하게 한다, ③ 성숙한 난포를 파괴하여 이미 성숙해진 난자를 배출하게 한다(배란). 남자의 경우에는 LH가 고환에 있는 사이질세포를 자극해서 고환을 성장시키고, 테스토스테론을 분비하게 한다.
- **성장호르몬**(growth hormone : GH) : 소화된 단백질이 혈액에서 나와 세포 안으로 들어가는 것을 촉진한다. 그러면 아미노산이 조직단백질을 형성하는 동화작용(anabolism, 반대는 catabolism=이화작용)의 속도가 빨라지게 된다. 동화작용에 의해 정상적인 성장과 발달이 이루어진다. 성장호르몬은 지방과 탄

수화물의 대사에도 영향을 미친다. 즉 성장호르몬이 지방의 이화작용은 촉진시키고, 탄수화물의 이화작용이 이루어지는 속도는 늦춘다.

- **프롤락틴**(prolactin : PRL) 또는 **젖샘자극호르몬**(lactogenic hormone) : 임신 중에는 가슴이 발달하도록 자극하고, 출산 후에는 가슴을 자극하여 젖을 분비하게 한다.

뇌하수체뒤엽호르몬

뇌하수체뒤엽(pituitary posterior lobe)에서 분비되는 호르몬은 시상하부에서 만들어져서 축삭을 따라 뇌하수체뒤엽으로 운반된 다음 분비되고, 항이뇨호르몬과 옥시토신이 있다.

- **항이뇨호르몬**(antidiuretic hormone : ADH) : 콩팥세관에서 소변으로부터 물을 혈액 안으로 다시 흡수하는 것을 가속시킨다. 결과적으로 신체에서 소변이 나가는 것을 줄이기 때문에 '항이뇨호르몬'이라고 부른다.
- **옥시토신**(oxytocin : OT) : 임신 전후 여성의 몸에서 분비되는 호르몬이다. 옥시토신은 임신한 자궁에 있는 민무늬근육의 수축을 자극하여 분만을 시작하거나 유지한다. 옥시토신이 가슴에 있는 샘세포들을 자극해서 젖을 나오게 한다.

갑상샘호르몬

갑상샘(thyroid gland)은 몸속공간에 있지 않고 후두 바로 밑 목 부위에 있다. 대부분의 내분비샘은 생산한 호르몬을 즉시 혈액 속으로 분비하지만 갑상샘은 많은 양의 갑상샘호르몬을 콜로이드(colloid) 형태로 난포(follicles) 안에 저장했다가 호르몬이 필요하면 콜로이드에서 방출해서 혈액 안에 분비한다.

- **T3**(삼아이오딘티로닌 : triiodothyronine)와 **T4**(티록신 : thyroxine) : T4분자에는 4개의 아이오딘 원자가 결합되어 있고, T3분자에는 3개의 아이오딘 원자가 결합해있으므로 섭취하는 음식물에 아이오딘이 충분히 들어 있어야 한다. T3와 T4는 대사, 신체의 성장과 성숙에 관여한다.
- **칼시토닌**(calcitonin : CT) : 혈중 칼슘의 항상성 유지를 돕는다.

부갑상샘호르몬

부갑상샘(parathyroid gland)은 아주 작은 샘으로 갑상샘의 등쪽에 4개가 있다.

부갑상샘호르몬(parathyroid hormone)은 갑상샘에서 분비하는 칼시토닌과는 반대로 혈중 칼슘농도를 높이는 작용을 한다. 즉 칼시토닌은 뼈에서 칼슘이 다시 흡

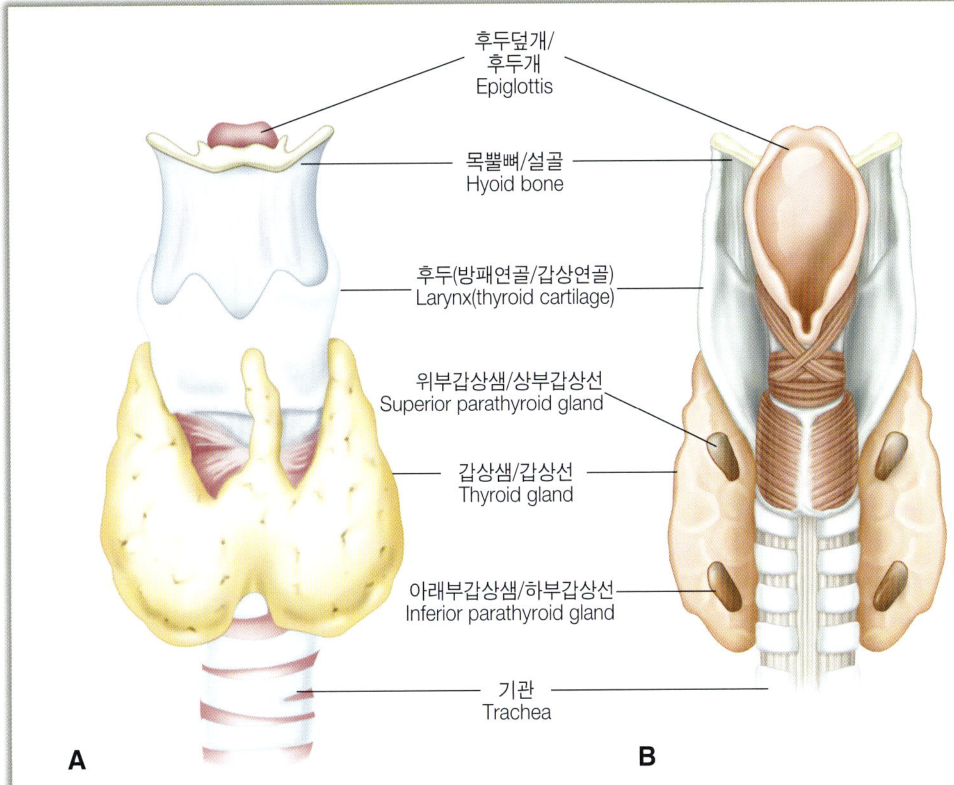

그림 9-7

갑상샘의 구조

수되는 양을 줄이는 방향으로 작용하는 반면, 부갑상샘호르몬은 그것을 증가시키는 방향으로 작용한다.

혈중 칼슘농도가 너무 높으면 뇌세포와 심장세포가 정상적인 활동을 금방 멈추어 버려서 정신착란을 일으키거나 심장이 정지하게 된다. 반대로 혈중 칼슘농도가 너무 낮으면 신경세포들이 지나치게 활성화되어서 근육경련을 일으키기 때문에 혈중 칼슘농도를 조절하는 것은 생명과 직결된다고 할 수 있다.

부신겉질호르몬

부신(adrenal gland)은 그림 9-8에서 볼 수 있듯이 콩팥의 맨 윗부분을 감싸고 있는 기관이다. 겉보기에는 부신이 하나의 기관처럼 보이지만 실제로는 **부신겉질**(adrenal cortex)과 **부신속질**(adrenal medulla)이라는 2개의 내분비샘으로 되어 있다. **부신겉질호르몬**(adrenocortical hormone)은 부신속질호르몬과 이름도 다르고 그 작용도 전혀 다르다.

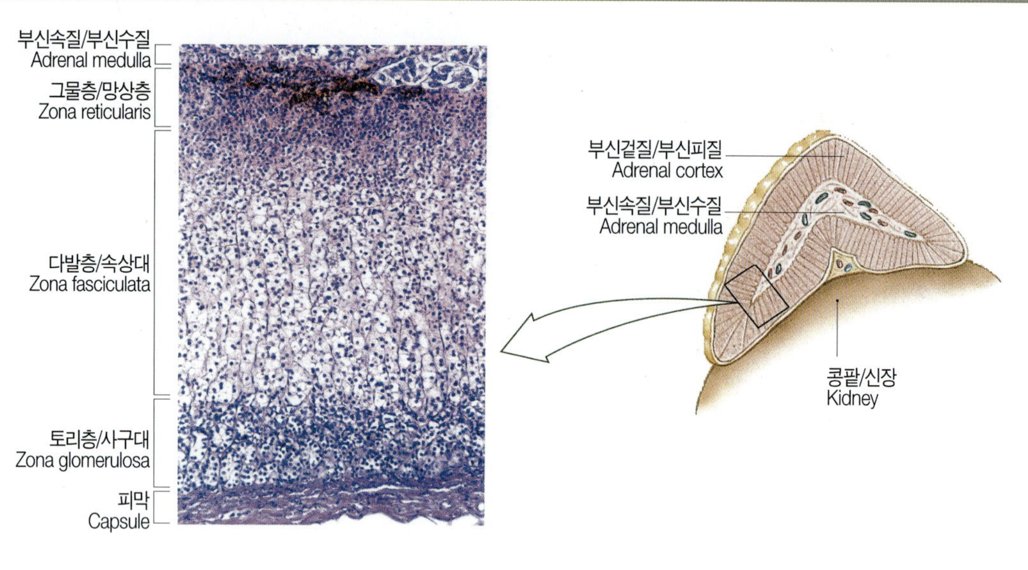

그림 9-8

부신겉질과 부신속질

그림 9-8에서 볼 수 있듯이 부신겉질은 3개의 층으로 되어 있다. 부신겉질의 바깥층에서 분비되는 호르몬은 **무기질코르티코이드**(mineralocorticoid : MC)라 하고, 중간층에서 분비하는 호르몬은 **당질코르티코이드**(glucocorticoid : GC)라고 한다. 마지막으로 가장 깊은 층에서는 **테스토스테론**(testosterone ; 고환에서 분비하는 성호르몬)과 비슷한 호르몬이 소량 분비된다.

- **무기질코르티코이드** : 무기질코르티코이드는 '혈액 속에 있는 무기질의 양을 조절하는 물질'이라는 뜻이고, 가장 중요한 호르몬은 **알도스테론**(aldosteron)이다. 알도스테론은 콩팥에 있는 세관에 작용해서 나트륨을 혈액 속으로 다시 흡수하는 것을 촉진함과 동시에 칼슘을 소변으로 배출하는 것을 촉진한다.

- **당질코르티코이드** : 당질코르티코이드는 '혈액 속에 있는 당질의 양을 조절하는 물질'이라는 뜻이고, 가장 중요한 호르몬은 **코티솔**(cortisol)과 **하이드로코티손**(hydrocortisone)이다.

이들 호르몬은 다음과 같은 효과를 발휘한다.

- 혈당치 상승 : 혈당치가 정상보다 낮아지면 당질코르티코이드가 근육세포에 작용해서 조직단백질을 아미노산으로 분해하는 것을 촉진한다. 여기에서 만들어진 아미노산이 조직에서 나와 혈액 속으로 이동하고 순환하여 간으로 간

다. 그러면 간세포가 아미노산을 글루코스로 변환시킨다. 이 과정을 **글루코스신합성**(gluconeogenesis)이라고 한다. 새로 만들어진 글루코스가 간에서 나와 혈액 속으로 들어가면 혈중 글루코스농도가 올라가서 정상치가 된다.

- 혈압 상승 : 부신속질에서 분비되는 카테콜아민의 작용을 강화시켜서 심장근육과 혈관의 수축을 촉진해서 혈압을 상승시키는 역할을 한다.
- 항염효과와 항알러지 효과 : 여러 가지 원인 때문에 발생한 염증을 정상으로 회복시키는 것이 항염효과이다. 항체의 작용에 의해서 생기는 알러지반응을 줄이는 것을 **항알러지효과**라고 한다.
- 스트레스반응(항스트레스작용) : 우리 몸이 수술, 출혈, 감염, 심한 화상, 아주 강렬한 감정 등과 같은 스트레스를 받으면 시상하부에서 부신겉질호르몬 방출호르몬이 분비되고, 그러면 뇌하수체앞엽에서 부신겉질자극호르몬의 분비가 항진되어 당질코르티코이드가 분비된다. 그러면 스트레스에 저항하는 저항력이 높아지고 교감신경이 활성화되는데, 이것을 '**스트레스반응**'이라고 한다.

- **성호르몬**(sex hormone) : 부신겉질의 제일 안쪽 층에서 분비되는 성호르몬은 테스토스테론과 비슷한 남성호르몬인 **안드로겐**(androgen)이다. 안드로겐은 남자와 여자 모두 소량이 분비된다. 여자들에게 분비되는 안드로겐은 성적 충동을 자극하지만, 남자는 고환에서 너무 많은 안드로겐이 분비되기 때문에 부신겉질에서 분비되는 안드로겐은 생리학적으로 아무런 가치도 없다.

부신속질호르몬

부신속질(adrenal medulla)에서는 카테콜아민을 만들어서 분비한다. 카테콜아민은 신체적 또는 정신적으로 위험에 노출되었을 때 거기에 대항할 수 있도록 신체를 흥분상태로 만들어서 '도주-투쟁 반응'을 할 준비를 하게 만드는 역할을 한다. 바로 앞 절에서 설명한 스트레스반응과 같은 것이다.

분비되는 카테콜아민의 성분 중 80%는 **아드레날린**(에피네프린)이고, 20%는 **노르아드레날린**(노르에피네프린)이다. 부신속질에서 분비되는 노르아드레날린은 교감신경종말에서 분비되는 신경전달물질과 거의 같은 물질이다. 즉 심박수 증가, 혈압상승, 혈당치 상승, 기관지 확장, 혈중 산소와 포도당 농도 상승 등의 역할을 해서 도주-투쟁 반응을 할 준비를 하게 만드는 역할을 한다.

이자호르몬

이자(pancreas)는 위의 뒤쪽에 있는 장기로 내분비샘과 외분비샘의 역할을 모두한다. 내분비샘의 역할을 하는 것은 이자의 세포들 가운데서 섬처럼 흩어져 있는세포들로 **이자섬**(pancreatic islets) 또는 **랑게르한스섬**(islets of Langerhans)이라고부른다. 외분비샘의 역할은 이자액이라는 소화액을 분비하는 것이다.

이자섬에는 **알파세포, 베타세포, 델타세포**라고 하는 3종류의 세포가 있고, 그 세포들은 각각 다른 종류의 호르몬을 분비한다.

- **글루카곤**(glucagon) : 알파세포가 분비하고, 간에 저장되어 있는 글리코겐을글루코스로 분해하는 과정을 촉진시킨다. 그러면 글루코스가 간에서 나와 혈액으로 들어가므로 혈중 글루코스농도를 높이는 역할을 한다. 글루코스농도를 높이는 호르몬에는 당질코르티코이드, 성장호르몬, 글루카곤 등이 있다.

- **인슐린**(insulin) : 베타세포에서 분비하고, 인슐린은 글루코스가 혈액에서 나와세포 안으로 들어가는 속도를 가속시켜 혈중 글루코스농도를 낮추어 주는 유일한 호르몬이다. 이자섬에서 적당량의 인슐린을 분비하면 정상적인 양의 글루코스가 세포 안으로 들어가고, 정상적인 양의 글루코스가 혈액 속에 남아 있게 된다. 그러나 이자섬에서 너무 많은 양의 인슐린을 분비하면 평상시보다 더많은 양의 글루코스가 혈액에서 나와 세포 안으로 들어가 버리기 때문에 혈액속에 남아 있는 글루코스가 바닥이 나버린다.

반대로 **제1형 진성당뇨병**(type 1 diabetes mellitus)에서와 같이 이자섬에서

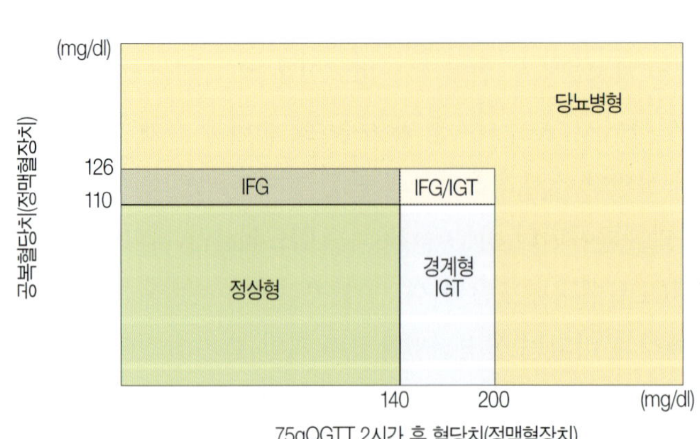

그림 9-9

공복혈당치 및 75g경구포도당부하시험(OGTT)에 의한 판정 구분

인슐린을 너무 적게 분비하면 너무 적은 양의 글루코스가 혈액에서 나와 세포 안으로 들어가기 때문에 혈액 속에 남아 있는 글루코스의 양이 증가한다. 제2형 진성당뇨병은 인슐린의 양이 줄고, 인슐린 수용기에 이상이 생겨서 표적세포에 정상적인 인슐린 효과가 일어나지 못하기 때문에 혈중 글루코스의 양이 증가하는 병이다.

- 소마토스타틴(somatostatin) : 인슐린과 글루카곤의 분비를 억제한다. 식사 후에 혈중 글루코스농도가 올라가면 분비되고, 분비된 후 바로 분해되기 때문에 이웃하는 세포에만 작용하는 '오토코르티코이드'인 것으로 여겨진다.

성호르몬

- 생식샘자극호르몬(gonadotropic hormone) : 시상하부에서 방출되는 황체형성호르몬 방출호르몬이다. 뇌하수체앞엽을 자극해서 황체형성호르몬과 난포자극호르몬을 분비하게 한다. 그러면 그 호르몬들이 난소와 고환에 작용해서 생식기능을 조절한다.
- 황체형성호르몬(luteinizing hormone) : 남성에게는 고환에 작용해서 테스토스테론(testosterone)의 분비를 촉진한다. 여성에게는 난포를 성숙시키고, 에스트로겐과 프로게스테론을 분비시킨다.
- 난포자극호르몬(follicle stimulating hormone) : 남성에게는 정자를 만들게 하고, 여성에게는 난포의 초기에 있어서의 성장을 촉진시킨다.
- 테스토스테론(testosterone) : 태아기와 사춘기에는 생식샘의 발달을 촉진하고, 성숙했을 때에는 정자와 정액을 만들고 성숙시킨다. 테스토스테론이 외부 생식기의 성숙, 수염이 나는 것, 변성기, 남자의 전형적인 몸매나 근육의 발달 등에 관여한다.
- 에스트로겐(estrogen) : 여성의 기본적인 생식샘은 난소(ovaries)이다. 난소에는 난포(ovarian follicles)와 황체(corpus luteum)라는 두 종류의 샘 구조체가 있다. 난포는 난자(ovum)가 발생되는 작은 주머니이고, 에스트로겐도 분비한다. 에스트로겐은 유방의 발생과 성숙, 외부 생식기의 발달, 여자의 몸매, 월경의 시작 등에도 관여한다.
- 프로게스테론(progesterone) : 주로 황체에서 분비되고, 수정란의 착상 촉진, 임신의 유지, 배란 억제, 젖샘의 발육 촉진 등의 역할을 한다.

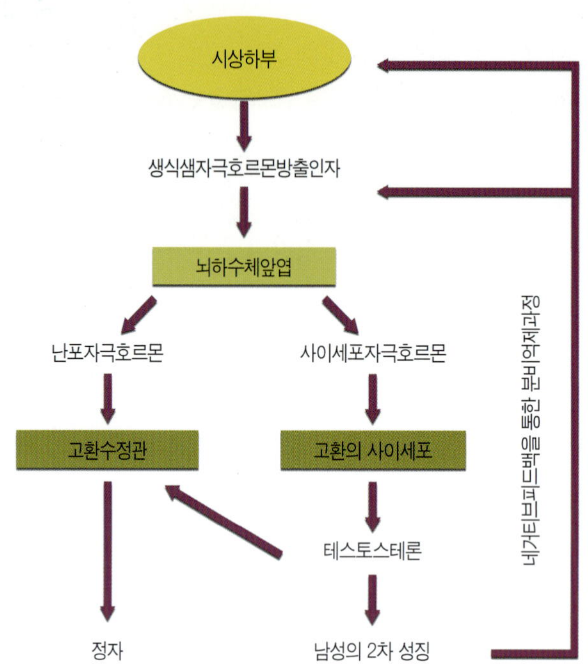

그림 9-9

테스토스테론의 분비조절기전

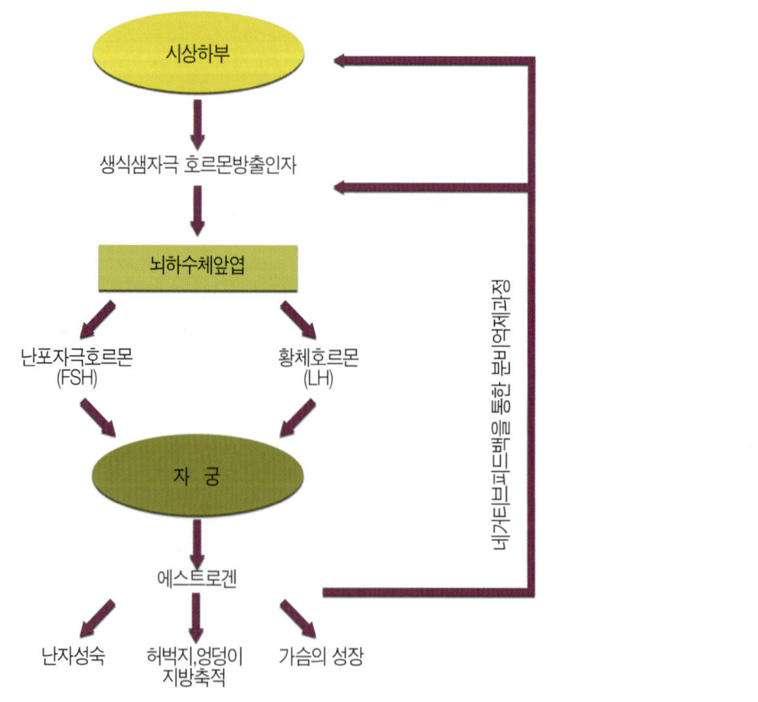

그림 9-10

에스트로겐의 분비조절기전

가슴샘호르몬

가슴샘(thymus)은 **가슴세로칸**(mediastinum) 안에 있으며, 겉질과 속질이 있다. 겉질과 속질은 모두 대부분이 림프구로 구성되어 있다. 가슴샘에서 분비되는 티모신(thymosin)이라는 호르몬은 면역계통의 발달과 기능에 아주 중요한 역할을 한다.

솔방울샘호르몬

솔방울샘(pineal gland)은 **셋째뇌실**(third ventricle) 가까이에 있는 작은 샘이다. 그 모양이 솔방울 또는 옥수수 알맹이와 비슷하다고 해서 솔방울샘이라고 부른다. 솔방울샘에서 생산되는 호르몬 중 가장 많이 알려진 것은 **멜라토닌**(melatonin)이다.

솔방울샘은 빛의 수준이 변화하는 정보를 이용하여 멜라토닌의 산출량을 조절한다. 즉 밤에는 멜라토닌의 양을 증가시키고, 낮에는 감소시킨다. 멜라토닌의 양이 주기적으로 변화하는 것은 인체의 '체내 시계'에 아주 중요한 역할을 한다.

콩팥호르몬

내분비계통에 대한 끊임없는 연구결과로 거의 모든 기관과 시스템이 내분비 기능을 가지고 있다는 사실이 밝혀졌다. 콩팥, 위, 창자, 그리고 기타 기관들의 조직에서 호르몬을 분비하고, 그 호르몬들이 인간에게 꼭 필요한 여러 가지 기능을 조절한다. 예를 들어 콩팥에서는 에리트로포이에틴과 레닌이라는 호르몬이 분비된다.

- 에리트로포이에틴(erythropoietin) : 콩팥의 겉질과 속질에서 생산된다. 적혈구의 생성을 조절하는 호르몬이다.
- 레닌(rcnin) : 콩팥의 겉질에서 생산되는 호르몬으로 콩팥의 토리(사구체)에 작용하여 혈압을 상승시키고, 나트륨이온의 재흡수를 촉진한다.

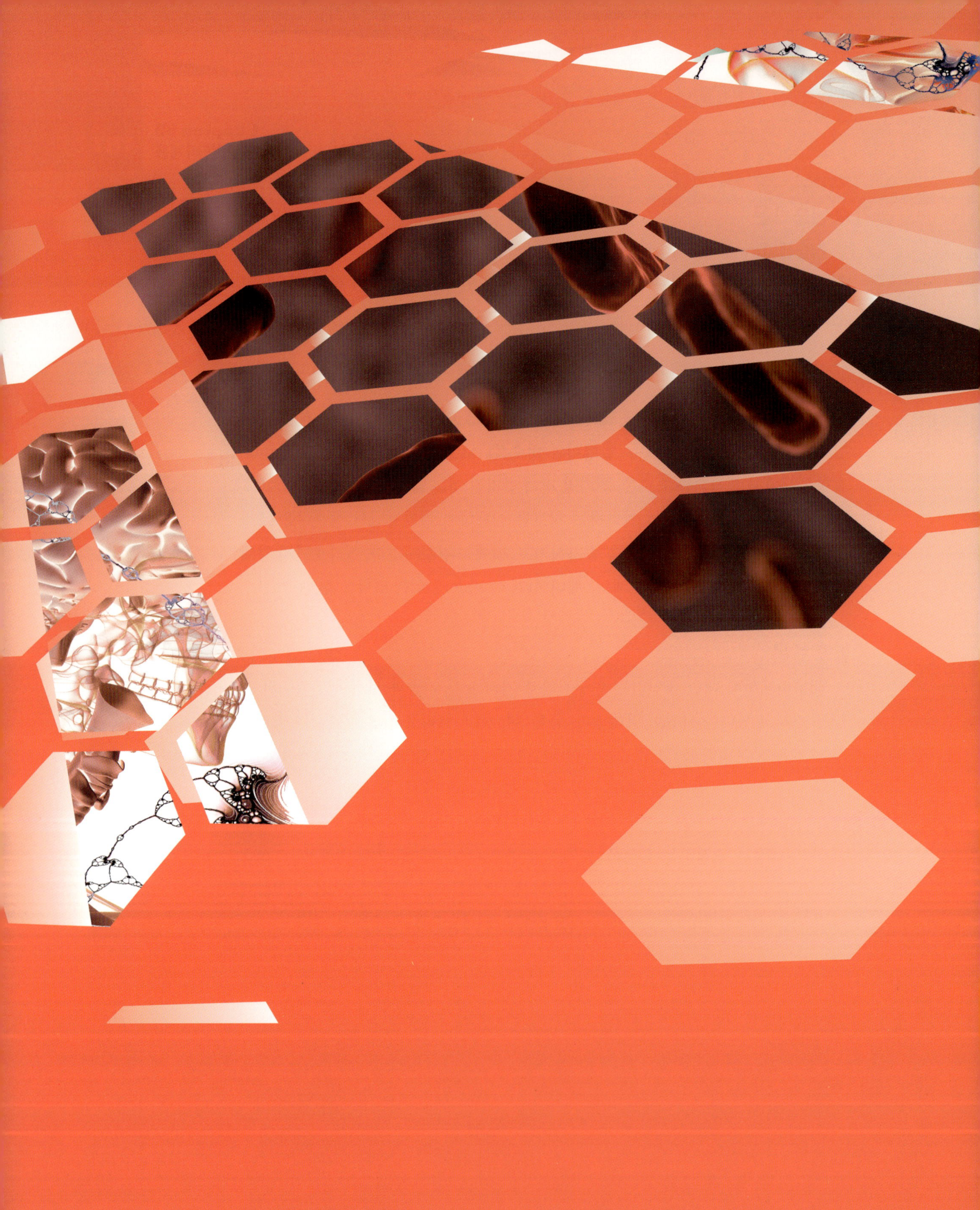

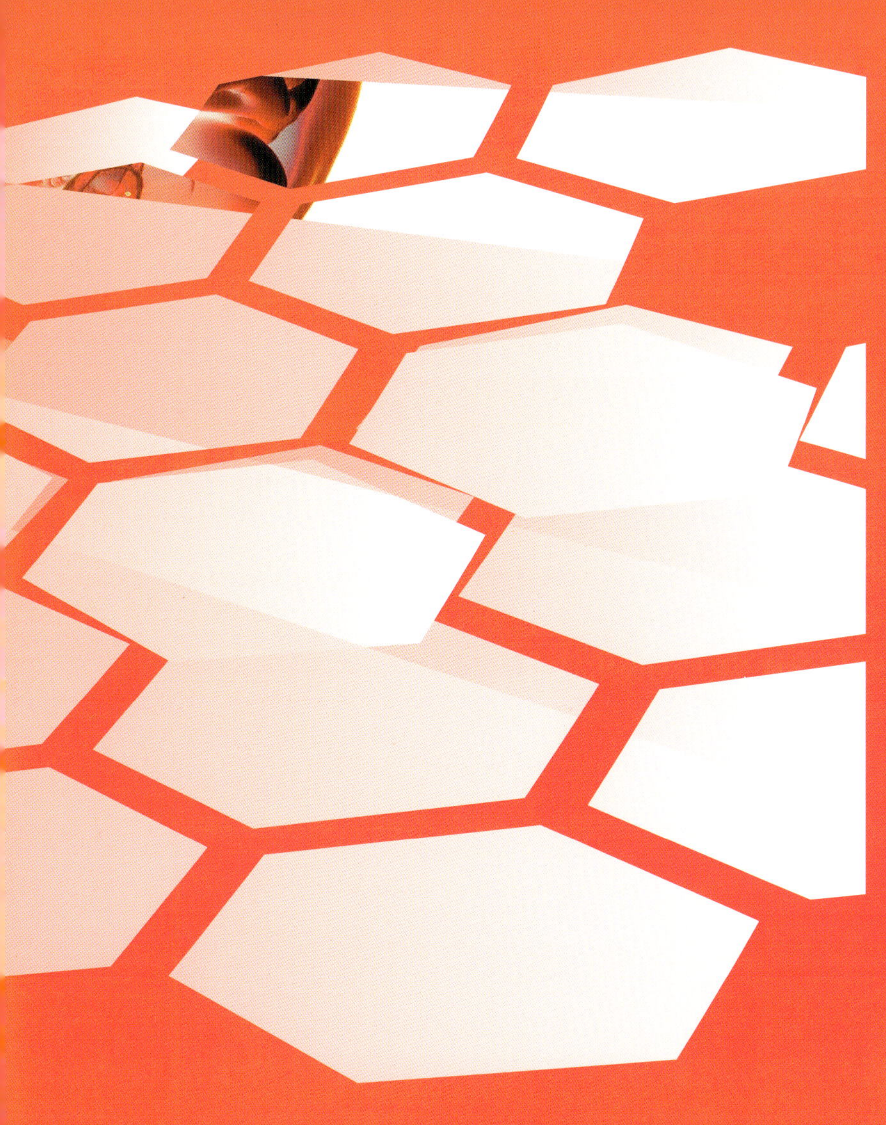

Chapter 10

혈액

1. 혈액의 성분과 기능

혈액(blood)은 몸무게의 약 8%를 차지한다. 총혈액량의 약 90%는 혈관에 있고, 나머지 10%는 간이나 지라에 있다. 혈액은 비중이 1.05~1.06으로 물보다 약간 무겁다. 혈액의 약 55%는 액체 성분인 혈장이고, 나머지 45%가 세포 성분이다.

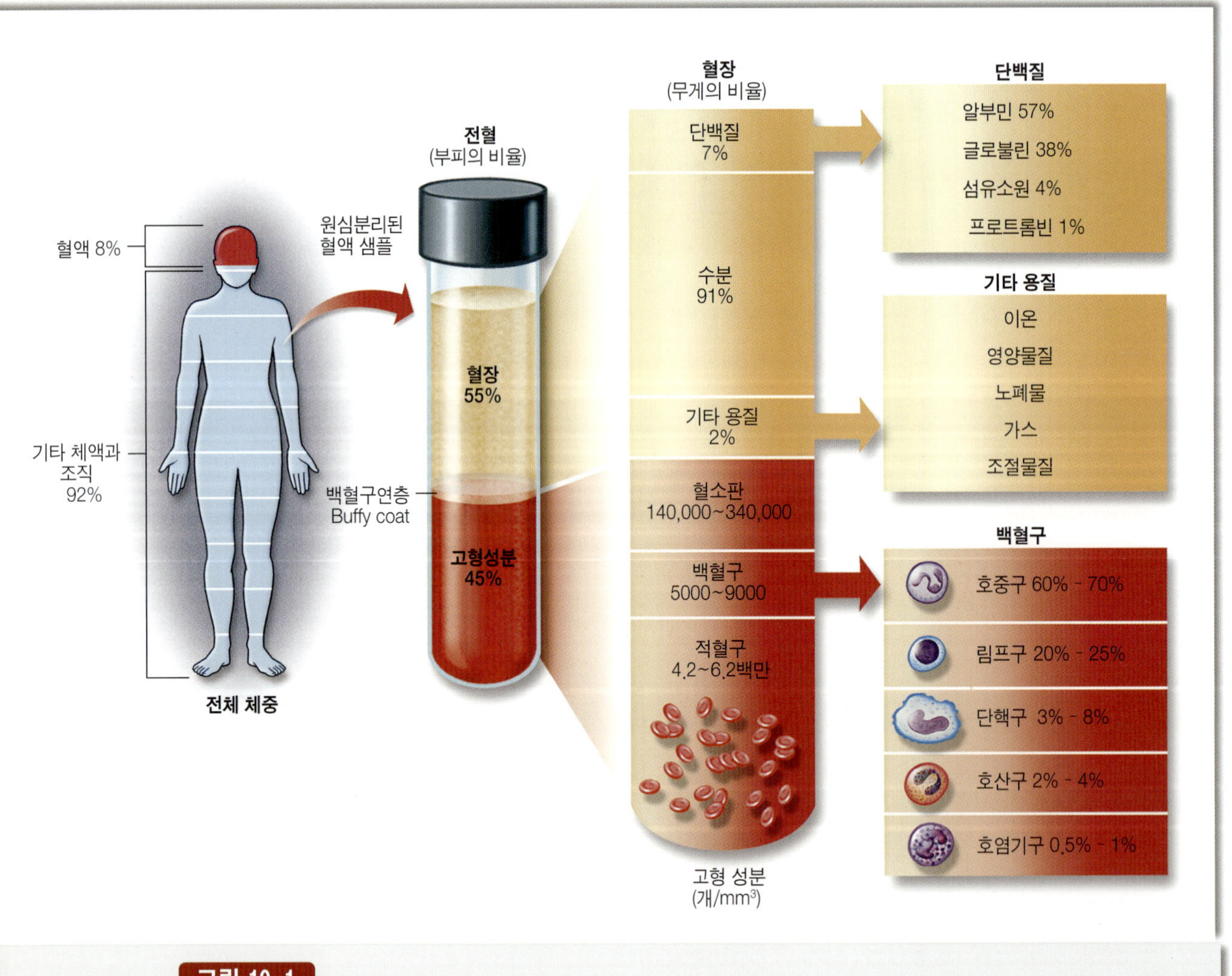

그림 10-1

혈액의 성분

혈장

　　혈장(blood plasma)은 약 91%가 수분, 약 7%가 단백질, 약 2%가 다른 용질이다. 혈장에 있는 단백질은 알부민 58%, 글로불린 38%, 피브리노겐(섬유소원) 4%, 프로트롬빈 1%이다.

　　세포가 생명을 유지하기 위해서 필요로 하는 모든 화학물질, 즉 영양물질·산소·염분은 물론이고 약간의 산소와 폐기물도 혈장 속에 용해되어 있고, 세포의 활동을 조절하는 호르몬과 같은 화학물질도 혈장 안에 녹아 있다.

　　혈청(blood serum)은 혈장에서 섬유소원과 같은 응고 인자를 뺀 것이다. 혈청은 전혈(whole blood)을 튜브 안에 넣어서 튜브 바닥에 응고되게 한 다음 액체 상태의 혈청을 부어내면 얻을 수 있다.

유형성분

　　유형성분(formed element)에는 3가지 주요 형태와 몇 가지 하위 형태가 있다.

- 적혈구(red blood cell : RBC 또는 erythrocyte)
- 백혈구(white blood cell : WBC 또는 leukocyte)
- 혈소판(platelet 또는 thrombocyte)

　　한 방울(약 $1mm^3$)의 혈액 속에는 5백만 개의 적혈구, 7천 5백 개의 백혈구, 30만 개의 혈소판이 들어 있다. 백혈구·적혈구·혈소판은 끊임없이 생산되고 파괴되기 때문에 단 1초 사이에도 수백만 개의 적혈구를 생산하고 파괴하고 있다.

　　이것은 성인의 경우 복장뼈·갈비뼈·엉덩뼈에 많이 들어 있으며, 적색뼈속질에서 혈액세포를 만든다. 림프구는 림프절·가슴샘·지라에 있는 림프조직에서 만든다. 혈액세포가 성숙되면 혈관으로 이동하고, 적혈구는 간과 지라 속에서 분해되어 제거되기 전까지 약 4개월 동안 몸속에서 순환한다.

적혈구

　　그림 10-2에서 볼 수 있는 바와 같이 **적혈구**(eythrocyte, red blood cell)는 그 모양이 일정하지 않다. 양쪽 옆이 오목하게 들어가서 가운데는 얇고 가쪽은 두껍다. 성숙한 적혈구에는 핵이 없고, 특유의 모양 때문에 총표면적이 매우 넓어 혈액과 신체의 세포 사이에서 산소와 이산화탄소 교환이 잘 이루어진다.

　　적혈구에 있는 **헤모글로빈**(hemoglobin)이라는 붉은 색소가 산소와 결합하여 **산화헤모글로빈**(oxidized hemoglobin)을 만들고, 이산화탄소와 결합하여서는 **카바미**

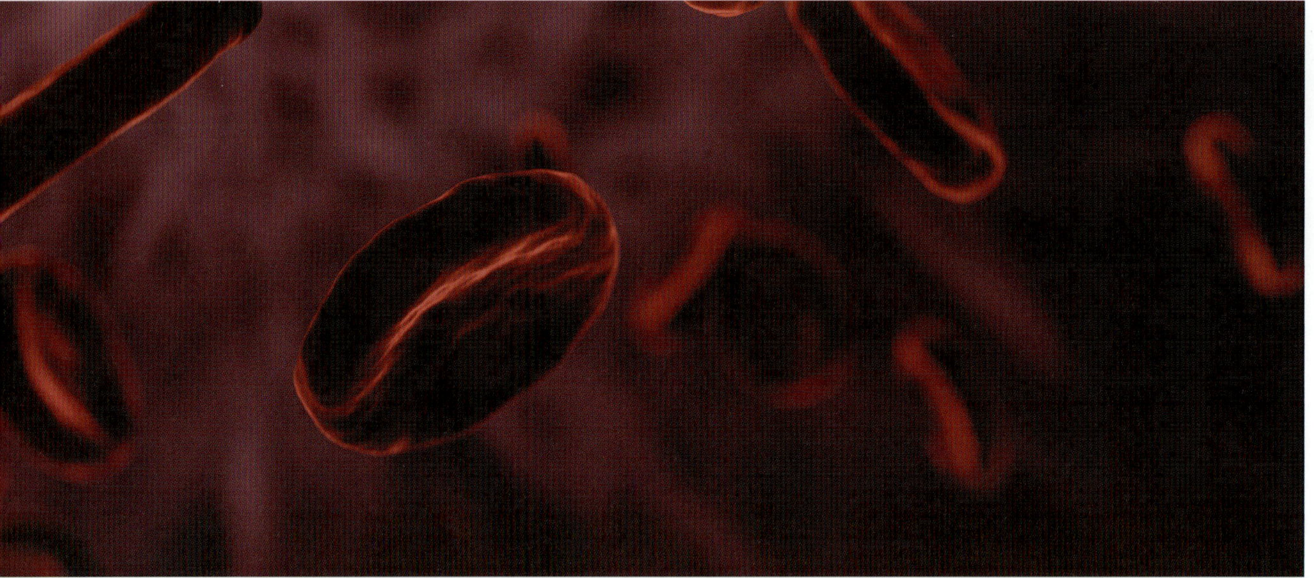

그림 10-2

헤모글로빈

노헤모글로빈(carbaminohemoglobin)을 만들어 운반한다. 적혈구의 수가 부족하여 조직이 필요로 하는 산소를 충분히 운반해주지 못하는 것을 **빈혈**이라고 한다.

헤마토크리트(hematocrit) **검사**는 전체 혈액 중에서 적혈구가 차지하는 비율을 측정하는 것이다. 전혈을 헤마토크리트 검사용 튜브에 넣고 원심분리기로 분리했을 때 혈액의 약 45%가 적혈구로 구성되어 있어야 정상이다. 탈수증에 걸리거나, 땀을 심하게 흘렸을 때, 설사가 심할 때, 또는 체액을 잃을 수 있는 병에 걸렸을 때는 혈장의 양이 상대적으로 적기 때문에 헤마토크리트 수치가 높게 나온다. 그러면 빨리 체액을 보충해야 한다.

백혈구

백혈구(leukocyte, white blood cell)는 세포질 안에 과립이 있는 **과립구**(granulocyte)와 과립이 없는 **무과립구**(agranulocyte)로 나눈다. 과립구에는 **호중구 · 호산구 · 호염기구**가 있고, 무과립구에는 **림프구**와 **단핵구**가 있다. 백혈구의 기능은 적혈구의 기능만큼 생명을 유지하는 데 절대적으로 필요하다. 백혈구는 신체의 조직 안에 생긴 암세포로부터 신체를 방어하고, 체내로 침범해서 살고 있는 미생물로부터 신체를 방어한다.

- **호중구**(neutrophil) : 백혈구의 약 50~70%를 차지한다. 혈액을 따라 이동하다

가 세균이나 이물질을 발견하면 혈관 밖으로 나와서 그것들을 잡아먹고, 그 시체는 소화관을 통해서 체외로 버린다.

● **호산구**(eosinophil) : 백혈구의 약 1~2%를 차지한다. 과립 안에서 특수한 단백질을 방출하여 기생충이나 기생충알에 상처를 내서 죽인다. 알레르기 반응을 일으키기도 한다.

● **호염기구**(basophil) : 백혈구의 0~1%를 차지한다. 과립 안에 히스타민이나 헤파린 같은 물질을 가지고 있다. 염증반응이나 알레르기 반응을 일으킨다.

● **림프구**(lymphocyte) : 백혈구의 약 30%를 차지한다. 항체를 생산해서 면역반응을 일으키는 역할을 담담하고 있다. 뼈속질의 림프줄기세포에서 만들어져서 가슴샘이나 파브리시우스낭(bursa of Fabricius)에서 성숙된 다음 혈액 안에 방류된다. 가슴샘에서 성숙된 림프구를 T세포, 파브리시우스낭에서 성숙된 것을 B세포라고 한다.

● **B림프구**(B lymphocyte) : 항체라는 특수한 단백질을 분비하는데, 항체는 특정 박테리아 · 바이러스 · 독극물 등을 파괴하는 작용을 한다. T림프구는 항체를 분비하지 않고 바이러스 감염이나 암세포를 직접 공격함으로써 신체를 보호한다.

● **단핵구**(monocyte) : 백혈구 중 가장 크고, 호중구처럼 적극적인 포식작용을 한다.

혈소판

혈소판(platelet)은 염색 후 현미경으로 보면 자줏빛을 띄는 미세한 과립의 형태를 하고 있으며, 크기는 약 $2\sim3\mu m$로 적혈구의 5분의 1 정도로 매우 작다. 뼈속질 내에 있던 큰 세포로부터 세포질이 갈라져 나온 세포 조각으로 혈액의 응고와 지혈에 중요한 역할을 한다. 특정한 형태가 없으며, 핵을 가지고 있지 않고, 수명은 10일 정도이다.

정상적으로는 말초 혈액 내에서 적혈구 10~30개당 혈소판 1개 정도로 관찰된다. 혈소판의 외피는 일종의 당단백질로 이루어져 있는데, 이는 혈소판의 부착과 응집을 주도하는 중요한 역할을 담당한다. 내부에는 혈소판의 기능에 관여하는 여러 가지 물질과 각종 응고인자들이 함유된 과립이 들어 있다.

2. 혈액의 응고와 섬유소의 용해

혈액이 응고되어 출혈을 막는 것이 생명유지에 대단히 중요하다. 다음은 혈액이 응고되는 과정을 설명한 것이다.

- 혈관에 상처를 입어 혈관속벽에 거친 지점이 생기면 거의 즉각적으로 상해를 입은 혈관속벽에 있는 세포들이 혈장 안으로 **응고인자**(clotting factor)를 방출한다.
- 분비된 응고인자들은 혈장 안에 이미 있던 다른 인자들과 급히 작용하여 **프로트롬빈활성제**(prothrombin activator)를 만든다.
- 그와 동시에 혈소판이 상처 부위에서 끈적끈적해진 다음 찢어진 혈관의 구멍 근처로 모여든다. 그렇게 해서 임시로 **혈소판 플러그**(plug ; 구멍에 끼우는 마개)를 만든다.
- 혈소판이 더 많이 모일수록 더 많은 응고인자를 방출하고 동시에 더 많은 프로트롬빈활성제를 만들어낸다.
- 프로트롬빈활성제가 프로트롬빈을 **트롬빈**(thrombin)으로 변환시킨다.
- 트롬빈은 **피브리노겐**(fibrinogen, 섬유소원)과 작용하여 **피브린**(fibrin, 섬유소)이라는 섬유성 젤로 변환시킨다. 피브린을 현미경으로 보면 가느다란 실이 엉킨 곳에 적혈구가 걸려 있는 것처럼 보인다.
- 그러한 그물구조가 피떡을 만들어서 상처난 혈관을 오랫동안 막아주는 역할을 한다.

심장·뇌·허파 등의 기관에서 혈관이 찢어지지도 않았는데 피떡이 만들어지는 경우가 있다. 그러면 생명을 유지하는 기관에 혈액 공급이 갑자기 중단되어 죽음에 이르는 위험한 상태가 될 수 있다. 만들어진 자리에 그대로 있는 피떡을 **혈전**(thrombus)이라고 하고, 그 상태를 **혈전증**(thrombosis)이라고 한다. 피떡의 일부가 만들어진 자리를 벗어나 혈류를 타고 순환하는 것을 **색전**(embolus)이라고 하고, 그러한 상태를 **색전증**(embolism)이라고 한다.

혈관 내에 피떡이 만들어지면 혈액이 흐르는 것을 방해하기 때문에 찢어진 상처 부위의 수리가 끝나면 즉시 피떡을 제거해야 한다.

혈액 중에 **플라스미노겐**(plasminogen) 상태로 녹아 있던 단백질분해제가 필요에 따라 활성화되어 **플라스민**(plasmin)으로 변화된다. 플라스민이 피브린의 응고덩어리를 분해하여 제거하는 과정을 '**섬유소의 용해**'라고 한다.

ABO시스템

　항원(antigen)은 면역계통을 활성화시켜서 어떤 반응을 일으키도록 하는 물질을 말한다. 항원은 감염이나 수혈 등의 방법으로 외부로부터 체내로 들어온 낯선 단백질인 경우가 대부분이지만, 태어날 때부터 자기 자신이 가지고 있는 항원도 있다. 그러한 항원을 **자기항원**(self-antigen)이라고 한다.

　'항원의 자극에 대한 반응으로 신체가 만든 물질'을 **항체**(antibody)라고 한다. 대부분의 항체들은 침입해서 들어온 항원을 덩어리로 만들거나 응집시켜서 가능한 한 체내를 돌아다니지 못하게 한 다음 전투를 벌여서 죽여 없애려고 한다.

　인간은 태어날 때 적혈구에 A형 자기항원 또는 B형 자기항원을 가지고 태어난다고 한다. 즉 적혈구에 A형 항원을 가지고 태어난 사람을 A형, B형 항원을 가지고 태어난 사람을 B형, A형 항원과 B형 항원을 모두 가지고 태어난 사람을 AB형, A형 항원도 B형 항원도 없는 사람을 O형이라고 하는 방식을 **ABO시스템**이라고 한다.

　혈액형이 A형인 사람은 A형 자기항원을 가지고 태어났기 때문에 A형 항원에 대해서는 항체를 만들지 않지만, B형 항원이 체내에 들어오면 항체를 만들어서 혈액을 응고시켜 버린다.

　마찬가지로 혈액형이 B형인 사람은 B형 항원에는 항체를 만들지 않지만 A형 항원이 체내에 들어오면 항체를 만들어서 혈액을 응고시켜 버린다.

　혈액형이 AB형인 사람은 적혈구 안에 A형 자기항원과 B형 자기항원이 모두 있기 때문에 어떤 항원이 들어오든 항체를 만들지 않고, 혈액형이 O형인 사람은 A형 항원과 B형 항원 모두에 항체를 만들어서 혈액을 응고시켜버린다.

　그러므로 AB형인 사람은 아무 혈액이나 수혈을 받을 수 있는 만능수혈자이지만, O형인 사람은 O형 혈액 이외에는 수혈을 받을 수 없고 모든 사람에게 혈액을 제공할 수 있는 만능공혈자이다.

Rh시스템

ABO시스템을 이용하여 혈액형을 나누는 것 외에 Rh라는 항원의 유무를 검사하는 것도 수혈하는 데에 중요하다. Rh 자기항원을 가지고 있으면 Rh⁺이고, Rh 자기항원을 가지고 있지 않으면 Rh⁻라고 표시한다.

예를 들어 혈액형이 Rh⁺ AB형인 사람은 A형 자기항원, B형 자기항원, Rh형 자기항원을 모두 가지고 있기 때문에 어떤 혈액을 수혈하더라도 항체를 만들지 않는다. 반대로 혈액형이 Rh⁻ O형인 사람은 A형 자기항원, B형 자기항원, Rh형 자기항원을 모두 가지고 있지 않기 때문에 다른 사람으로부터 혈액을 공급받기 어렵다.

Rh라는 용어는 이 항원이 붉은털원숭이(Rhesus monkey)에서 가장 먼저 발견되었기 때문에 머리 글자를 따서 붙여진 것이다. Rh⁺ 혈액세포가 Rh⁻인 사람의 혈장 속으로 들어가면 혈장 속에 반Rh 항체가 만들어진다. 그래서 엄마가 Rh⁻이고 아빠가 Rh⁺인 아기는 위험에 처할 수도 있다. 만약 아기가 아빠로부터 Rh⁺ 유전자를 받았다면 아기의 적혈구 속에 있는 Rh항원이 엄마의 몸을 자극해서 엄마의 혈장 속에 반Rh항체가 만들어진다. 그 후 엄마가 다시 Rh⁺인 아기를 임신하면 엄마의 몸속에 있던 반 Rh항체가 아기의 Rh항원에 반응을 일으키기 때문에 새로 임신한 태아의 적혈구가 분해되거나 녹아버리는 **태아적혈모구증**(erythroblastosis fetalis)에 걸려 생명이 위험하게 된다.

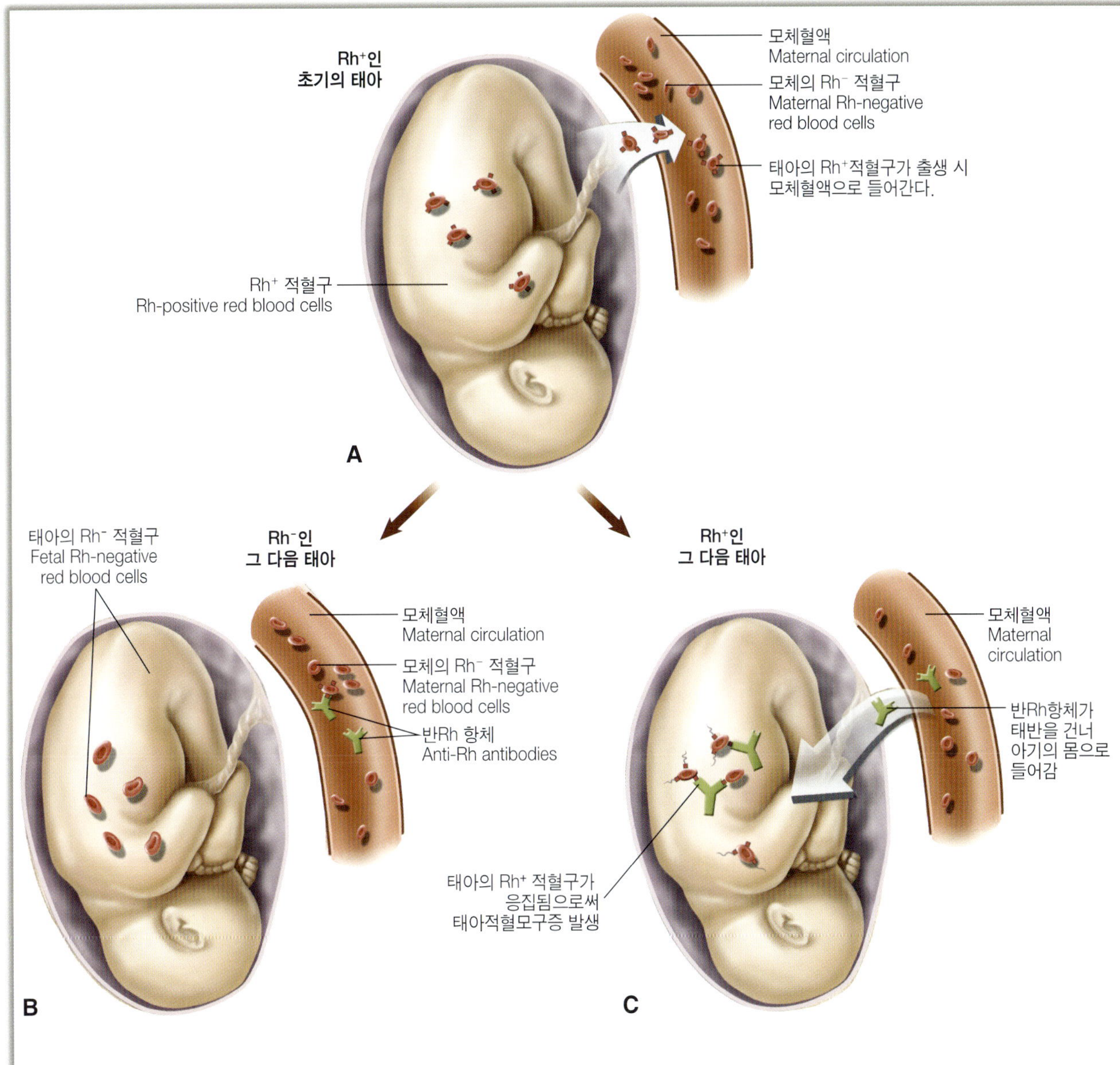

그림 10-3

태아적혈모구증

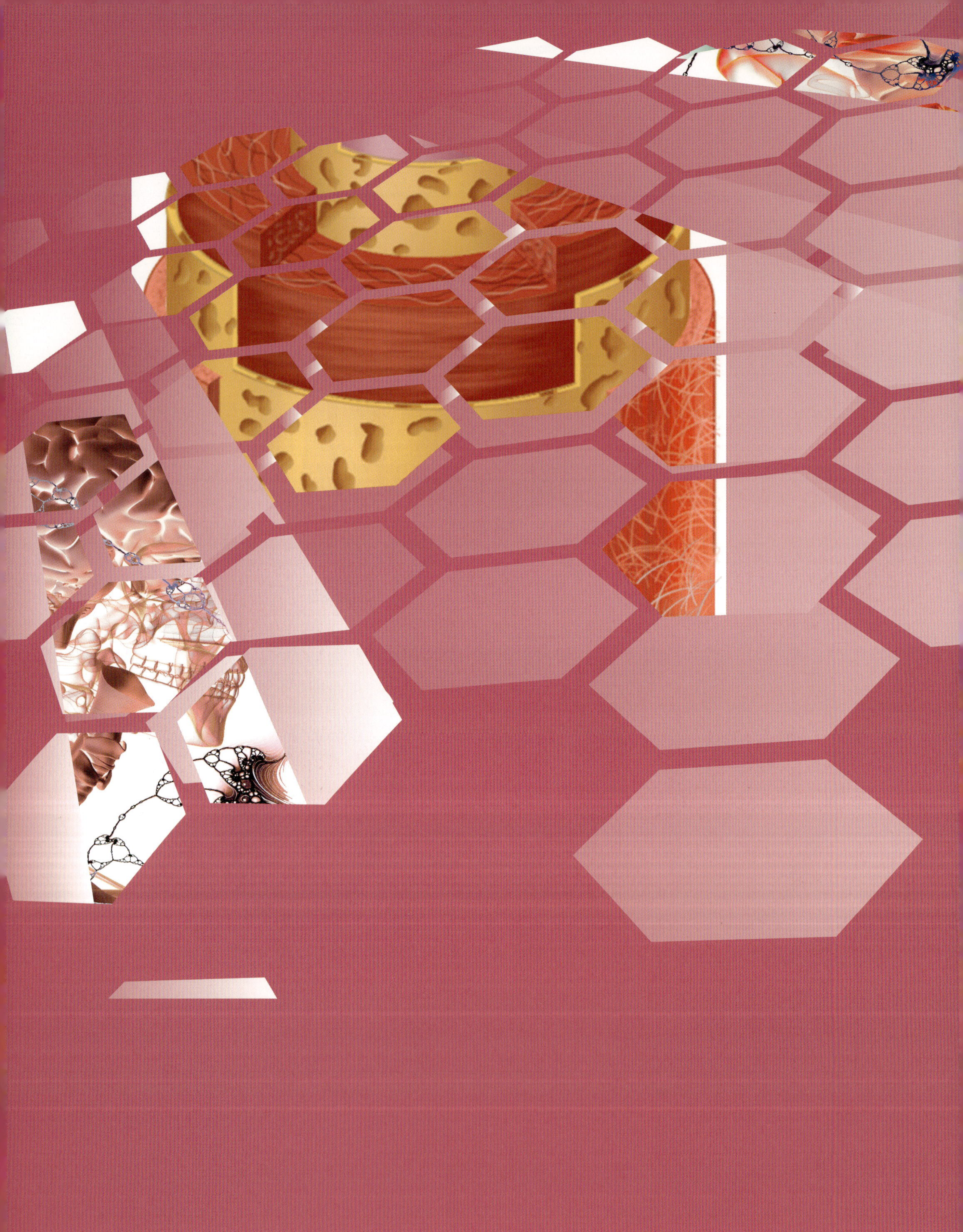

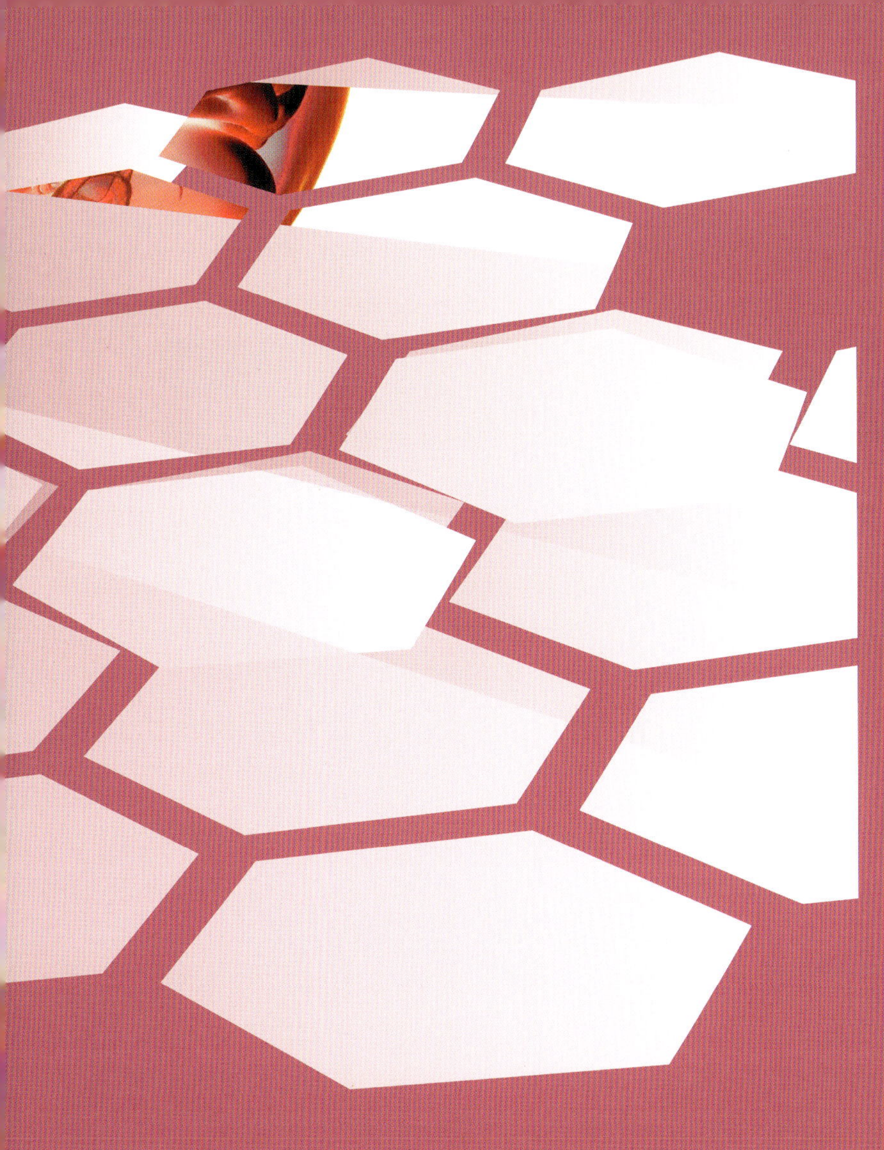

Chapter 11

심장혈관계통

1. 심장

세포가 체액에 용해되어 있는 산소·수분·영양분 등을 사용하고 나면 계속해서 보충해야 한다. 세포가 버린 노폐물을 계속해서 제거하려면 운송수단이 필요한데, 그러한 운송수단을 제공하는 것이 심장혈관계통이다.

심장은 혈관으로 구성된 폐쇄회로에서 혈액이 계속해서 움직일 수 있도록 펌프 역할을 하는 기관이다. 심장의 기능과 구조를 먼저 공부한 다음에 혈관과 혈류의 흐름에 대하여 알아보기로 하자.

심장의 구조

심장(heart)은 가슴세로칸 아랫부분 두 허파 사이에 있고, 가슴속공간을 좌우로 나누었을 때 심장의 약 2/3는 왼쪽에, 나머지 1/3은 오른쪽에 있다. 심장은 크기와 모양이 꽉 쥔 주먹과 비슷하고, 심장 앞에는 복장뼈, 뒤에는 등뼈가 있다.

심장은 근육으로 만들어진 속이 빈 기관으로 한 개의 칸막이가 심장을 왼쪽과 오른쪽으로 나누고, **방실판막**(atrioventricular valve)이 심방과 심실로 나눈다.

위쪽에 있는 2개의 공간을 **심방**(atrium), 아래쪽에 있는 2개의 공간을 **심실**(ventricle)이라고 한다. 심방은 심실보다 작고, 벽이 얇으며, 근육도 적다. 심방에는 정

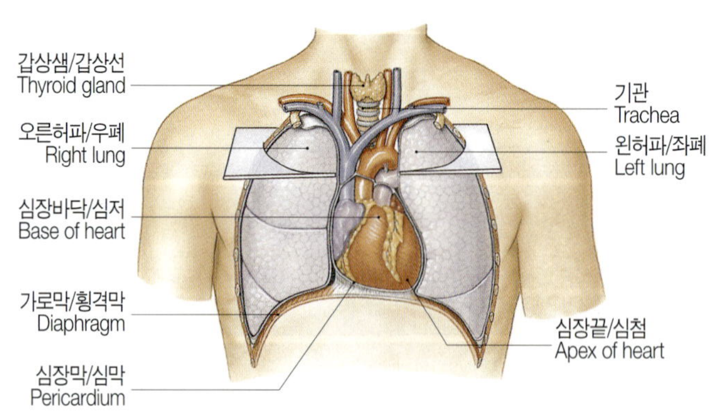

그림 11-1

심장의 위치

맥혈이 들어오기 때문에 심방을 수납실이라 하고, 심실은 혈액이 동맥쪽으로 나가도록 펌프질을 하기 때문에 배출실이라고도 한다.

심장 안에 있는 공간은 대단히 부드럽고 얇은 조직으로 된 막이 속벽을 이루고 있는데, 이 막을 **심장속막**(endocardium)이라고 한다. 심장을 덮개와 같이 덮어 싸고 있는 막을 **심장막**(pericardium)이라 하는데, 심장막은 내장쪽심장막과 벽쪽심장막의 두 층으로 구성되어 있다. 심장막의 두 층 사이에는 심장막액이 필름처럼 얇게 들어 있어서 심장이 박동할 때 윤활유 역할을 하므로 서로 마찰 없이 미끄러질 수 있다.

심장의 기능과 판막의 역할

심장은 혈액을 온몸으로 분배해주는 펌프 역할을 한다. 심장이 수축하는 시기를 **수축기**(systole)라 하고, 심장이 이완하는 시기를 **확장기**(diastole)라 한다.

심장이 박동할 때에는 심방이 먼저 수축하여 혈액을 심실로 강제로 보내고, 심실이 혈액으로 가득 채워지면 심실이 수축하여 혈액을 심실 밖으로 밀어낸다. 심장 펌프작용의 효율을 높이려면 무엇보다도 근육섬유가 규칙적으로 수축해야 하고, 그 다음에는 혈류의 방향을 적절하게 조절해야 한다. 이러한 역할을 담당하는 것이 심실의 입구와 출구에 있는 4개의 **판막**(valve)이다.

심방과 심실을 분리하는 두 개의 판막을 **방실판막**(atrioventricular valve)이라고 한다. 왼심방과 왼심실 사이에 있는 방실판막을 **이첨판막**(bicuspid valve) 또는 **승모판막**(mitral valve)이라 하고, 오른심방과 오른심실 사이에 있는 방실판막을 **삼첨판막**(tricuspid valve)이라고 한다. 방실판막은 심실이 수축할 때 혈액이 심방쪽으로 역류하는 것을 방지하는 역할을 한다.

심실과 대동맥 사이에는 **반달판막**(semilunar valve)이 있다. **대동맥**(aorta)은 심실이 수축할 때 혈액을 심장에서 멀리 보내는 혈관이고, 왼심실과 오른심실이 동시에 수축하므로 **대동맥반달판막**(aortic semilunar valve)과 **허파동맥반달판막**(pulmonary semilunar valve)이 동시에 열리고 닫힌다. 즉 허파동맥반달판막은 혈액이 오른심실을 떠나 허파로 가는 것은 허용하지만 허파동맥에서 오른심실로 역류하는 것은 방지한다. 대동맥반달판막은 대동맥의 시작점에 있고, 혈액이 왼심실을 떠나 대동맥으로 들어가는 것은 허용하지만 대동맥에서 왼심실로 역류하는 것은 방지한다.

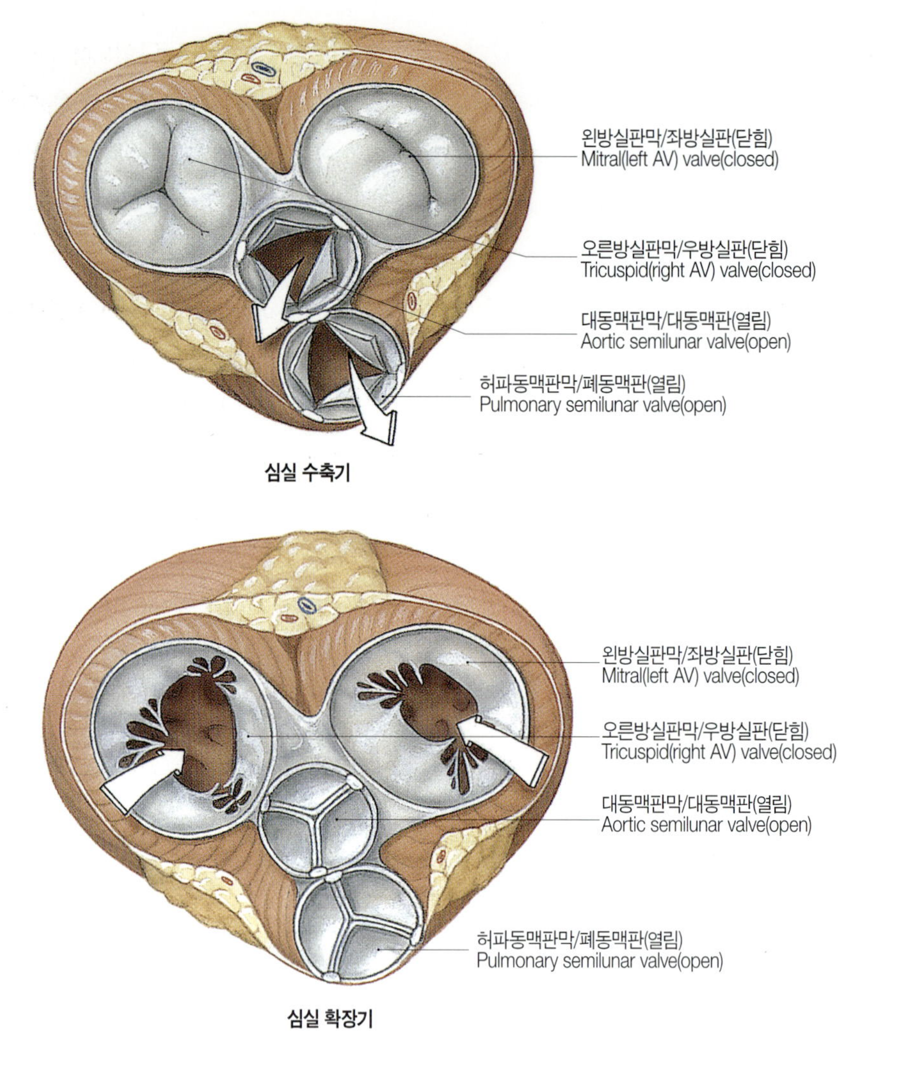

그림 11-2

심장의 판막

심장주기와 자극전도계

심방과 심실의 수축과 확장을 포함한 심장박동이 한 번 완료되는 것을 '**심장주기** (cardiac cycle)'라 하는데, 심박수가 분당 72회인 경우 심장주기는 약 0.8초가 된다. **1회박출량**(stroke volume)은 심장이 한 번 박동하는 동안 심실에서 펌프질되는 혈액의 부피이다. 그것은 심실이 완전히 확장되었을 때의 용적과 심실이 완전히 수축되었을 때의 용적의 차이와 같다.

심박출량(cardiac output)은 1분 동안에 심실에서 뿜어져 나오는 혈액의 부피를

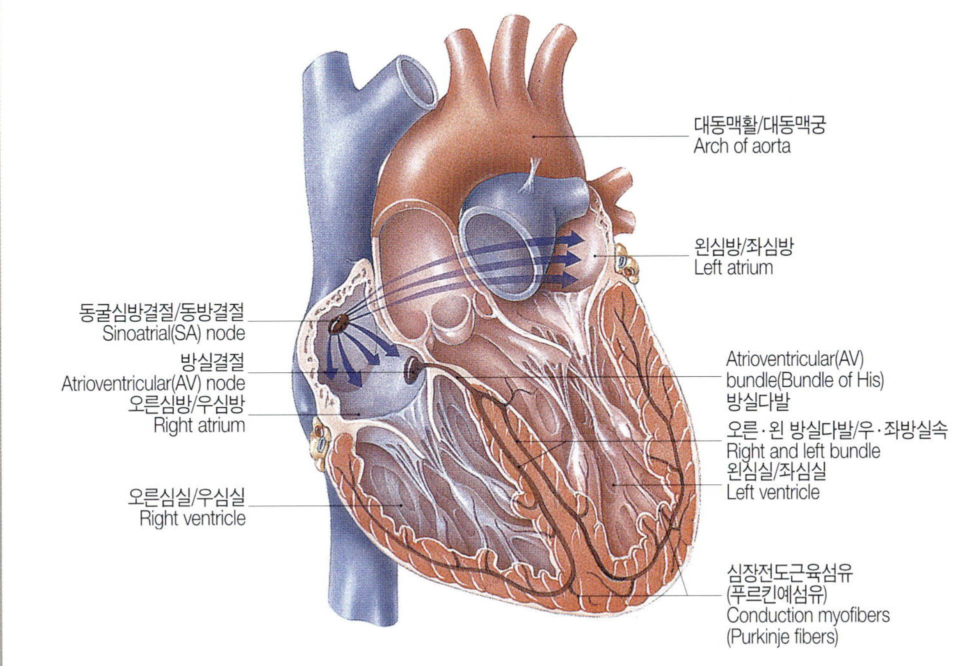

그림 11-3

심장의 자극전도계

말하며, 정상적인 성인의 휴식 시 심박출량은 약 5리터/분이다.

심장의 근육은 고유심장근육과 특수심장근육의 두 종류로 구성되어 있다.

- **고유심장근육** : 심장이 수축과 확장을 반복할 때 힘을 발휘하여 펌프의 역할을 담당하는 근육이다. 심방근육과 심실근육이 고유심장근육에 해당된다.
- **특수심장근육** : 심장의 전기적인 흥분을 심장 전체에 전달하는 역할을 하는 근육이다. 특수심장근육은 흥분의 전도속도가 빠르고, 동굴심방결절에서 만들어진 흥분을 자극전도계를 통해서 신속하게 심장 전체에 전달하는 역할을 한다.

동굴심방결절(sinoatrial node)은 심장의 흥분 타이밍을 조절하는 **페이스메이커**(pace maker) 역할을 한다. 동굴심방결절에서 시작하여 방실결절, 히스다발, 오른방실다발, 왼방실다발, 푸르킨예섬유에 이르는 것이 특수심장근육에 해당된다.

사이판(intercalated disc)이 근육섬유를 전기적으로 한 개의 단위로 묶는 역할을 하여 임펄스가 심장속공간의 전체 벽으로 쉴 새 없이 퍼지기 때문에 두 개의 심방벽과 심실벽이 거의 동시에 수축하게 된다.

심전도

심장전도계통의 특화된 구조체들이 약한 전류를 만들고, 그것이 주위에 있는 체표면으로 퍼져나가는 것을 전극을 통해서 뽑아낸 다음 증폭시켜서 눈으로 볼 수 있도록 그래프로 기록한 것을 **심전도**(electrocardiogram : ECG)라고 한다.

그림 11-4의 각 부분은 다음을 나타낸다.

- P파는 심방이 탈분극될 때 생기는 파동
- QRS복합은 심실이 탈분극될 때 생기는 파동
- T파는 심실이 재분극될 때 생기는 파동
- PR 분절은 심방 전체가 흥분되어 있는 시간
- ST 분절은 심실 전체가 흥분되어 있는 시간
- RR 간격은 심장주기

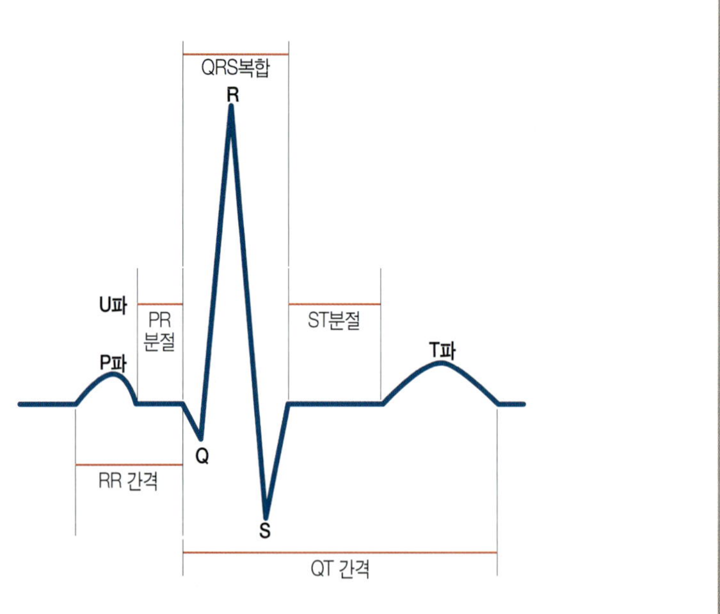

그림 11-4

심전도

심장동맥순환

생명을 유지하기 위해서는 심장이 온몸에 규칙적으로 계속해서 혈액을 펌프질해야 한다. 그러기 위해서는 심장근육에게 영양물질과 산소가 풍부한 동맥혈을 지속적으로 공급해야 하고, 심장근육으로부터 산소와 영양물질이 부족한 정맥혈을 정맥계통으로 돌려보내야 한다.

혈액이 심장근육으로 들어가는 것은 대동맥에서 갈라져 나오는 첫 번째 가지인 오른심장동맥과 왼심장동맥을 통해서 들어가고, 심장동맥으로 들어간 혈액은 심장근육에 있는 모세혈관을 지나서 심장정맥으로 흘러들어간다. 심장정맥은 심장정맥굴로 흘러들어가고, 최종적으로 오른심방으로 흘러들어간다. 그것을 **심장동맥순환** 또는 **관상동맥순환**이라고 한다.

혈관의 종류와 구조

혈액이 심장으로부터 흘러나오는 혈관을 **동맥**(artery), 심장으로 흘러들어가는 혈관을 **정맥**(vein)이라고 한다. 일반적으로 혈관은 심장에서 멀리 떨어져 있을수록 굵기가 가늘어지고, 굵기에 따라 대동(정)맥, 동(정)맥, 세동(정)맥으로 구분한다.

세동맥과 세정맥 사이에 있는 혈관을 **모세혈관**(capillary)이라 하고, 모세혈관바탕에서 혈액과 세포를 둘러싸고 있는 조직액 사이에 영양물질과 호흡가스의 교환이 이루어진다.

그림 11-5에서 볼 수 있는 것처럼 동맥과 정맥의 가장 바깥에 있는 막을 **혈관바깥막**이라 하며, 혈압 때문에 혈관이 터지지 않도록 결합조직섬유로 되어 있다. 중간에 있는 막인 **혈관중간막**에는 민무늬근육 조직이 있는데, 이 근육막은 정맥보다 동맥에서 훨씬 두껍다.

혈관의 가장 안쪽에 있는 막은 **혈관속막**이라 한다. 혈관속막은 편평상피세포로 되어 있는 단층구조이며, 심장혈관계통 전체의 속면을 이룬다. 정맥에는 동맥에서는 볼 수 없는 독특한 구조가 있는데, 그것이 혈액의 역류를 방지하는 **일방판막**(one-way valve)이다.

모세혈관은 너무 미세해서 현미경으로만 볼 수 있다. 그림 11-6에서 볼 수 있는 것처럼 단 한 장의 얇은 혈관속막으로 구성되어 있어서 글루코스, 산소, 노폐물과 같은 물질이 빠르게 통과할 수 있다. **모세혈관이전조임근**(precapillary sphincter)이라는 민무늬근육세포가 모세혈관으로 들어가는 입구를 보호하고, 모세혈관에 들어가는 혈액의 양을 조절한다.

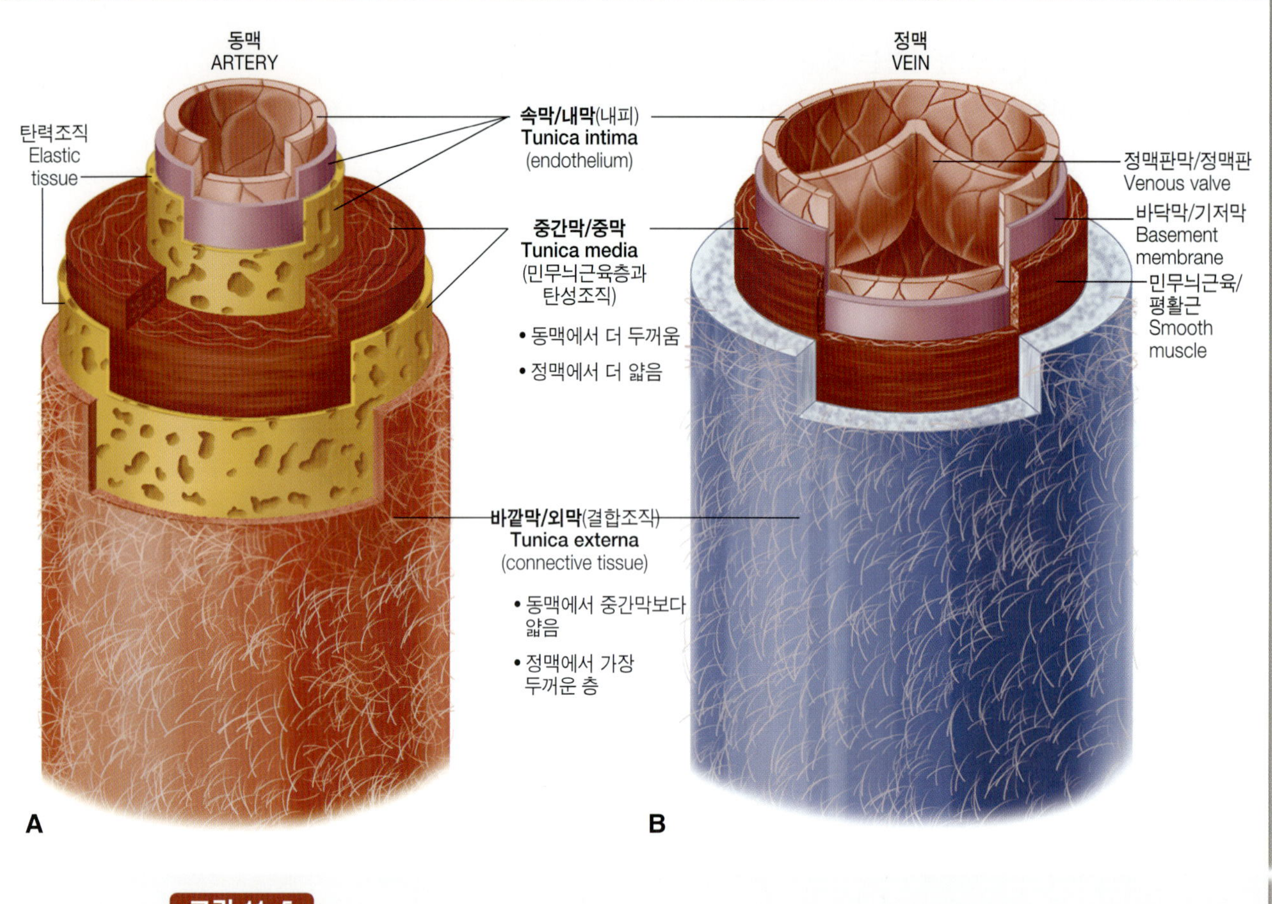

그림 11-5

혈관의 구조

그림 11-6

모세혈관

3. 혈액의 순환

혈액이 허파회로를 이루도록 배열된 혈관을 따라 흐르는 것을 혈액이 순환한다고 한다. 그림 11-7은 우리의 몸 안에서 혈액이 순환하는 것을 아주 간략하게 그린 모식도이다. **혈액순환**은 온몸순환, 허파순환, 간문맥순환, 심장동맥순환으로 나뉘는데, 심장동맥순환은 이미 설명하였고 나머지 혈액순환은 다음과 같다.

- **온몸순환** : 심장의 왼심실에서 나온 혈액이 머리를 거쳐서 오른심방으로 들어가는 순환 + 심장의 왼심실에서 나온 혈액이 콩팥을 거쳐서 오른심방으로 들

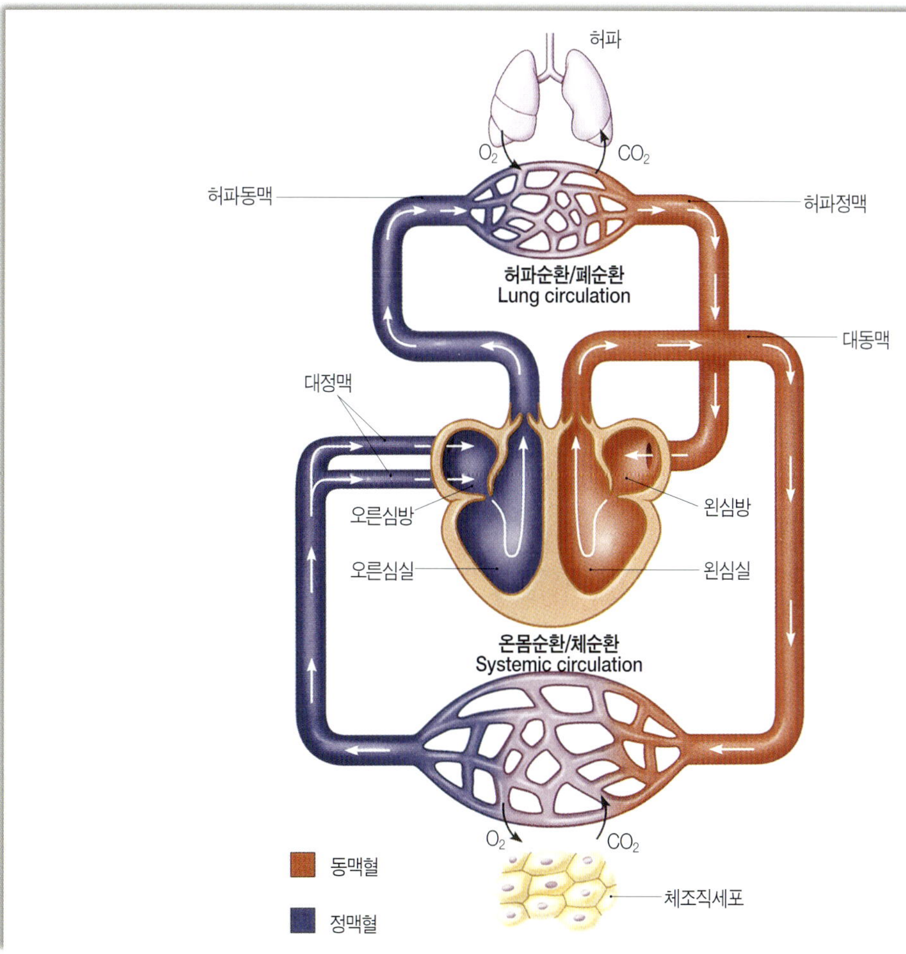

그림 11-7

혈액순환 모식도

어가는 순환 + 심장의 왼심실에서 나온 혈액이 몸을 거쳐서 오른심방으로 들어가는 순환이다. 전신의 각 기관에 산소와 영양분을 공급하고, 이산화탄소와 노폐물을 수거하는 역할을 한다.

● **허파순환** : 심장의 오른심실에서 나온 혈액이 허파를 거쳐서 왼심방으로 들어가는 순환이다. 전신에서 수거한 이산화탄소를 허파로 보내서 산소와 교환하는 역할을 한다.

● **간문맥순환** : 심장의 왼심실에서 나온 혈액이 소화기를 거친 다음 간문맥을 통

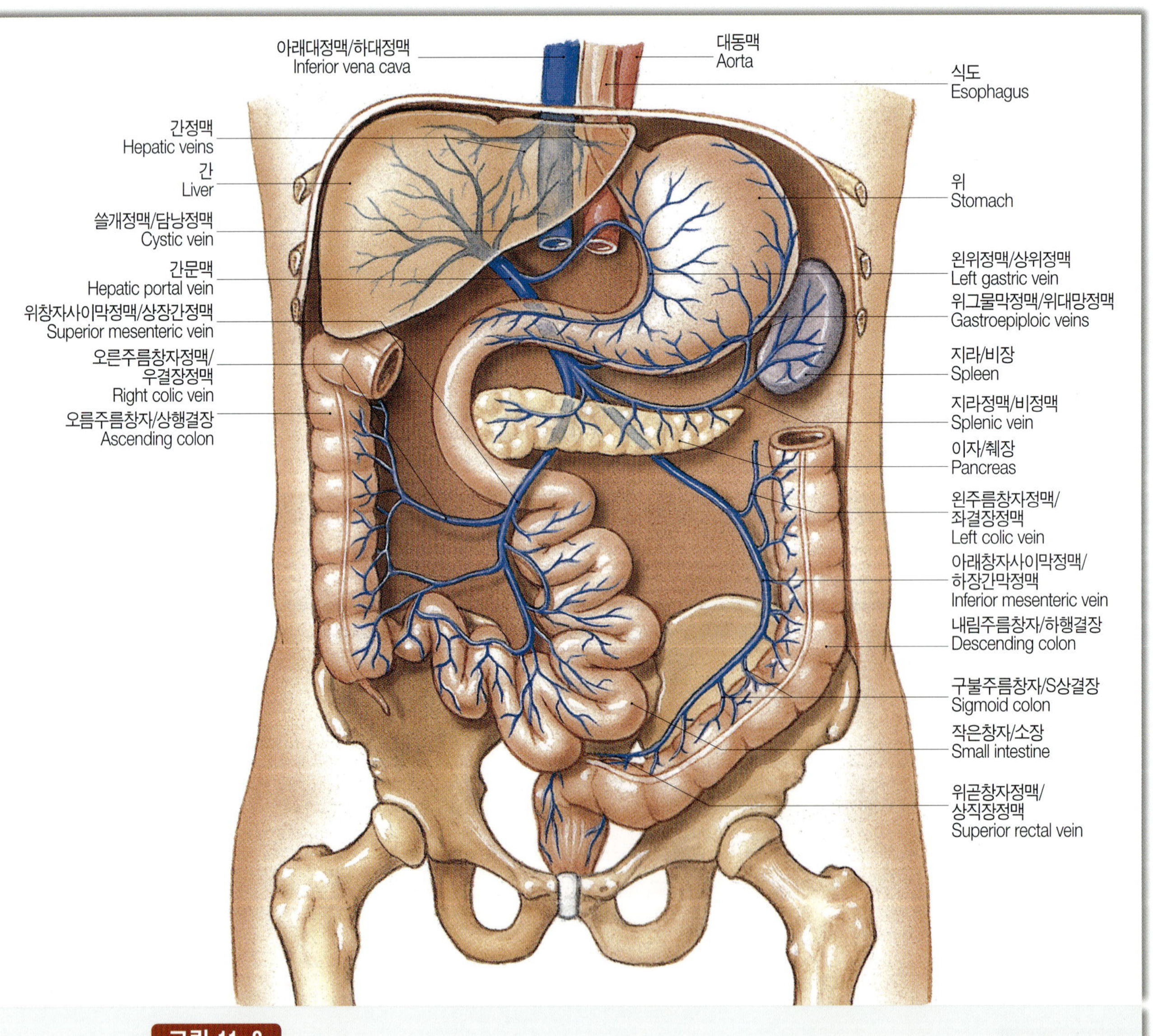

그림 11-8

간문맥순환

해서 간으로 들어갔다가 오른심방으로 들어가는 순환이다. 소화기관에서 흡수한 영양분 중 일부를 간에 저장하기도 하고, 간에 저장되어 있던 영양분 중에서 필요한 것을 혈액 안으로 흡수해서 기관과 조직으로 보내는 역할을 한다.

● **태아순환** : 어린 아기가 엄마의 뱃속에 있을 때에는 태반을 통해서 엄마로부터 영양분과 산소를 공급받고 이산화탄소와 노폐물을 버린다. 그러므로 태아의 혈액순환은 성인의 혈액순환과 그 경로가 다르다.

- 태반에서 배꼽을 거쳐서 아기의 심장으로 향하는 배꼽정맥이 있다. 배꼽정맥에는 산소와 영양분이 풍부한 혈액이 흐르고 있지만 심장을 향해서 혈액이 흐르기 때문에 정맥이라고 한다.
- 아기의 심장에서 태반으로 가는 배꼽동맥이 있다. 배꼽동맥에는 이산화탄소와 노폐물이 많은 혈액이 흐르고 있다.
- 아기가 스스로 숨을 쉬지 않기 때문에 허파순환이 필요 없으므로 허파동맥을 대동맥과 직접 연결하는 동맥관이 있다.
- 아기의 오른심방과 왼심방을 직접 연결하는 타원구멍이 있다.
- 아기는 음식물을 소화 · 흡수하지 않기 때문에 간문맥순환이 거의 필요 없으므로 간을 통과하지 않고 간문맥과 대정맥을 직접 연결하는 정맥관이 있다.

아기가 태어나면 태아 때 갖고 있던 특수한 혈관(배꼽동맥과 배꼽정맥)과 선로변환기 역할을 했던 구조체들(동맥관, 정맥관, 타원구멍)의 기능이 빠르게 쇠퇴된다.

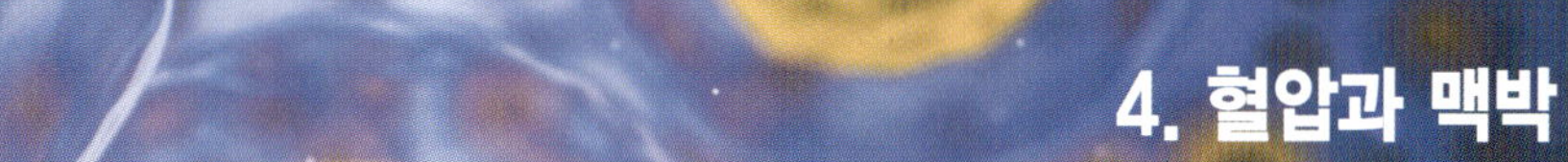

혈압

혈액이 혈관벽을 눌러서 혈관 밖으로 뛰쳐나가려고 하는 힘을 **혈압**(blood pressure)이라고 한다. 심실이 수축했을 때의 혈압을 **수축기혈압**(최고혈압), 심실이 확장되었을 때의 혈압을 **확장기혈압**(최저혈압)이라 한다. 정상적인 성인의 안정 시 수축기혈압은 약 120mmHg이고 확장기혈압은 약 80mmHg인데, 나이가 들수록 상승한다.

수축기혈압과 확장기혈압의 차이를 **맥압**(pulse pressure)이라 하고, 심장이 1회

수축했다가 확장되는 동안 혈압의 평균치를 **평균혈압**이라고 한다.

혈압은 모든 혈관에서 측정할 수 있는데, 대동맥에서 가장 높고 대정맥에서 가장 낮다. 혈관 내의 혈압에 따라 그래프를 그리면 그림 11-9와 같이 언덕처럼 생겼다. 그래서 혈액이 대동맥에서 대정맥쪽으로 흐른다. 어떤 원인에 의해서 동맥과 정맥 사이에 혈압 차이가 없어지게 되면 혈액이 흐르지 않게 되어서 사망하게 된다.

혈압을 변화시키는 요인에는 혈액량, 심장의 수축력, 심박수, 혈액의 점도 등이 있다. 혈압이 생기는 직접적인 원인은 혈관 내에 있는 혈액의 양이다. 동맥혈관 안에 혈액의 양이 많을수록 동맥혈관 벽에 더 많은 압력을 가해서 동맥혈압이 높아진다. 이와 같은 혈액량과 혈압의 관계를 잘 나타내주는 것이 출혈이다. 출혈이 발생하면 혈액의 양이 감소하고, 혈액의 양이 감소하면 혈압이 낮아진다.

심장의 수축력은 심박출량에 영향을 주고, 결과적으로 혈압에도 영향을 미친다. 왼심실이 수축하는 힘이 강할수록 더 많은 양의 혈액을 대동맥으로 펌프질한다. 심박수가 빨라지면 더 많은 양의 혈액이 대동맥으로 들어가고, 그러면 혈액량이 많아

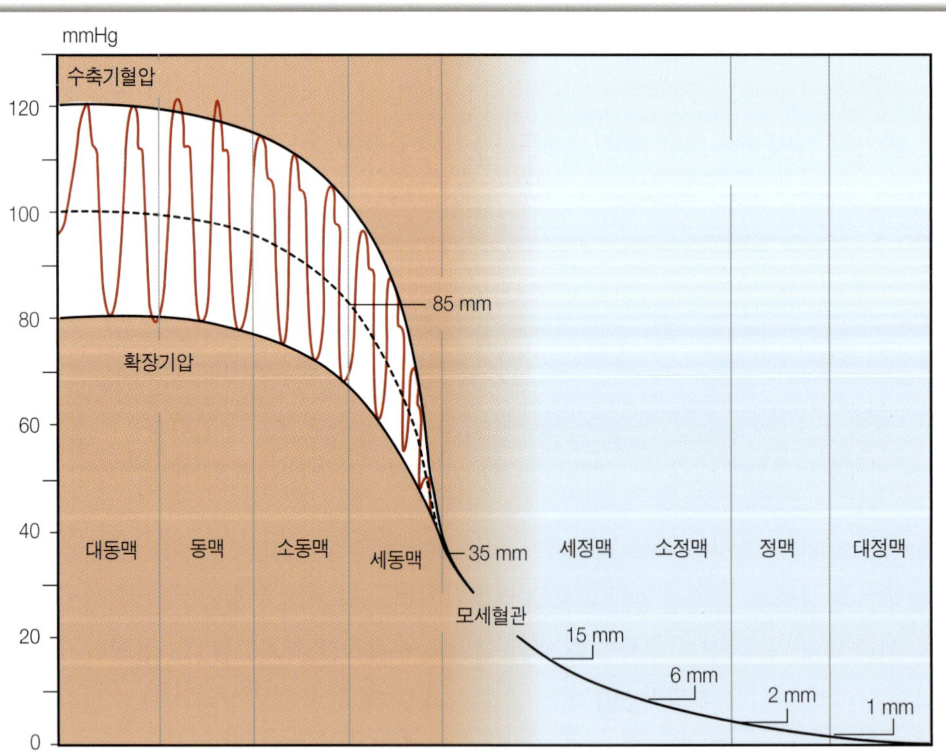

그림 11-9

혈관 내 혈압에 따른 그래프

져서 결국 혈압이 증가하리라는 것을 짐작할 수 있을 것이다.

이러한 논리는 심박수가 증가하더라도 1회박출량이 감소하지 않을 때만 성립된다. 그러나 실제로는 심박수가 증가하면 왼심실이 빠르게 수축하여 왼심실 안에 혈액을 채울 수 있는 시간이 짧아지기 때문에 1회박출량이 감소하는 경우가 많다.

혈압과 관련해서 생각해야 할 또 다른 요인으로 혈액의 점도가 있다. 혈액의 점도가 정상보다 낮아지면 사이질액이 혈액으로 들어가 혈액을 희석시켜서 혈액의 점도가 낮아지고, 혈액의 점도가 낮아지면 혈압도 낮아진다.

혈관에서 혈액이 흐르는 것을 방해 하는 힘을 **말초혈관 저항**이라고 한다. 예를 들어 혈액의 점도가 낮으면 혈관을 통해서 혈액이 흐르기 쉽기 때문에 말초혈관 저항이 낮아진다.

말초혈관 저항에 영향을 미치는 또 다른 요인은 혈관벽에 있는 근육의 긴장이다. 혈관벽의 민무늬근육이 이완되면 말초혈관저항이 낮아지고, 그러면 혈압도 낮아지게 된다.

맥박

심장의 박동이 파동처럼 혈관벽을 따라서 말초동맥까지 전달되는 것을 **맥박**(pulse)이라고 한다. 맥박은 단단한 뼈 위의 피부 가까이에 있는 동맥에 손가락을 대면 쉽게 느낄 수가 있다.

맥박은 심박수·심장의 수축력·심장박동의 리듬 등에 대한 정보를 제공하고, 위험성이나 불편함이 거의 없이 쉽게 측정할 수 있기 때문에 진단에 자주 이용된다. 9개의 중요한 진맥점이 있는데, 진맥점의 이름은 맥박이 느껴지는 동맥의 이름에 따라 붙인다. 예를 들어 온목동맥, 노동맥, 발등동맥이 중요한 진맥점이다.

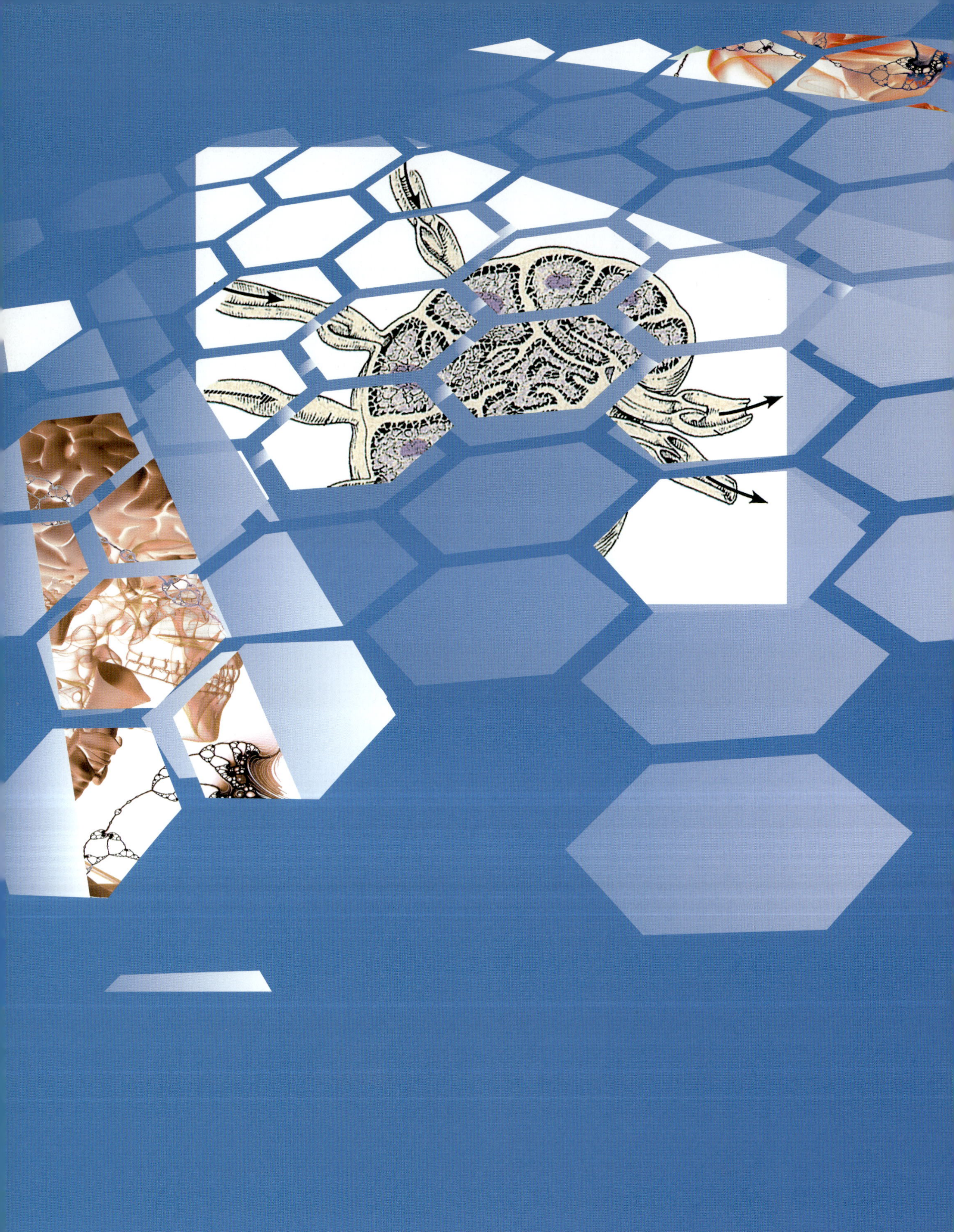

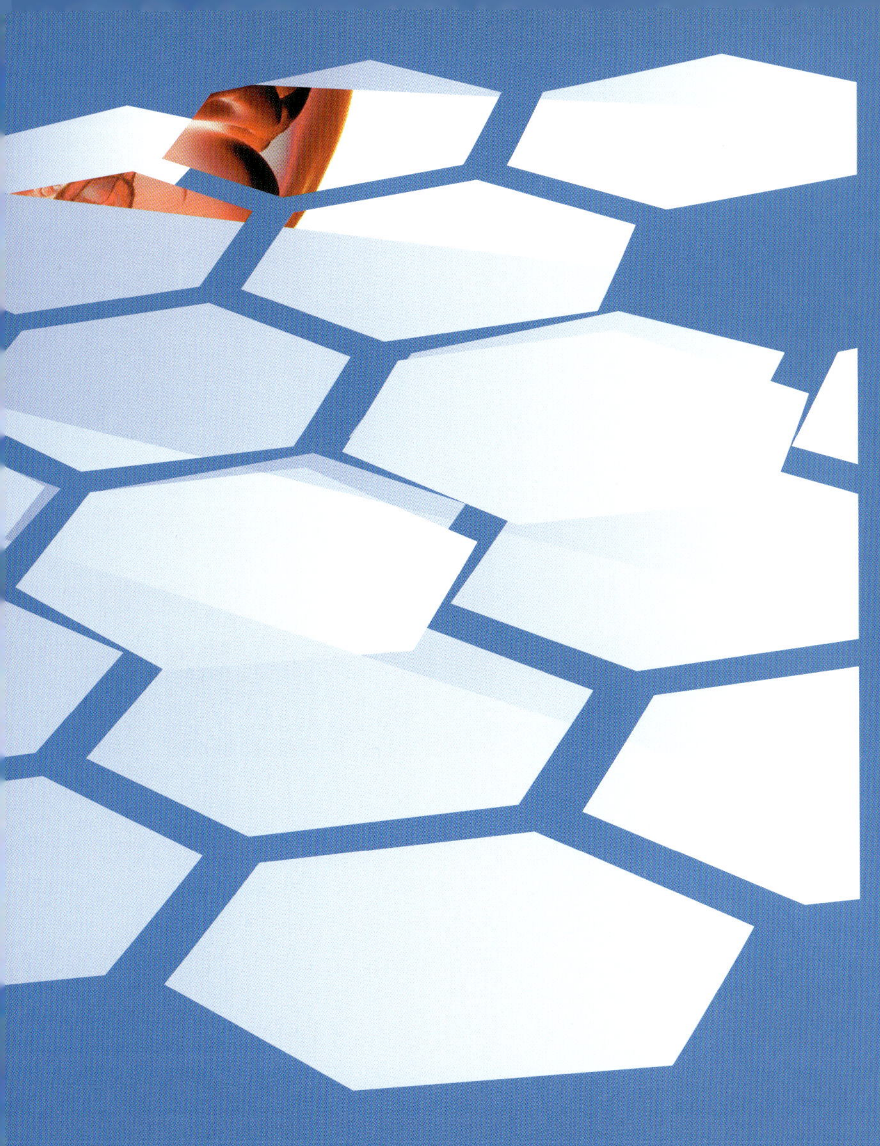

Chapter 12

면역계통

우리는 날마다 해로운 독성 물질, 병을 일으키는 박테리아, 암을 유발시키는 침입자들과 마주치며 살아가고 있다. 그러한 생물학적 적들로부터 우리 몸을 보호해주고 있는 계통을 **면역계통**(immune system)이라고 한다.

면역계통에는 특별한 구조체를 가지고 있는 림프계통이 있고, 특별한 기능을 가지고 있는 면역계통의 세포와 분자들이 있다.

1. 림프계통

림프계통(lymphatic system)은 심장혈관계통의 일부라고 해도 될 수 있을 정도로 기능과 구조가 비슷하다. 혈액이 산소·영양분·이산화탄소·노폐물 등을 운반하는 역할을 하는 데 반하여, 림프계통은 죽은 세균이나 죽은 세포 조각을 운반하는 역할을 한다.

심장혈관계통에는 심장이라는 펌프가 있기 때문에 동맥혈관을 통해서 조직으로 보내고 정맥혈관을 통해서 조직으로부터 수거해온다. 그러나 림프계통은 펌프가 없기 때문에 (정맥)림프관을 통해서 수거해오는 역할만 할 수 있고, 수거해온 것을 체외로 버리기 위해서는 결국에 정맥의 힘을 빌릴 수밖에 없다.

모세혈관과 모세림프관

심장혈관계통을 공부할 때 "모세혈관바탕에서 혈액과 세포를 둘러싸고 있는 조직액 사이에 영양물질과 호흡가스의 교환이 이루어진다."고 배웠다. 그 말은 다음과 같이 설명할 수 있다.

- 모세혈관의 막과 세포의 막은 그물처럼 엉성한 재질로 만들어져 있어서 물질들이 드나들 수 있는 구조이다.
- 모세혈관 안에 많이 있는 산소와 영양분은 막을 뚫고 사이질액으로 나오고,
- 세포 안에 많이 있는 이산화탄소와 노폐물은 막을 뚫고 사이질액으로 나온다.
- 산소와 영양분은 세포의 막 안으로 들어가고,
- 이산화탄소와 노폐물은 모세혈관으로 들어간다.

그림 12-1에서 볼 수 있는 것처럼 모세혈관이 있는 곳에 모세혈관만 있는 것이 아니라 **모세림프관**(lymphatic capillary)도 함께 있다. 그런데 모세림프관은 모세혈관이나 세포의 막보다 더 엉성하게 만들어져 있어서 모세혈관이나 세포의 막 안으

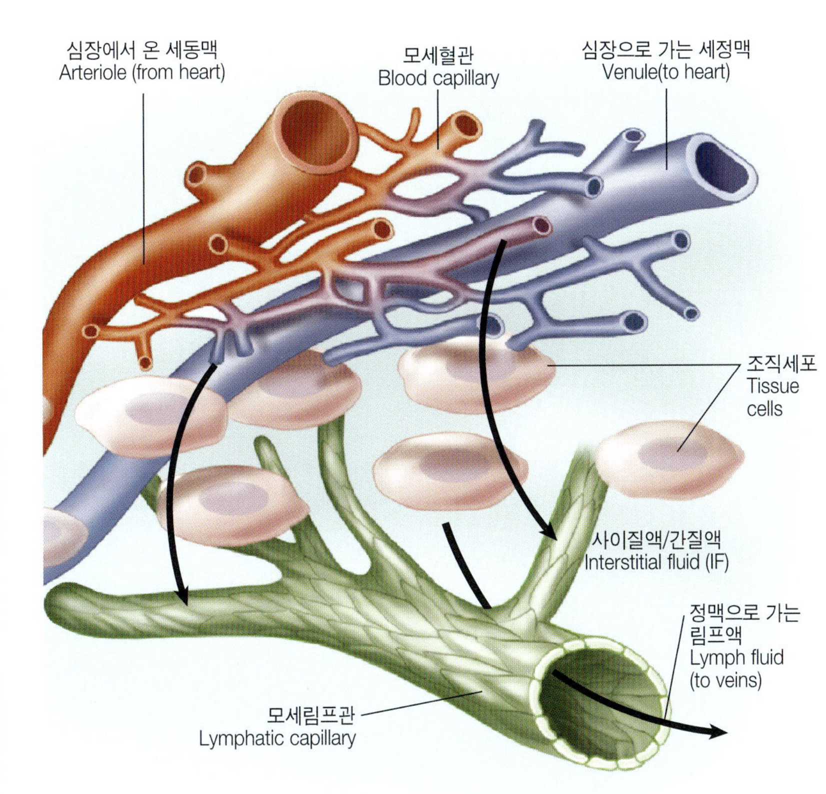

그림 12-1

모세림프관

로 들어가기 어려운 물질도 들어갈 수 있다.

사이질액이나 세포조각(단백질)같이 크기가 커서 모세혈관 안으로 흡수되지 못하는 물질들은 모세림프관 안으로 흡수되는데, 그것을 '**림프액**(lymph fluid)'이라고 한다. 림프액은 더러운 물질이기 때문에 림프액이 병을 다른 부위로 옮기는 경우가 많다.

림프관

모세림프관을 통과한 림프액은 점점 큰 **림프관**(lymphatic vessel)으로 이동하는데, 이들을 **림프세정맥**(lymphatic venule)과 **림프정맥**(lymphatic vein)이라고 한다. 림프관은 최종적으로 오른림프관과 가슴림프관이라는 큰 림프관을 통해서 목 부위에 있는 빗장아래정맥(빗장밑정맥)으로 들어가서 정맥혈과 합류한다.

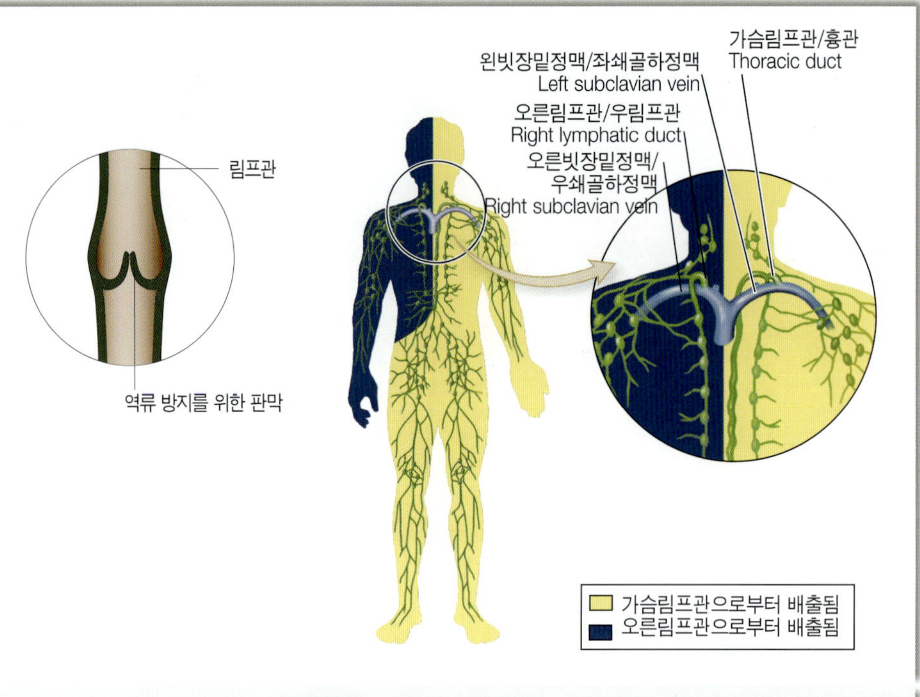

그림 12-2

림프관의 구조와 림프액

림프액은 림프관을 따라 한 방향으로만 이동하고, 같은 림프관을 통해서 순환하지 않는다. 림프관에는 림프의 일방통행을 유지하기 위해서 판막이 있다. 림프관 주위에 있는 근육이 수축하면 심장에서 먼쪽에 있는 판막은 닫히고 몸쪽에 있는 판막은 열리기 때문에 림프액이 심장 가까이로 이동하게 된다.

림프절

림프액이 림프관을 따라서 심장쪽으로 이동하는 중간중간에 있는 방울같이 생긴 조직을 '**림프절**(lymph nose)'이라고 한다. 림프절은 크기가 수 mm에서 2cm 정도인 것도 있다. 대부분의 림프절은 특정 지역에 무리를 지어 몰려 있고, 1개씩 따로 떨어져 있는 림프절은 많지 않다.

림프절은 전신에 분포하는 면역기관의 일종으로, 내부에 림프구와 백혈구가 들어 있다. 각 림프절은 림프관에 의해 서로 연결되어 있고, 림프액이 **들림프관**(afferent lymphatic vessel)을 통해서 림프절 안으로 들어오고, **날림프관**(efferent lymphatic vessel)을 통해서 림프절 밖으로 나간다.

그림 12-3에서 볼 수 있는 바와 같이 림프절은 가장 바깥벽이 피막으로 되어 있

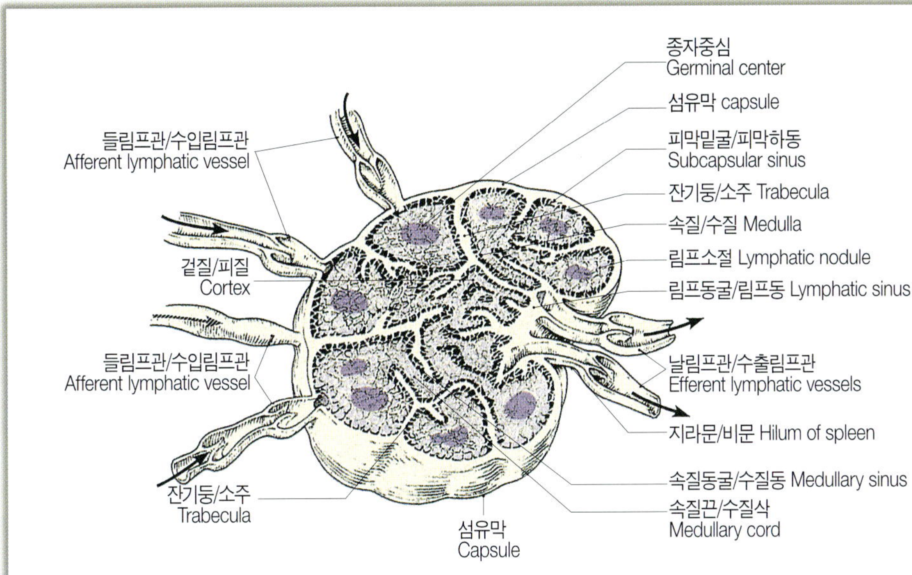

그림 12-3

림프절의 구조

고, 안쪽에는 가느다란 망으로 되어 있어 림프액을 걸러낼 수 있는 **림프굴**(그림에서 겉질굴과 속질굴)과 림프구가 모여 있는 **림프소절**(lymphatic nodule)로 구성되어 있다. 피막은 바깥막과 속막으로 구성되어 있으며, 바깥막에는 B세포가, 속막에는 T세포가 주로 위치한다.

림프굴은 여과 작용을 통해서 각종 세균이나 이물질을 걸러내고, 이후 큰포식세포의 식균작용을 거쳐 항원을 제거하고 항체 생산에 관여한다.

림프소절 안에는 **종자중심**(germinal center)이라는 주머니가 있는데, 이 안에서 B세포가 성숙하여 항체를 생산할 수 있는 세포로 변한다.

림프기관

면역세포들이 모여서 만들어진 조직을 **림프조직**(lymphatic tissue) 또는 **림프기관**(lymphatic organ)이라 한다. 항원제시 세포와 림프구의 상호작용에 의해 면역 반응을 유도하고, 면역세포의 분화와 성숙에 필요한 세포 상호작용이 일어나는 곳이다.

계속해서 없어지는 면역세포를 보충하기 위해 새로운 면역세포를 만드는 조직을 **1차 림프기관**이라 하고, 면역반응이 일어나는 데 필요한 조직을 **2차 림프기관**이라고 한다. 1차 림프기관에는 뼈속질과 가슴샘(흉선)이 있고, 2차 림프기관에는 림프절, 지라, 막창자(막창자꼬리), 편도, 지라(비장) 등이 있다.

- **가슴샘**(thymus) : 가슴샘은 가슴의 세로막 안에 있는 작은 림프기관으로 림프구가 그물 모양으로 짜여 있다. 태어나기 전에는 가슴샘이 림프구의 근원이고, 태어난 다음에는 T세포가 성장·발달하는 데 아주 중요한 역할을 한다. 가슴샘의 기능은 어렸을 때 거의 다 수행하는데, 사춘기 때 가장 크다. 사춘기 이후에는 가슴샘이 지방과 결합조직으로 점차 대체되어 60세가 되면 반 정도로 줄어들고, 80세 정도가 되면 사실상 소멸된다.
- **편도**(tonsil) : 목구멍 뒤 입안의 점막 아래 보호링 안에 있고, 코와 입으로 들어오는 박테리아에 대항하여 그 부위를 보호한다. 목구멍편도, 인두편도, 혀편도가 있다.
- **지라**(spleeen) : 인체에서 가장 큰 림프조직으로 배속공간의 왼쪽윗부분에 있다. 지라에는 혈액이 풍부하여 500ml 이상의 혈액이 들어 있을 수도 있다. 지라로 들어간 혈액은 여과작용 또는 포식작용으로 박테리아나 이물질을 제거하고, 오래된 적혈구를 파괴하며, 혈액 저장소의 역할도 한다.

2. 면역계통의 기능

체내에 침범해 들어온 병원미생물, 신체로 옮겨진 이물질, 체내에 있던 세포가 악성 또는 암으로 변한 것 등으로부터 신체를 보호하는 방어계통 전체를 **면역계통**(immune system)이라고 한다.

면역계통의 기능은 단순히 몇 개의 기관이 모여서 함께 작용하는 것이 아니라 많은 기관과 수십억 개의 자유롭게 움직이는 세포, 자유롭게 떠다니는 수조 개의 분자들에 의해서 이루어지는 상호작용이다.

비특이면역

비특이면역(nonspecific immunity)은 내부환경을 위협하는 자극적이고 비정상적인 물질을 공격하여 일반적인 방어를 하는 것이다. 인간은 비특이면역을 가지고 태어나기 때문에 비특이면역을 '**선천면역**(innate immunity)'이라고도 한다.

피부와 점막이 박테리아나 해로운 화학물질이 체 내로 들어오는 것을 막아주는 물리적인 장애물 역할을 하고, 눈물이 눈에 들어오는 해로운 물질을 씻어내고, 점액이 호흡숨을 통해서 들어오는 먼지를 붙잡아서 들어가지 못하게 붙잡고, 백혈구가 박테리아를 잡아먹는 것 등이 모두 비특이면역이다.

　　염증반응(inflammatory response)은 자주 일어나는 비특이면역 반응의 한 종류이다. 박테리아가 조직을 손상시키면 어떤 면역세포에서는 염증유발 인자를 방출하고, 어떤 매개체는 그 부위로 백혈구를 끌어들이고, 어떤 매개체는 열이 나거나 붉어지거나 통증이 있거나 부어오르는 등 염증을 발생시킨다. 이러한 증후들이 나타나면 해당 부위에 혈류가 증가(붉어짐)하고, 혈관의 투과성이 증가한다. 그러면 포식작용을 하는 백혈구가 조직 안으로 들어가서 박테리아를 잡아먹는다.

특이면역

　　특정한 종류의 미생물이나 독성 물질의 위협에 대하여 특수한 방어를 하는 것을 **특이면역**(specific immunity)이라고 한다. 특이면역에는 특정한 해로운 물질이나 박테리아를 인식하고 반응하는 것과 반응하는 방법을 기억하는 것이 모두 포함된다. 특이면역은 새롭게 부딪친 '적'에 적응하는 것이기 때문에 **적응면역**(adaptative immune response)'이라고도 한다.

　　특이면역에서는 인체가 특정 박테리아나 바이러스의 공격을 처음으로 받았을 때 그것을 파괴하기 위해 싸우는 과정에서 질병 증상이 나타난다. 그러나 인체가 같은 위협물질에 두 번째로 노출되었을 때는 기억되어 있는 반응방법에 의해서 빨리 파괴해버리기 때문에 심한 증상이 나타나지 않는다. 이것을 그 사람이 해당되는 병에 대해서 "**면역력이 있다**"고 한다.

　　특이면역은 인체가 해로운 물질에 노출된 원인에 따라서 자연면역과 인공면역으로 나눌 수도 있다. 일상생활 중에 자연스럽게 질병을 일으키는 물질에 노출되어서 면역력이 생긴 경우를 **자연면역**(natural immunity)이라 하고, 예방접종처럼 의도적으로 질병을 일으키는 물질에 노출시켜서 면역력이 생긴 것을 **인공면역**(artificial immunity)이라고 한다.

　　면역을 **능동면역**(active immunity)과 **수동면역**(passive immunity)으로 나눌 수도 있다. 자신의 면역계통이 항원에 대하여 반응함으로써 만들어진 면역을 능동면역이고, 다른 사람 또는 동물이 가지고 있던 면역력을 옮겨 받아서 면역력을 갖게 되는 것을 수동면역이라고 한다. 엄마의 면역력이 젖을 통해서 아기에게 옮겨지는 것이 대표적인 수동면역이다.

3. 면역계통의 분자

면역계통은 적당한 양의 방어단백질분자와 방어세포가 있기 때문에 제 역할을 할 수 있다. 면역계통의 기능에 결정적인 역할을 하는 방어단백질분자를 '**항체**(antibody)' 또는 '**도움체단백질**(complement protein)'이라고 한다.

항체

항체는 체내에 정상적으로 있는 단백질분자이다. 항체분자를 식별할 수 있는 특징은 결합부위라고 부르는 오목하게 들어간 부위가 표면에 있다는 것과 항원이라고 하는 특정한 단백질분자와 결합할 수 있는 능력이 있다는 것이다.

모든 항원은 단백질분자이고, 그 분자 표면에는 특정한 항체의 표면에 있는 결합부위에 딱 들어맞는(마치 열쇠가 특정한 자물쇠에 딱 들어맞는 것처럼) 독특한 모양이 반드시 있다.

항체는 항원이 인체에 해를 입히지 못하도록 다음과 같은 방법으로 '**체액면역**(humoral immunity)'을 발생시킨다.

① 항체가 특정 항원과 결합해서 **항원-항체복합체**를 만든다.

② 항원이 독성물질이라면 항원-항체복합체의 일부가 독성이 없게 만든다.

③ 항원이 세포의 표막에 붙어 있는 분자라면 항원-항체복합체가 적이 되는 세포를 응집시킨다. 그러면 포식세포들이 삼키거나 소화시켜서 파괴해버린다.

④ 항체의 또 다른 중요한 기능은 포식작용을 촉진시키거나 강화시키는 것이다. 예를 들어 포식작용을 할 대상물에 포식세포가 달라붙는 것을 도와준다.

⑤ 항체가 작용하는 방식 중 가장 중요한 것은 도움체 연쇄반응이다.

- 도움체는 혈액 안에 활성화되지 않은 상태로 정상적으로 존재하고 있는 일단의 단백질효소를 설명하는 용어이다.

- 항체가 항원에 달라붙어서 도움체 결합부위를 노출시키면 도움체단백질이 활성화 된다.

- 도움체단백질이 활성화되면 이물세포를 파괴할 수 있는 고도로 특수화된 단백질이 만들어진다. 이 과정이 일련의 사건이 연속적으로 일어나는 것과 비슷하기 때문에 도움체 연쇄반응이라고 한다.

- 이 과정의 최종 결과는 이물세포 가운데에 구멍을 뚫는 것이다.

- 그 작은 구멍을 통해 나트륨이 세포로 빠르게 확산되어 들어간다.
- 삼투과정에 의해 수분이 들어간다.
- 세포 내부의 삼투압이 증가하면서 터져 죽어버린다.

4. 면역계통의 세포

면역계통에는 포식작용을 하는 **포식세포**(phagocyte)와 항체를 만들어내는 **림프구**(lymphocyte)가 있다.

포식세포

포식세포는 뼈속질에서 만들어져서 혈액을 따라 이동하는 백혈구(호중구와 단핵구)를 말하며, 감염된 부위에서 혈액 밖으로 나와 조직 속으로 들어간다.

호중구는 포식작용을 하지만 조직 속에서 오래 살지 못하고 곧 죽는다. 감염된 부위에서 발견되는 고름은 대부분 호중구가 죽은 것이다. 단핵구가 조직 안으로 들어가서 포식세포로 발달한 것을 '**큰포식세포**(macrophage)'라고 한다. 큰포식세포는 박테리아를 찾아내서 삼켜버리려고 조직 속을 돌아다닌다.

다른 종류의 포식세포로 '**가지세포**(dendritic cell)'가 있다. 가지가 많이 뻗어 있는 가지세포는 뼈속질에서 만들어져서 혈류 안으로 방출된다. 가지세포의 일부는 혈액 안에 남아 있지만, 대부분은 피부 · 호흡기관의 속막 · 소화기관의 속막 등 외부 환경과 접촉하고 있는 조직으로 들어간다.

림프구

림프구는 면역계통에 가장 많은 세포로 항체의 생성에 최종적인 책임을 지고 있다. 림프구에는 **B세포**와 **T세포**가 있다. B세포와 T세포 모두 뼈속질에 있는 **줄기세포**(stem cell)라는 원시세포에서 발생하여 두 단계의 발달 과정을 거쳐서 B세포 또는 T세포가 된다.

B세포

적혈구보다 약간 크거나 비슷하게 보이며, 깨끗한 세포질 내에 크고 또렷한 핵을 가지고 있다.

B세포의 발달 제1단계는 줄기세포가 미성숙한 B세포로 변환되는 것이다. 태아일 때는 간과 뼈속질 두 곳에서 변환되지만 성인이 되면 뼈속질에서만 변환되는데, 이 과정이 새의 윤활주머니(bursa)에서 처음 발견되었기 때문에 B세포라고 부른다. B세포가 성숙되면 혈액으로 들어가서 림프절로 이동한다.

● **휴지기 B림프구** : 이 B세포는 성숙은 되었지만 활성화는 되지 않은 세포이기 때문에 림프절에서 분열만 반복해서 하고 있는 상태이다.

● **형질세포** : 휴지기 B림프구가 자신의 표면에 붙어 있는 항체분자의 모양에 딱 들어맞는 모양을 가진 항원을 만나면 활성화되어 항체를 분비할 수 있는 형질세포가 되는데, 이것을 B세포의 발달 2단계라고 한다. 형질세포 1개가 1초에 2,000개의 항체분자를 분비하는 속도로 며칠 동안 계속해서 분비하면 막대한 양의 항체 군집이 만들어지는데, 그 군집을 **클론**(clone)이라고 한다. 클론이 혈액을 따라 순환하면서 항원을 공격하는 충실한 군대의 역할을 한다.

　B세포의 클론에는 형질세포와 기억세포가 섞여 있다. 기억세포는 당장 항체를 분비하지는 않고 장기간 기다리고 있다가 똑같은 항원이 다시 공격하여

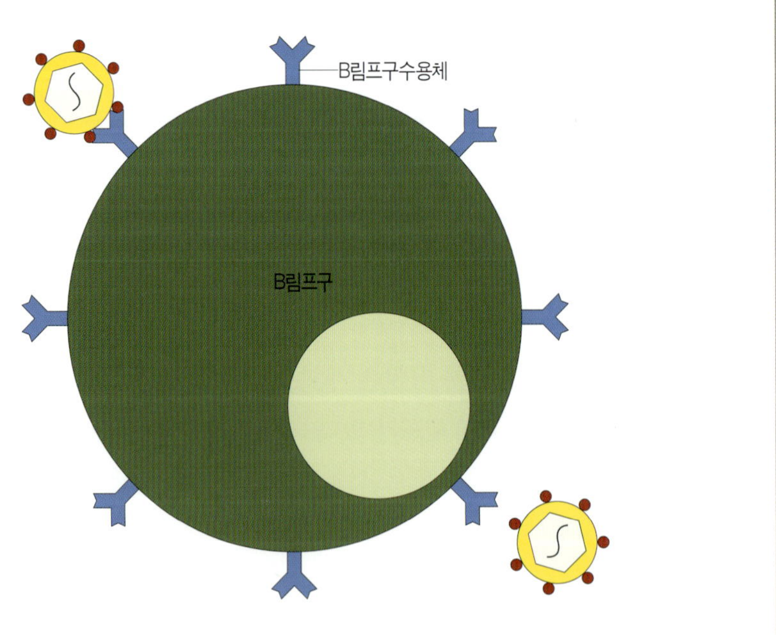

그림 12-4

B림프구의 모식도

오면 재빨리 형질세포로 변해 항체를 쏟아내서 얼른 격퇴해버린다. 이런 현상을 예방주사를 맞았거나 같은 병을 이미 한번 앓았기 때문에 면역력이 있다고 표현한다. 형질세포가 분비하는 항체는 위치에 따라 특징이 조금씩 다르다.

- IgM : 주로 혈액 내에 존재하면서 병원체와 결합하여 다른 면역반응을 담당하는 단백질들을 활성화시킨다.
- IgG : 혈액과 세포바깥액에서 발견되며 병원체를 중화시키고, 병원체를 둘러싸 포식작용 등을 활성화시킨다.
- IgA : 혈액과 세포바깥액에 존재하거나 내장 상피세포 아래에 존재하기도 한다. 상피세포를 통하여 병원체가 들어오는 것을 막는다.
- IgE : 신체 표면 바로 밑에서 존재하는 비만세포 표면에 결합한다. 결합한 비만세포는 병원체에 대해 여러 염증 매개물질을 분비하여 다른 면역세포들을 동원하고 활성화시킨다.

T세포

T림프구는 백혈구의 일종으로 림프구 중 4분의 3을 차지하며, 백혈구 중에서도 30% 정도를 차지한다. T세포는 뼈속질에서 발생한 줄기세포가 가슴샘에 씨를 뿌리고 출생 직전이나 직후에 T세포로 발달한다. 즉 발달 제1단계를 가슴샘에서 거치기 때문에 thymus의 첫 자를 따서 T세포라고 부른다.

새로 만들어진 T세포는 가슴샘에서 흘러나와서 혈액으로 들어가 림프절로 이동한다. 각 T세포의 형질막에 박혀있는 단백질분자는 오직 한 가지 종류의 특정한 항원분자에만 맞는 모양을 하고 있다는 것이 B세포와 다르다.

T림프구는 미접촉 T림프구, 보조 T림프구, 세포독성 T림프구, 기억 T림프구로 분류된다.

- **미접촉 T림프구** : 분화와 성숙의 과정을 거쳤으나 항원을 만나지 못한 T림프구이다.
- **보조 T림프구** : 세포 표면에 CD_4라는 단백질을 가지고 있으며, 다른 백혈구의 분화와 활성화를 조절한다.
- **세포독성 T림프구** : 세포 독성 물질을 배출하여 바이러스 및 암세포를 제거한다. 세포 표면에 CD_8이라는 단백질을 가지고 있다.
- **기억 T림프구** : 항원을 인식한 T림프구가 장기간 살아 있다가 후에 똑같은 항원이 다시 침입하였을 때 빠르게 활성화할 수 있는 능력을 가진 세포이다.

세포성 면역과 체액성 면역

- **세포성 면역** : 세포가 탐식작용을 통해서 이물질의 침입을 방어하는 것이다. T 세포중에 탐식세포인 Tc-cell이나 단핵구 등이 균을 잡아먹는다. 외부에서 침입하는 박테리아 등을 막아내고 종양 발생을 막고, 예방접종 이후 면역력을 획득하는 것, 알레르기 반응 등이 세포성 면역이다.

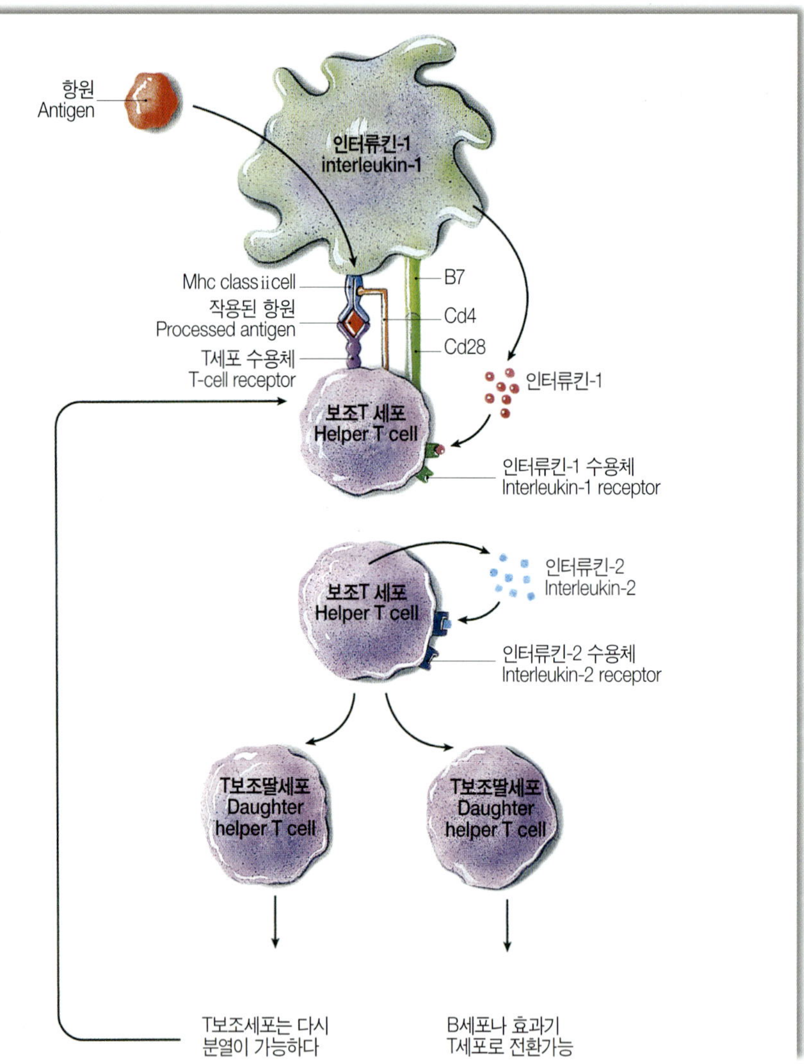

그림 12-5

세포성 면역

● **체액성 면역** : 체액성 면역은 항체나 보체를 이용하는 것이다. B세포가 만든 항체들이 체액 속을 떠돌아다니다가 세균을 만나면 거기에 붙어서 없애버린다. 사람에게 감염성 질환을 일으키는 대부분의 세균들은 신체 외의 공간에서 증식하고 전파되어 들어온다. B림프구가 체액으로 방출한 항체 IgM, IgG, IgA, IgE 등이 체외에서 침입한 이종단백질, 병원체성분 등과 특이적으로 결합하여 그것들을 배제하고 생체를 방어하는 것을 말한다.

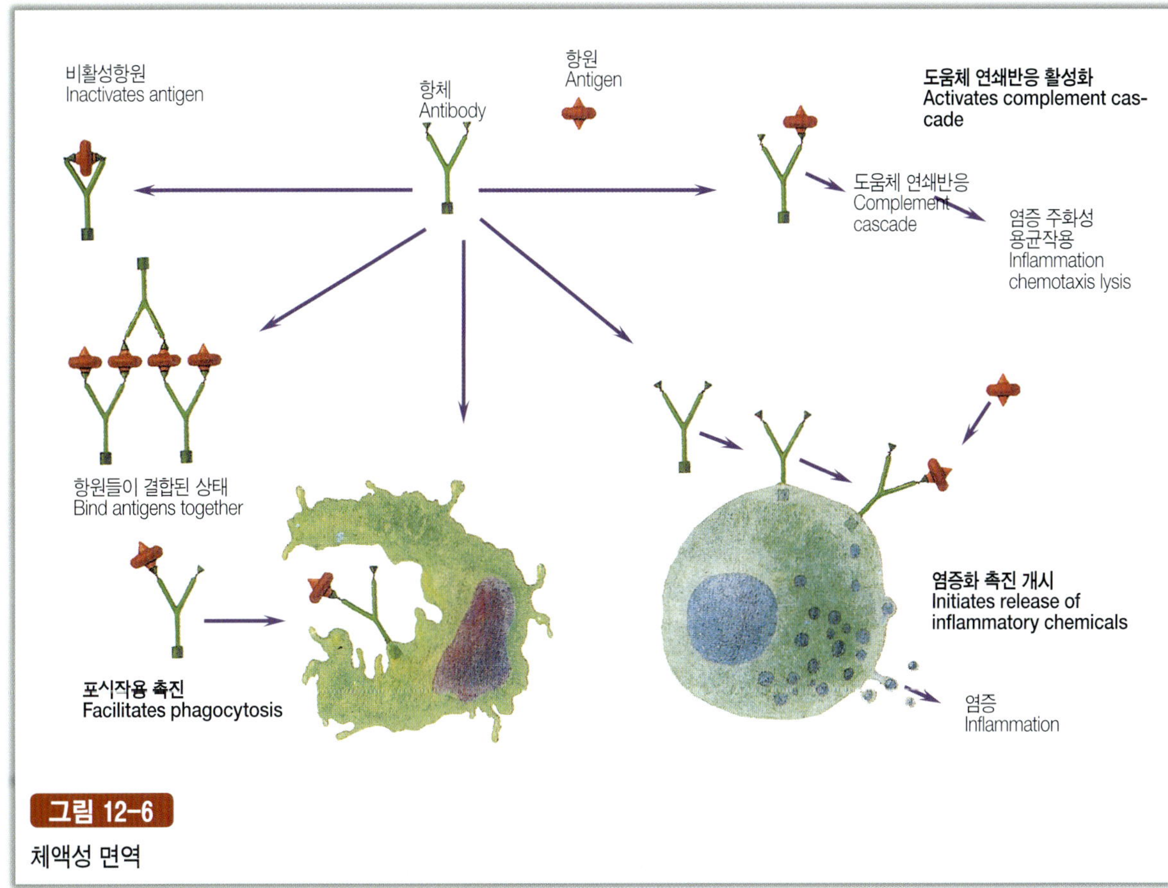

그림 12-6

체액성 면역

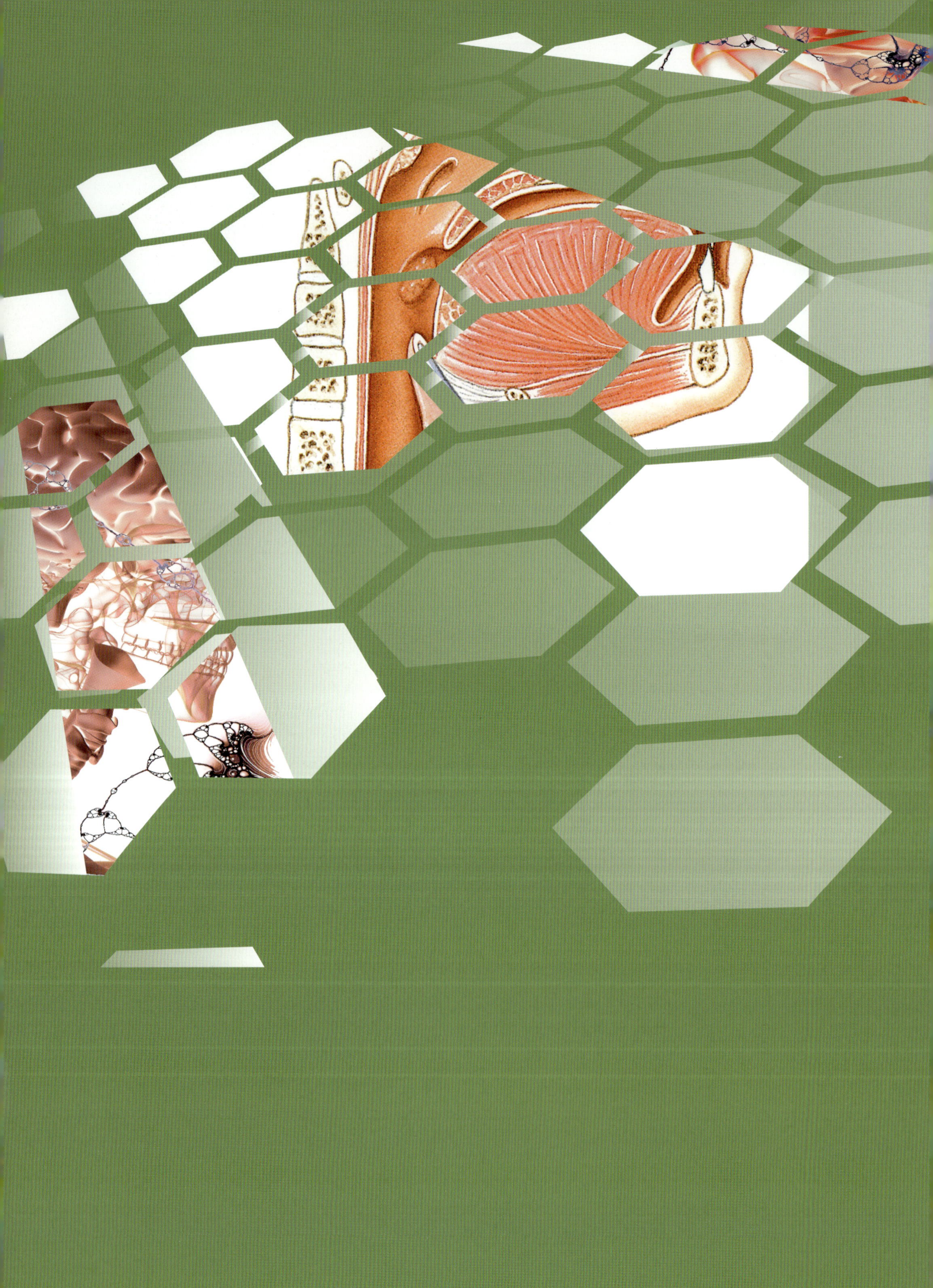

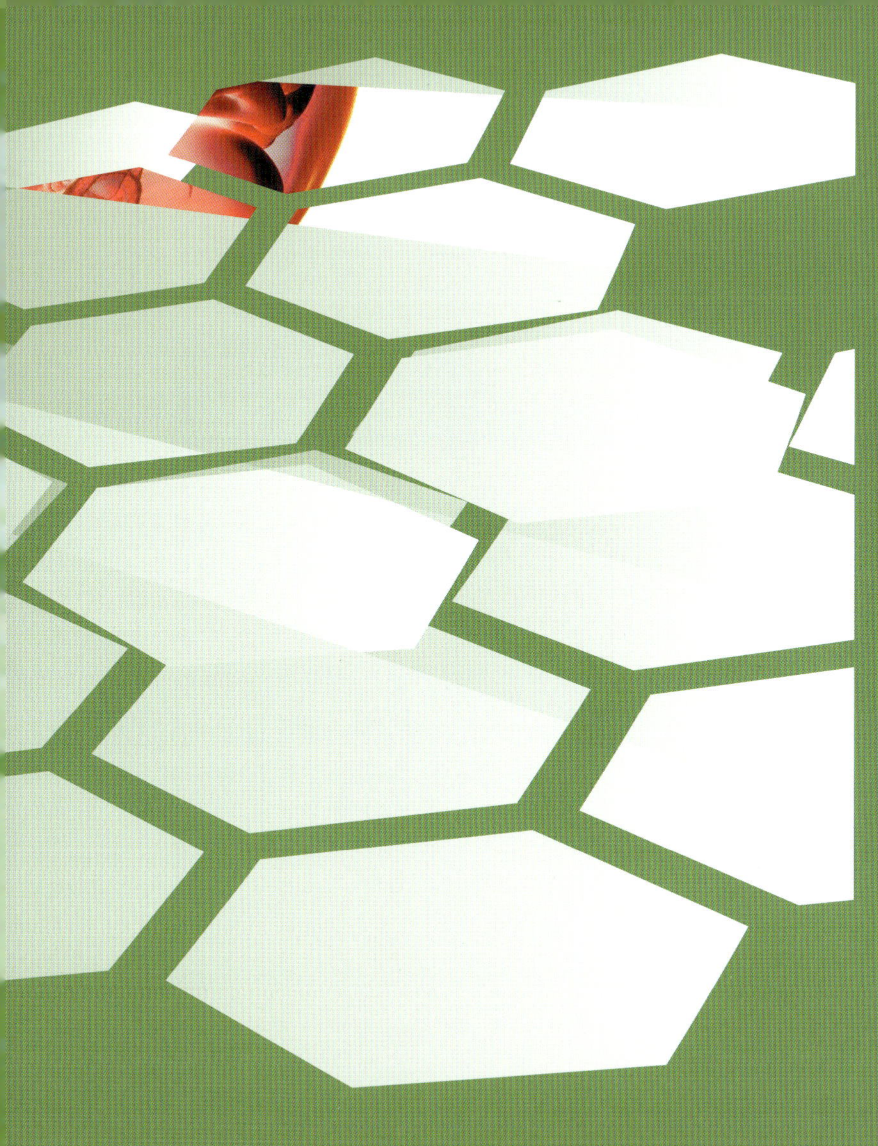

Chapter 13

호흡계통

1. 호흡계통의 구조

호흡계통(respiratory system)의 기관에는 코, 인두, 후두, 기관, 기관지, 허파가 있다. 이 기관들은 마치 뒤집힌 나무처럼 가지가 많이 뻗어 있는 튜브로, 그 끝에는 수백만 개의 극도로 작은 주머니가 붙어 있는데, 그 주머니들을 허파꽈리라고 한다.

코로 들어간 공기가 허파꽈리까지 가는 동안에 거치는 경로를 **숨길**(respiratory tract) 또는 **기도**라 하고, 숨길은 **위숨길**(upper airway, 상기도)과 **아래숨길**(lower airway, 하기도)로 나누어진다. 위숨길은 코 · 인두 · 후두로 구성되어 있고, 아래숨길은 기관지의 수많은 가지들과 허파로 구성되어 있다. 위숨길에 감염이 있는 것을 코감기라 하고, 아래숨길에 증상이 있는 것을 기침감기라고 한다.

호흡계통은 코에서 허파까지의 속벽이 하나의 점막으로 덮여 있는데, 그것을 **호흡점막**(respiratory mucosa)이라 한다. 호흡점막은 점액을 만들어내는 술잔세포가 많이 들어 있는 거짓중층 원주상피로 되어 있고, 머리카락같은 섬모가 상피세포의 바깥면을 덮고 있다.

호흡계통의 해부학적 구성요소들은 가스가 지나가는 통로와 가스교환이 이루어지는 표면의 역할 외에 허파로 들어가는 공기를 여과하고, 데우고, 적시는 역할도 한다. 코로 들어가는 공기는 보통 한 가지 이상의 자극물로 오염되어 있는데, 그 공기가 허파꽈리에 도달하기 전에 오염물질을 제거하는 역할을 점막을 덮고 있는 점액이 한다.

호흡점막의 상피세포를 덮고 있는 수많은 섬모들이 한 방향으로 움직여서 점액을 호흡관 나무의 아래쪽에서 위쪽으로(인두 쪽으로) 이동시킨다. 그 결과 각종 이물질들을 걸러낸 점액을 위쪽으로 이동시켜서 콧물이나 가래의 형태로 제거할 수 있게 된다. 흡연으로 인하여 섬모들이 마비되어 점액이 쌓이면 그것을 제거하기 위해서 기침을 하게 된다.

코

코는 단순하게 2개의 구멍이 뚫려있는 것이 아니라 그림 13-1에서 볼 수 있는 바와 같이 넓은 공간에 여러 가지 구조체들이 들어 있는데, 그 공간을 **코안** 또는 **콧속공간**이라 하고, 속벽은 호흡점막으로 이루어져 있다.

콧속공간의 표면은 점막 때문에 습기가 있고, 점막의 바로 밑을 통과하는 혈액 때문에 따뜻하며, 점막에는 냄새를 감지하는 신경종말(**후각수용기**)이 있다. 콧속공간의 모양이 숨길 옆에 뚫려있는 굴같이 생겼다고 해서 **코곁굴**(paranasal cavity) 또는 **부비강**이라고 한다. 코곁굴은 점막이 속벽을 이루고 있고, 그 점막에서 점액을 생산하며, 빈 공간이 머리뼈를 가볍게 만들어주고, 소리의 울림통 역할도 한다.

그림에서 아래·중간·위 3개의 **코선반**(nasal concha , 비갑개)을 볼 수 있다. 코

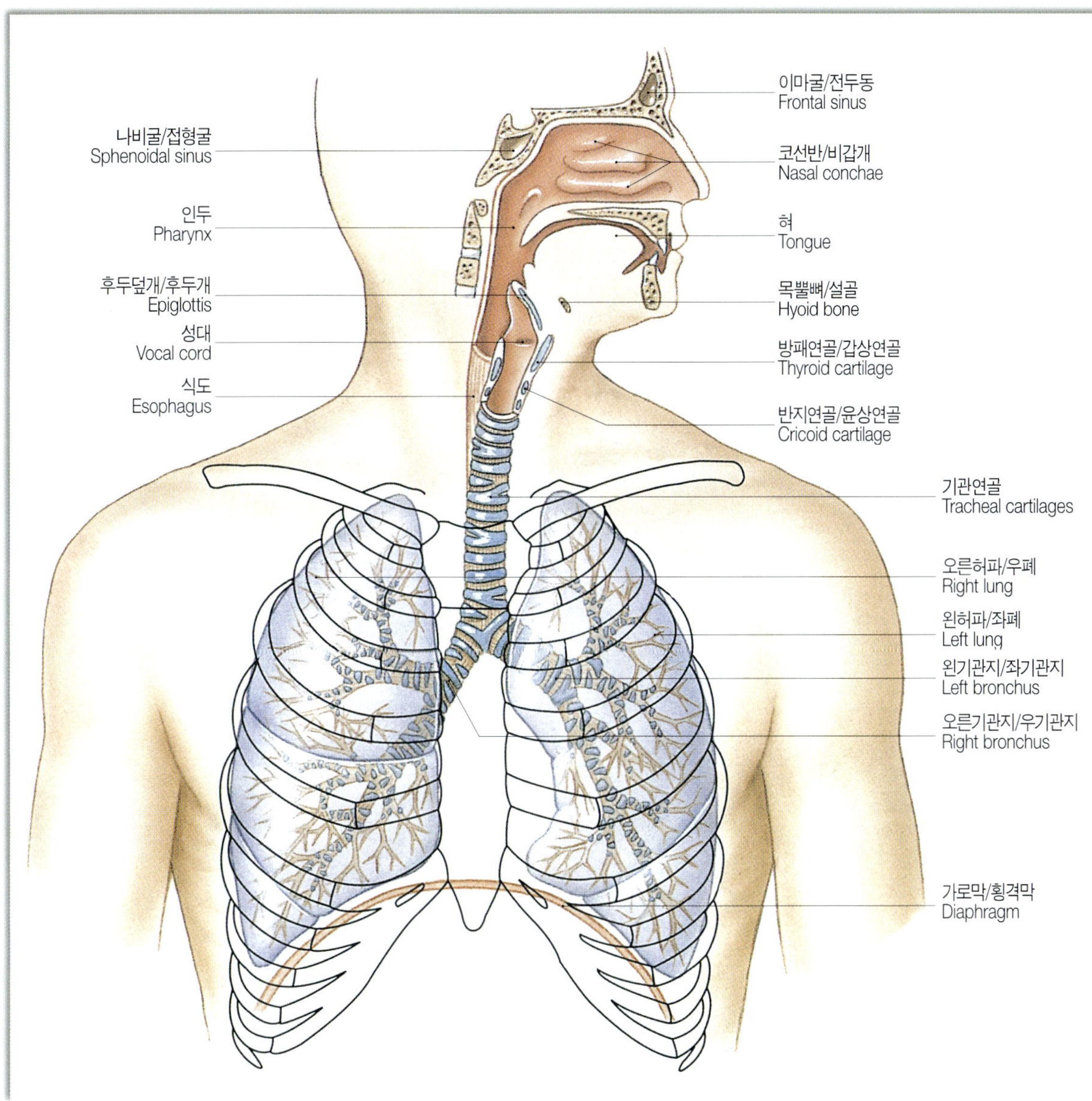

그림 13-1

호흡계통의 구조

선반이 있기 때문에 공기가 콧속을 지날 때 거쳐야 하는 점막의 넓이가 넓어져서 공기를 따뜻하게 데워주고, 촉촉하게 습기가 있도록 해주며, 먼지같은 이물질들을 걸러낼 수 있게 해준다.

그림에 있는 **귀관** 또는 **귀인두관**은 가운데귀(중이)와 코인두를 연결해주는 관으로 고막 양쪽의 공기압을 같게 만들어주는 역할을 하며, 코를 너무 세게 풀면 고막이 상할 수도 있다.

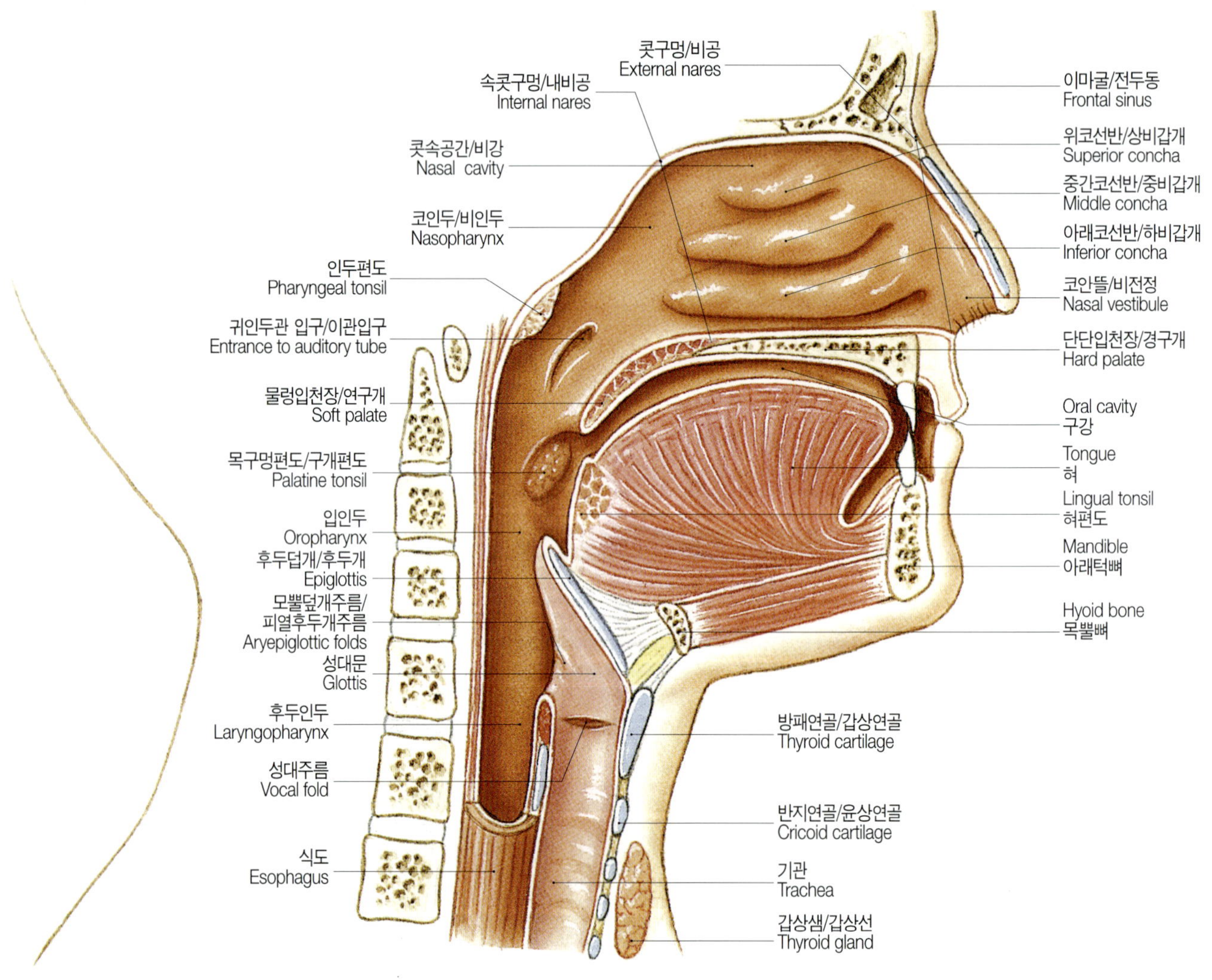

그림 13-2

코속공간과 인두

인두

인두(pharynx)는 흔히 목구멍이라고 부르는 구조체로 길이는 약 12cm 정도이고, **코인두 · 입인두 · 후두인두** 3부분으로 나눌 수 있다. 그림 13-2에서 볼 수 있는 바와 같이 코와 연결되어 있는 부분이 코인두, 입과 연결되어 있는 부분이 입인두, 식도와 연결되어 있는 부분이 후두인두이다. 인두는 호흡계통과 소화기계통을 함께 공유하고 있는 기관으로 공기와 음식이 섞이지 않고 각각 허파와 식도로 잘 넘어갈 수 있도록 구분시키는 역할을 **후두덮개**(epiglottis)가 한다.

후두

후두(larynx)는 인두 바로 밑에 있으며, **목뿔뼈**(설골) · **후두덮개 · 방패연골 · 반지연골** 등 몇 개의 연골로 구성되어 있고, **성대**(vocal cord)라는 섬유띠가 있다.

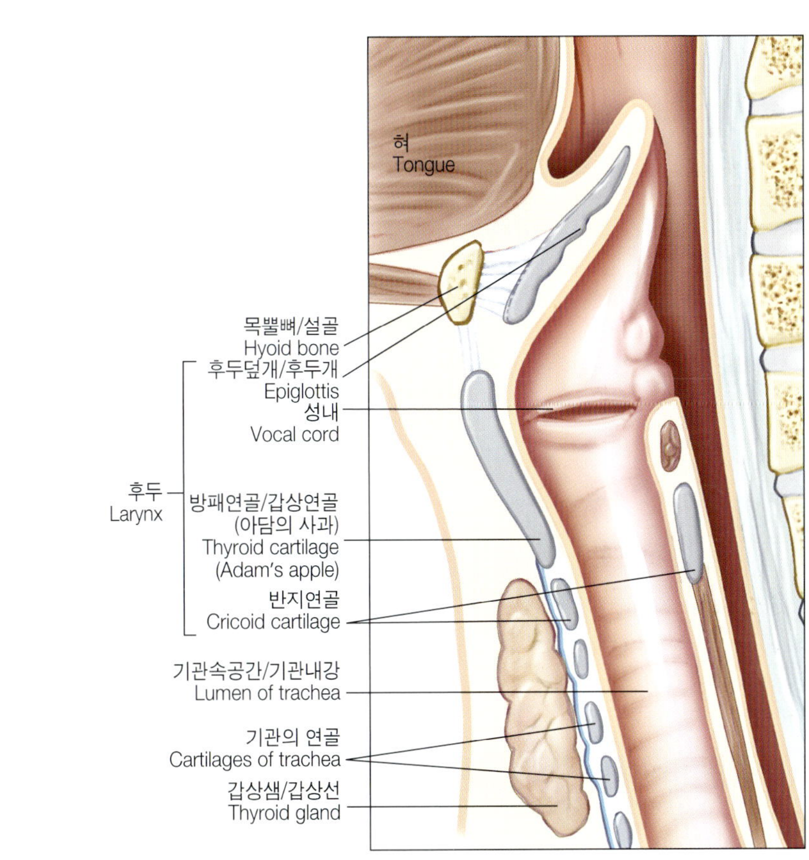

그림 13-3

후두의 구조

후두에 있는 연골에 붙어 있는 근육들이 성대를 팽팽하게 잡아당길 수도 있고, 느슨하게 잡아당길 수도 있다. 성대가 팽팽하면 고음이 나오고, 느슨하면 저음이 나온다. 후두덮개는 평소에 후두 출입구의 일부를 막고 있다가 음식을 삼킬 때는 후두를 완전히 닫아서 음식물이 기관으로 들어가는 것을 방지한다.

기관

기관(trachea)은 후두에서 기관지까지 뻗어 있는 지름 2~3cm, 길이 약 15cm인 관으로, 공기가 허파까지 갈 수 있는 통로의 일부를 제공하고, 점액을 만들고, 섬모를 한 쪽 방향으로만 이동시켜서 점액이 인두쪽으로 올라가게 하는 역할을 한다.

어떤 이유로 기관이 막히면 몇 분 이내로 사망하기 때문에 기관이 항상 열려 있을 수 있도록 15~20개의 C자 모양의 연골로 만들어진 고리가 아주 좁은 간격으로 차곡차곡 겹쳐 쌓인 형태로 만들어져 있다.

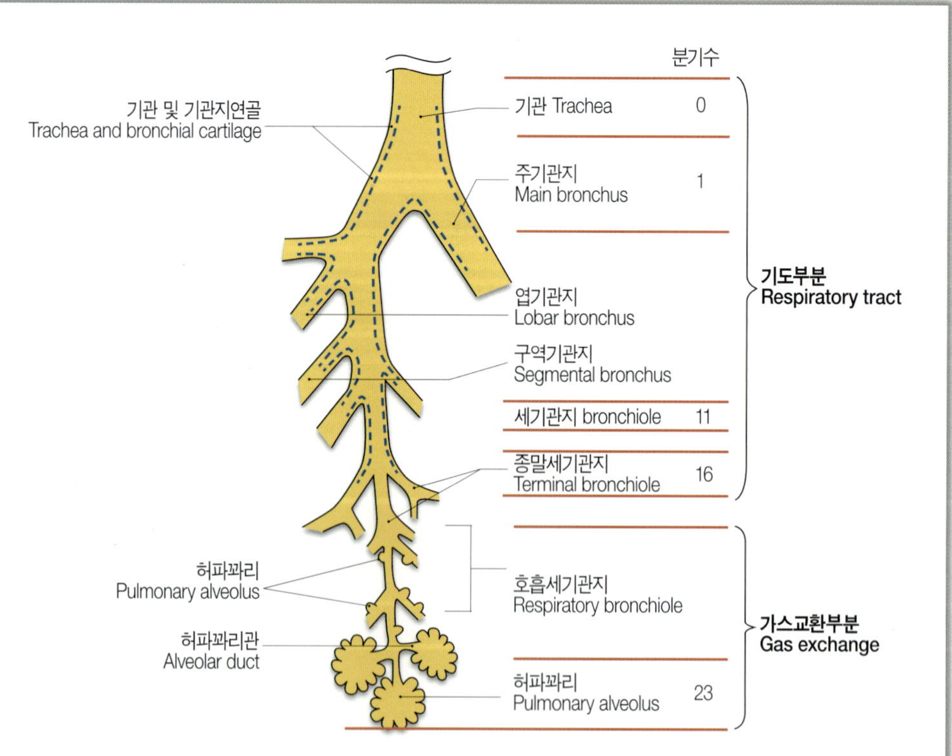

그림 13-4
기도부분과 가스교환부분

기관지와 허파꽈리

코로 들어온 공기가 허파꽈리에 도달할 때까지 지나가는 관은 뒤집어진 나무와 같이 생각할 수도 있다. **기관**(trachea)은 호흡관 나무의 가장 큰 줄기이고, **기관지**(bronchus)는 첫 번째 가지이다. 그림 13-4를 보면 약 23번째 가지까지 있고, 갈수록 가지의 굵기가 가늘어진다. 이 가지들을 1차기관지, 2차기관지 ……로 부르기도 하고, 기관지, 세기관지, 종말세기관지, 허파꽈리관 등으로 이름을 붙여서 부르기도 한다.

그림 13-4에서 알 수 있는 바와 같이 기관지의 굵기에 따라서 연골이 있는 것과 없는 것이 있고, 민무늬근육이 있는 것과 없는 것이 있고, 공기가 지나가는 관의 역할만 하는 것도 있고 가스교환을 하는 것도 있다.

기관지 중에서 가장 미세한 관을 **허파꽈리관**(alveolar duct)이라 하고, 큰 포도송이의 가장 큰 줄기처럼 생겼다(그림 13-5). 허파꽈리관은 여러 개의 허파꽈리주머니로 들어가는데 **허파꽈리주머니**(alveolar sac)는 포도송이에 있는 작은 가지와 비슷하고, 허파꽈리주머니의 벽은 여러 개의 허파꽈리로 구성되어 있는데, 각각의 허파꽈리는 한 알의 포도와 비슷하다.

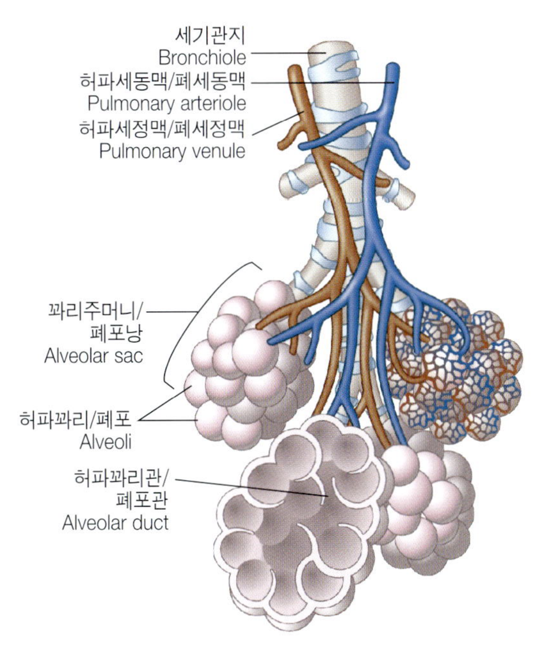

그림 13-5

허파꽈리의 구조

허파꽈리는 허파꽈리의 공기와 허파모세혈관을 통해 흐르는 혈액 사이에서 이루어지는 산소와 이산화탄소의 교환이 신속하고 효율적으로 이루어질 수 있도록 다음과 같은 두 가지 구조적 특징이 있다.

첫 번째 특징은 허파꽈리의 벽(호흡막)과 허파꽈리를 둘러싸고 있는 모세혈관의 벽이 모두 단층입방상피세포 한 겹으로만 되어 있어서 벽의 두께가 1마이크론 이하가 되므로 산소와 이산화탄소의 분자가 쉽게 출입할 수 있다.

두 번째 특징은 허파꽈리가 수백만 개나 있다. 그래서 허파꽈리를 모두 합하면 표면적이 축구장의 면적만큼 커져서 대량의 가스 교환이 빠르게 이루어질 수 있다. 허파꽈리 안에 있는 호흡막의 표면은 표면활성물질로 덮여 있어서 표면장력을 줄여주기 때문에 호흡을 하는 동안에 허파꽈리가 찌그러지지 않는다.

2. 호흡운동

호흡운동은 들숨(들숨)과 날숨(호기)이 반복적으로 일어나는 것을 말한다. 허파가 가슴우리(흉곽) 안에 들어 있기 때문에 가슴속공간의 크기가 변하면 허파 내부에 들어 있는 공기의 압력도 변한다. 허파 내부의 공기 압력이 외부보다 낮으면 외부에서 내부로 공기가 이동해서 들어가는 것이고, 허파 내부의 공기 압력이 외부보다 높으면 내부에서 외부로 공기가 이동하는 것이 기본적인 원리이다. 즉 압력의 차이에 의해서 공기가 허파 속으로 들어가거나 나오게 된다.

그림 13-6에서 볼 수 있는 바와 같이 **들숨**은 가슴속공간이 커질 때 발생한다. **가로막**(가로막)과 **바깥갈비사이근**(외늑간근)이 들숨근육에 속한다. 가로막은 가슴속공간과 배속공간 사이에 있는 돔 모양의 근육으로, 가로막이 수축하면 돔 모양이 평평해지면서 배속공간으로 내려간다. 갈비뼈 사이에 있는 바깥갈비사이근이 수축하면 갈비뼈가 위로 올라가면서 가슴우리의 앞뒤 길이와 좌우 길이가 늘어나서 가슴속공간의 부피가 커진다.

수축했던 가로막과 바깥갈비사이근이 이완되면 원래 위치로 돌아가려고 하는 탄성에 의해서 **날숨**이 일어난다. 즉 평상 시에는 날숨근육의 작용이 전혀 없이 수동적으로 날숨이 이루어진다.

그러나 운동을 하거나 노래를 할 때와 같이 숨을 가쁘게 쉬어야 할 때에는 들숨근육은 물론이고, 들숨보조근과 날숨근이 능동적으로 수축해서 호흡운동이 이루어

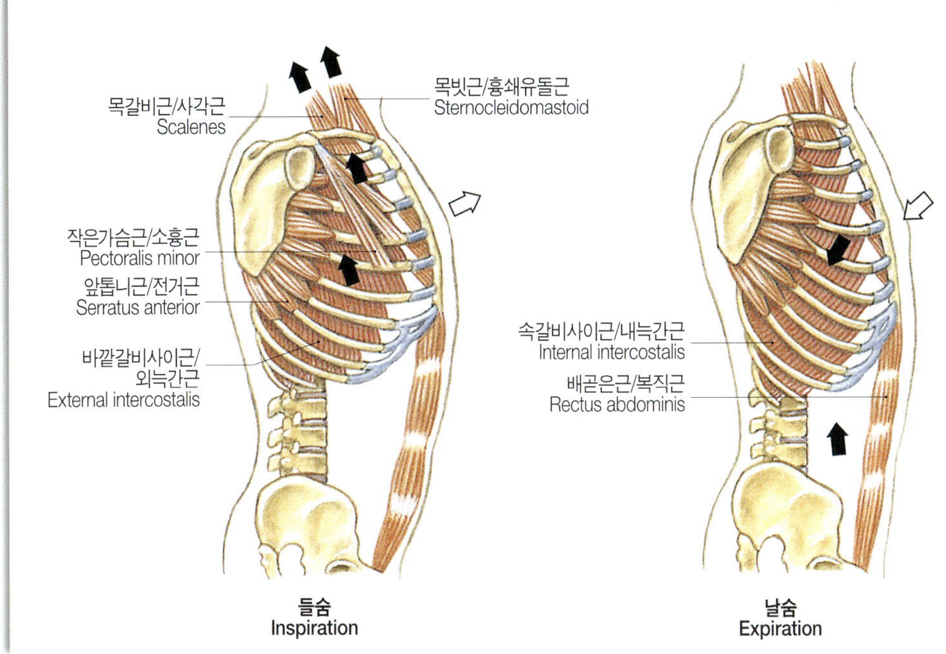

그림 13-6

들숨과 날숨 시 호흡근육의 움직임

진다. 들숨보조근에는 **목빗근**과 **목갈비근**이 있고, 날숨근에는 **안쪽갈비사이근**(내늑 간근), **배곧은근, 배빗근, 배가로근** 등이 있다.

호흡운동에 중요한 역할을 하는 구조체로 호흡근육 외에 가슴막이 있다. **가슴막** (pleura)은 허파의 바깥면을 덮고(내장쪽가슴막), 가슴우리의 속면을 이루는(벽쪽 가슴막) 일종의 장막이다. **내장쪽가슴막**과 **벽쪽가슴막** 사이에는 공간이 있고(가슴 막속공간), 그 공간 안에 체액이 들어 있다. 그 체액이 윤활유 역할을 해주기 때문 에 허파가 팽창하고 수축할 때 마찰 없이 쉽게 미끄러질 수 있다.

체액이 들어 있어야 할 가슴막속공간에 공기가 들어 있는 증상을 **공기가슴증**(기 흉)이라 하는데, 이 경우 허파가 허탈상태가 되어 호흡 기능을 하지 못하게 된다.

3. 바깥호흡과 속호흡

호흡은 살아 있는 유기체와 그 주위의 환경 사이에 산소와 이산화탄소를 교환하는 것이다. 아메바처럼 1개의 세포로 되어 있는 유기체는 세포와 공기가 직접 가스교환을 할 수 있지만, 사람은 수십조 개의 세포로 구성되어 있어서 세포와 공기 사이의 거리가 너무 멀기 때문에 가스교환을 할 수 없다.

이와 같은 어려움을 극복하기 위해서 있는 것이 허파이다. 즉 공기와 혈액 사이에 직접 가스교환을 할 수 있을 정도로 서로 가깝게 있을 수 있는 장소를 제공하는 기관이 허파이다.

숨쉬기 또는 **허파환기**는 공기가 허파 속으로 들어가고 나오는 과정을 말하는 것이고, 허파 안에서 공기와 혈액 사이에 일어나는 가스교환을 **바깥호흡**(외호흡)이라 한다. 앞에서 말했듯이 호흡을 하는 목적은 세포와 공기 사이에 산소와 이산화탄소를 교환하는 것이기 때문에 바깥호흡만으로는 아직 목적을 달성하지 못한 것이다.

그래서 혈액과 세포 사이에 산소와 이산화탄소를 교환하는 과정이 추가로 더 필요한데, 그것을 **속호흡**(내호흡)이라고 한다.

바깥호흡

바깥호흡은 허파꽈리 안에 있는 공기와 허파꽈리를 둘러싸고 있는 모세혈관을 흐르고 있는 혈액 사이에 가스가 교환되는 것으로, 기본적인 원리는 확산에 의해 이루어진다.

공기는 질소, 산소, 이산화탄소 등이 혼합되어 있는 기체인데, 질소가 많이 들어 있는지 산소가 많이 들어 있는지를 나타내는 방법은 2가지가 있다.

첫 번째 방법은 "공기의 75%는 질소, 20%는 산소, 이산화탄소는 3%로 구성되어 있다."와 같이 나타내는 방법이다. 이 말은 공기 100그램을 성분별로 나누어 놓으면 질소가 75그램, 산소가 20그램, 이산화탄소가 3그램이고, 나머지 2그램은 다른 성분들이라는 뜻이다. 즉 각 성분이 차지하는 무게의 비율로 나타내는 것이다.

두 번째 방법은 각 성분이 차지하는 압력의 비율로 나타내는 방법이다. 공기의 압력(대기압) 중에서 질소 때문에 생긴 압력을 **질소분압**, 산소 때문에 생긴 압력을 **산소분압**, 이산화탄소 때문에 생긴 압력을 **이산화탄소분압**이라 하고, "대기압 760mmHg 중에 질소분압이 600mmHg, 산소분압이 100mmHg, 이산화탄소분압이 50mmHg, 기타 여러 종류의 기체 분압이 모두 합해서 10mmHg이다." 하는 식으로 나타낸다.

기체의 밀도를 분압으로 나타내면 편리한 이유는 숫자가 크기 때문에 적은 차이도 쉽게 나타낼 수 있다는 점과 분압은 무게뿐만 아니라 부피의 비율도 고려된다는 점이다(잘 몰라도 된다).

확산(diffusion)은 '여러 가지 성분이 혼합되어 있는 액체 또는 기체가 있을 때'

"농도가 진한 곳에서 옅은 곳으로, 또는 분압이 높은 곳에서 낮은 곳에서 이동한다."
는 원리이다.

예를 들어 농도가 20%인 소금물과 농도가 10%인 소금물을 소금 분자를 통과시
킬 수 있는 막(반투막)으로 갈라놓았다고 하면 소금분자가 저절로 이동해서 언제인
가는 농도가 같은 용액이 된다는 것이다. 마찬가지로 산소분압이 100mmHg인 공기
와 산소분압이 50mmHg인 혈액을 산소분자가 통과할 수 있는 막(호흡막)으로 갈라
놓았다면 저절로 산소분자가 이동해서 언제인가는 산소분압이 같아진다는 것이다.

허파꽈리에서 다음과 같이 기체가 이동하는 것을 바깥호흡이라고 한다.

- 산소 : 모세혈관을 흐르는 혈액의 산소분압은 약 40mmHg이고, 허파꽈리에 있
  는 공기의 산소분압은 약 100mmHg이기 때문에 산소가 공기에서 혈액으로
  확산되어 들어간다.
- 이산화탄소 : 모세혈관을 흐르는 혈액의 이산화탄소분압은 약 46mmHg이고,
  허파꽈리에 있는 공기의 이산화탄소분압은 약 40mmHg이기 때문에 이산화
  탄소가 혈액에서 공기로 확산되어 들어간다.

속호흡

인체의 각 조직에 있는 세포 사이질액과 모세혈관을 흐르고 있는 혈액 사이에서
다음과 같이 기체가 이동하는 것을 **속호흡**이라고 한다.

- 산소 : 모세혈관을 흐르는 혈액의 산소분압은 약 100mmHg이고, 세포 사이질
  액의 산소분압은 약 40mmHg이기 때문에 산소가 혈액에서 사이질액으로 확
  산되어 들어간다.
- 이산화탄소 : 모세혈관을 흐르는 혈액의 이산화탄소분압은 약 40mmHg이고,
  세포 사이질액의 이산화탄소분압은 약 46mmHg이기 때문에 이산화탄소가 사
  이질액에서 혈액으로 확산되어 들어간다.

즉 속호흡과 바깥호흡은 산소와 이산화탄소의 이동 방향이 정반대이다.

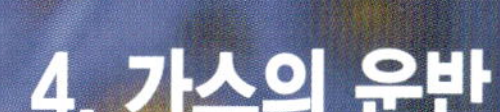

혈액은 산소와 이산화탄소를 용해된 상태와 다른 물질과 결합한 상태로 운반한

다. 산소와 이산화탄소는 혈액으로 들어가자마자 혈장 속으로 용해된다. 그러나 체액에 용해될 수 있는 양이 매우 적기 때문에 대부분의 산소와 이산화탄소는 혈액에 있는 헤모글로빈과 결합한다.

기체분자가 헤모글로빈 분자와 결합하면 혈장 속의 기체 농도(분압)가 감소하기 때문에 추가로 더 많은 기체가 혈장으로 확산될 수 있다. 그래서 비교적 많은 양의 기체를 혈액으로 운반할 수 있는 것이다.

산소의 운반

혈액 100ml가 운반할 수 있는 산소의 양은 약 20.4ml인데, 혈액에 용해될 수 있는 산소의 양은 0.3ml밖에 안 되기 때문에 나머지 약 20.1ml의 산소는 헤모글로빈과 결합해서 운반된다. 즉 대부분의 산소는 산화헤모글로빈의 형태로 운반된다.

헤모글로빈분자는 철을 함유하고 있는 큰 단백질로 4개의 **헴**이 들어 있는데, 각각의 헴은 산소분자와 결합할 수 있다. 그래서 헤모글로빈분자는 산소를 흡수하는 스펀지처럼 매우 빠르게 산소와 결합할 수 있다. 예를 들어 허파꽈리에서 산소를 공급 받은 다음 심장으로 되돌아가기 위해 허파모세혈관을 떠날 때는 이미 97%의 헤모글로빈이 산소와 결합하여 산화헤모글로빈의 형태가 된다.

온몸의 동맥을 흐르는 혈액은 산소포화도가 약 97%이고, 정맥을 흐르는 혈액의 산소포화도는 약 75%이다. 이 말은 '동맥을 흐르던 혈액이 가지고 있던 산화헤모글로빈 중에서 일부가 분해되어서 산소를 방출해버렸기 때문에 산소포화도가 낮아졌다.'는 것을 의미한다.

즉 산소와 헤모글로빈은 산소분압에 따라서 결합할 수도 있고 분해될 수도 있는 **가역반응**(reversible reaction)이고, 산소분압이 높을수록 결합이 잘 된다.

이산화탄소의 운반

이산화탄소는 세포 대사작용의 부산물로, 체액의 pH를 조절하는 데에 중요한 역할을 한다. 그러나 이산화탄소가 정상한계(정맥혈액에서 40~50mmHg)를 초과하여 체내에 축적되면 급속하게 독성으로 변하기 때문에 초과량을 재빨리 제거해야 한다.

세포에서 생긴 이산화탄소를 다음 중 1가지 방법으로 허파꽈리로 운반한 다음 초과량을 확산에 의하여 공기 중으로 배출한다.

- **용해된 이산화탄소 형태** : 이산화탄소 총량의 10%가 혈장에 용해된 형태로 운반된다.
- **헤모글로빈과 결합된 형태** : 산소는 거의 99%가 헤모글로빈과 결합된 산화헤

모글로빈의 형태로 운반되지만, 이산화탄소는 약 20%만이 헤모글로빈과 결합된 카바미노헤모글로빈의 형태로 운반된다. 이산화탄소의 분압이 높으면 헤모글로빈과 이산화탄소가 잘 결합하고, 분압이 낮으면 결합이 잘 되지 않는다.

● **물에 녹은 형태** : 혈액이 운반하는 이산화탄소의 약 70%는 물에 녹은 형태로 운반된다. 이산화탄소가 물에 녹으면 탄산(H_2CO_3)이 되고, 탄산의 상당량은 수소이온(H^+)과 중탄산이온(HCO_3^-)으로 분해되어 수용액이 된다. 물과 이산화탄소가 결합해서 탄산이 되는 과정이 혈장 속에서는 아주 느린 속도로 일어나지만, 적혈구 안에서는 효소의 작용 때문에 반응속도가 극적으로 빨라진다. 중탄산이온이 만들어지면 혈액 안에 녹아 있는 이산화탄소분자가 제거되기 때문에 계속해서 이산화탄소분자가 혈액에 녹아들어갈 수 있어서 많은 양의 이산화탄소를 허파로 운반할 수 있게 된다.

5. 환기량

숨을 쉴 때 교환되는 공기의 양을 측정하는 도구를 **허파활량계**(spirometer)라고 한다. 그림 13-7은 허파활량계를 입에 대고 안정 시 들숨과 날숨을 쉴 때, 최대들숨과 최대날숨을 할 때 부표의 위치변화를 그래프로 나타낸 것이다.

그림에서 볼 수 있는 것처럼 부표의 위치가 4개 있으므로 공간도 4개로 나누어지는데 가각의 부피를 '**들숨예비량**', '**1회환기량**', '**날숨예비량**', '**남은공기량**'이라고 부른다. 그 의미는 각자가 생각하여 보기 바란다.

남은공기량은 허파 속에 있는 공기를 모두 밖으로 내보내려고 자신이 아무리 노력을 해도 내보낼 수 없는 공기의 양을 말한다. 안정 시에는 남은공기량 이외에 날숨예비량에 해당되는 공기도 허파 속에 항상 남아있기 때문에 그것을 **기능적 남은공기량**이라고 한다.

허파를 이루는 구조체 중에서 가스교환에는 참여하지 않고 공기의 통로 역할만 하는 것이 차지하는 부피를 **죽은공간**이라 하고, 죽은공간은 약 150ml 정도 된다. 죽은공간과 남은공기량을 혼동해서 같은 것으로 생각하면 안 되는데, 어떤 원인에 의해서 사망한 허파꽈리의 부피도 죽은공간에 포함된다.

죽은공간 = 호흡계통의 총 부피 : 살아 있는 허파꽈리의 부피

남은공기량 = 총허파용량 : 들숨예비량 : 1회환기량 : 날숨예비량

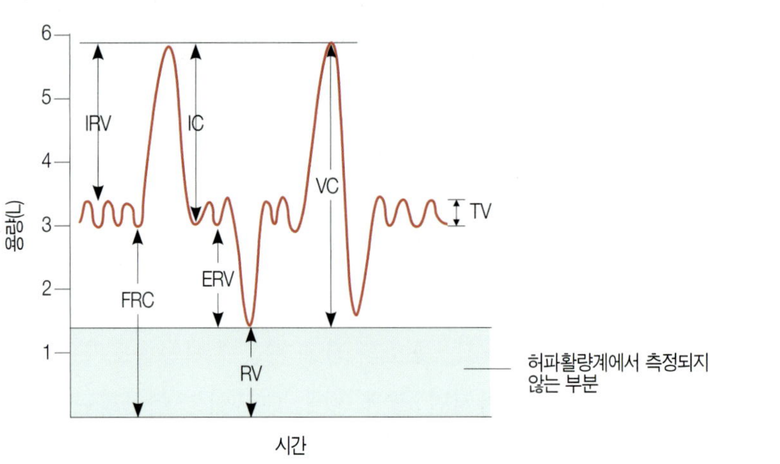

IRV(inspiratory reserve volume) : 예비들숨량
IC(inspiratory capacity) : 들숨용적
RV(residual volume) : 남은공기량
TV(tidal volume) : 1회호흡량

FRC(functional residual capacity) : 기능적남은공기량
ERV(expiratory reserve volume) : 예비날숨량
VC(vital capacity) : 허파활량

그림 13-7

허파활량계에서 최대들숨과 최대날숨 시 부표의 위치 변화

6. 호흡의 조절

안정 시에는 1분에 12~18회 숨을 쉬어서 얻는 산소의 양과 인체가 필요한 산소의 양이 정확하게 일치하기 때문에 숨을 쉬고 있다는 사실 자체를 잊고 있는 경우가 대부분이다. 그러나 일을 하거나 운동을 할 때에는 더 많은 산소가 필요하기 때문에 호흡을 조절해야 한다. 호흡을 조절하는 유일한 방법이 '호흡의 깊이와 속도를 변화시키는 것'이다.

수의적 호흡조절

사람이 호흡의 깊이나 속도를 고의적으로 바꿀 수 있는 것은 대뇌겉질이 숨뇌에 있는 들숨중추와 날숨중추의 뉴런이 발사하는 임펄스의 빈도를 조절할 수 있기 때문이다.

그러한 능력이 있기 때문에 말하거나 먹거나 잠수할 때 활동에 맞추어 숨을 멈출 수 있는 것이다. 그러나 이러한 **수의적 호흡 조절**에는 한계가 있다. 즉 아무리 숨을 쉬지 않으려고 노력하더라도 혈중 이산화탄소 수준이 어느 정도 이상이 되면 숨을 다시 쉴 수밖에 없게 된다.

자율적 호흡조절

의식적으로 호흡을 조절하는 경우는 많지 않고 대부분은 자율적으로 호흡이 조절된다. **자율적 호흡조절**에는 중추성 조절과 말초성 조절이 있다.

- **중추성 호흡조절** : 숨뇌의 배쪽에 모여 있는 중추화학수용기들이 동맥혈의 산소분압, 이산화탄소분압, 산성도(pH) 등을 감지해서 호흡수와 1회환기량을 조절하는 것이다. 예를 들어 혈중 산소 수준이 감소하거나 이산화탄소 수준이 증가하거나 혈중 산성 수준이 증가하면 숨뇌에 있는 들숨뉴런과 날숨뉴런에서 신경임펄스를 빠른 빈도로 (갈비사이근과 가로막과 같은) 호흡근육에 전달해서 호흡수를 늘린다.
- **말초성 호흡조절** : 목동맥토리와 대동맥토리에 있는 말초화학수용기들이 동맥혈의 산소분압, 이산화탄소분압, 산성도(pH) 등을 감지해서 숨뇌에 있는 호흡중추로 정보를 보내서 호흡수와 1회 환기량을 조절하는 것이다. 가장 강력한 호흡조절 자극은 혈중 이산화탄소의 농도이다.

호흡패턴

- **정상호흡**(eupnea) : 정상적인 호흡속도를 말한다. 정상호흡 중에는 산소와 이산화탄소의 교환량이 딱 맞기 때문에 사람들이 호흡 패턴을 알아차리지 못한다.
- **과다환기**(hyperventilation)와 **저환기**(hypoventilation) : 빠르고 깊게 호흡하는 것과 느리고 얕게 호흡하는 것을 나타낸다.
- **호흡곤란**(dyspnea) : 숨쉬기가 곤란한 것으로 보통 저환기를 말한다.
- **무호흡**(apnea) : 어떤 원인에 의해서든 일시적으로 숨을 완전히 멈추는 것이다.
- **수면무호흡**(sleep apnea) : 잠을 자는 도중에 짧지만 자주 숨이 멎는 증상이다.
- **호흡정지**(respiratory arrest) : 무호흡이 오래 지속된 다음에 호흡을 다시 시작하지 못하는 상태를 말한다.

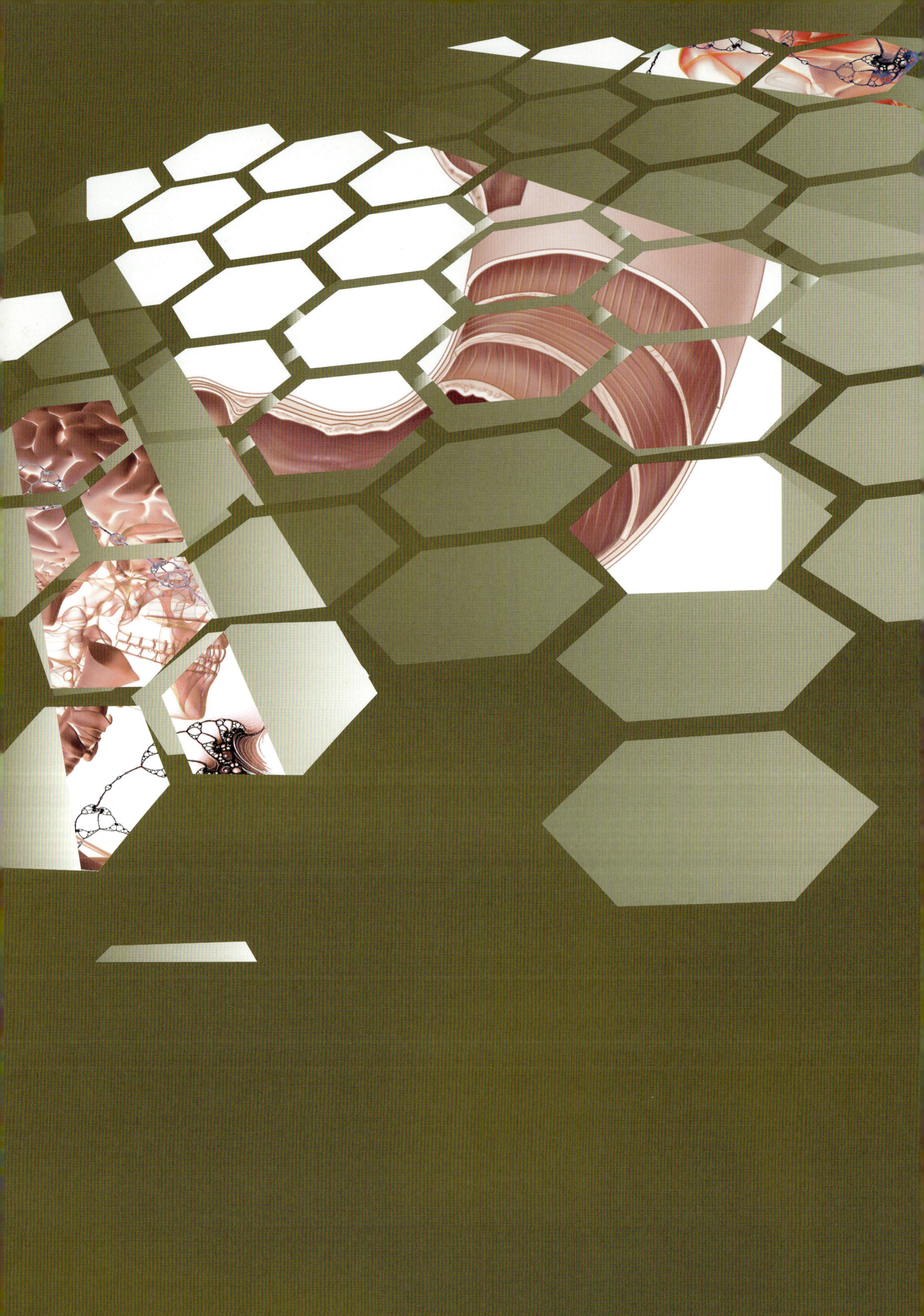

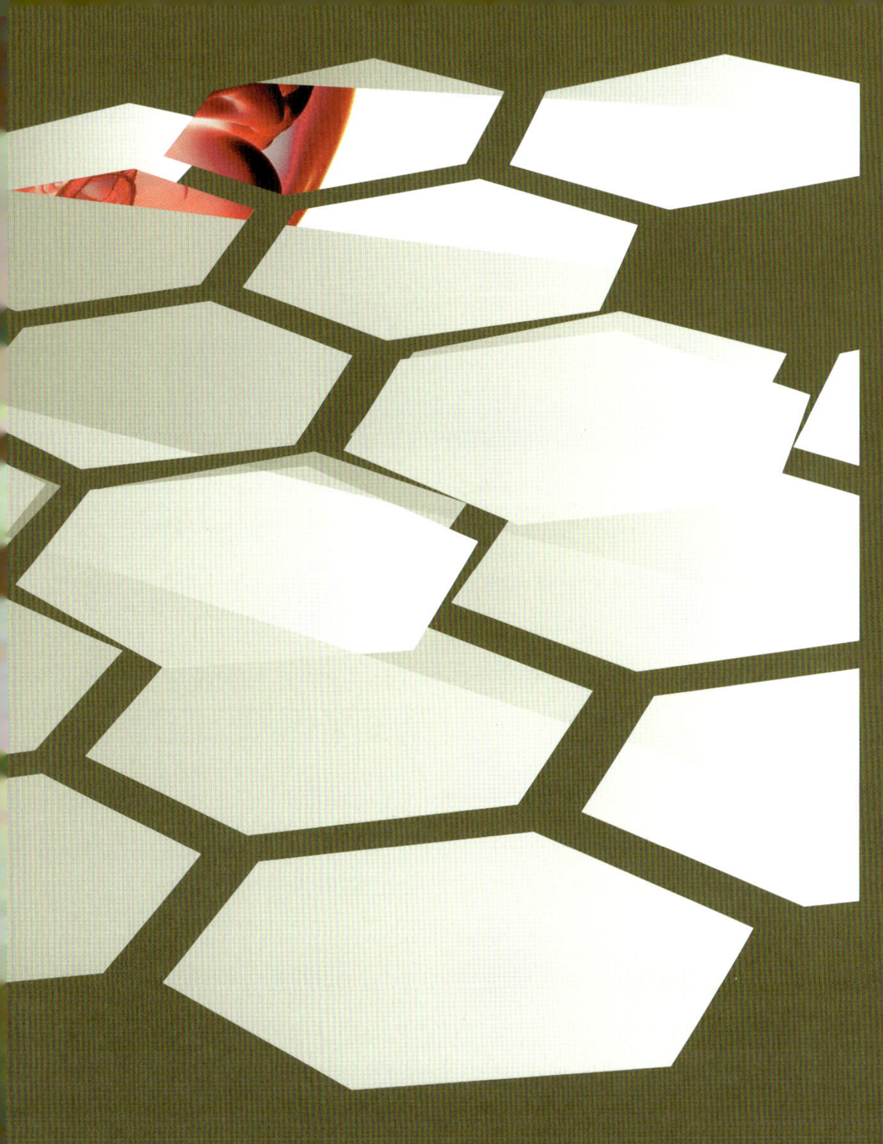

Chapter 14

소화계통

1. 식욕

식욕은 생명활동에 필요한 에너지를 얻으려고 하는 본능적 욕구이다. 영양분 중에서 가장 많이 이용되는 것은 **포도당**(탄수화물, 글루코스)이며, 혈액에는 항상 80~110 mg/dl의 농도로 글루코스가 녹아 있어서 세포들이 이용할 수 있다.

생명유지에 가장 중요한 뇌와 심장은 항상 일정한 농도 이상의 글루코스를 필요로 한다. 뇌에 몇 분 동안만 글루코스가 공급되지 않아도 기능에 장애가 생기고, 1시간 이상 글루코스가 공급되지 않으면 사망한다.

사람이나 동물은 공복이 되면 식사하고 싶어지고, 충분히 먹어서 만복감을 느끼면 식사를 멈추고 싶어진다. 이와 같이 섭식행동을 조절하는 **섭식중추**(feeding center)와 **포만중추**(satiety center)가 사이뇌의 시상하부에 있다.

섭식중추와 포만중추는 혈당치에 의해서 조절된다. 식사를 해서 혈당치가 상승하면 포만중추의 뉴런에 글루코스가 결합해서 흥분시킨다. 그러면 만복감을 느낌과 동시에 섭식중추에 있는 뉴런의 활동을 억제한다.

반대로 혈당치가 낮아지면 섭식중추에 있는 뉴런에 글루코스가 결합해서 흥분시킨다. 그러면 공복감을 느낌과 동시에 식욕이 생긴다.

2. 소화관

우리가 먹기 위해서 사는 것은 아니지만 살기 위해서는 반드시 먹어야 한다. 우리가 먹은 음식물에서 영양분을 추출하여 흡수하는 과정을 '**소화**(digestion)'라 하고, 소화계통에 있는 기관의 정상적인 구조와 기능에 의해서 좌우된다.

소화계통의 기본적인 구조는 입에서 항문에 이르기까지 불규칙한 모양의 관으로, 양쪽 끝이 모두 뚫려 있다. 그것을 **소화관**(alimentary canal) 또는 **위창자길**(gastrointestinal tract)이라 하고, 성인은 길이가 약 9m이다. 소화관은 빌딩 안에 있는 복도와 같이 몸 안을 통과하는 통로라고 생각할 수 있으며, 그렇게 생각하면 신체의 일부가 아니다.

소화계통은 소화관과 그 부속기관인 간 · 쓸개 · 이자로 구성되고, 다음과 같은 역할을 한다.

- 음식물을 씹어서 잘게 부수고(저작),
- 영양분을 흡수할 수 있는 상태가 될 때까지 분해하고(기계적 소화 + 화학적 소화),

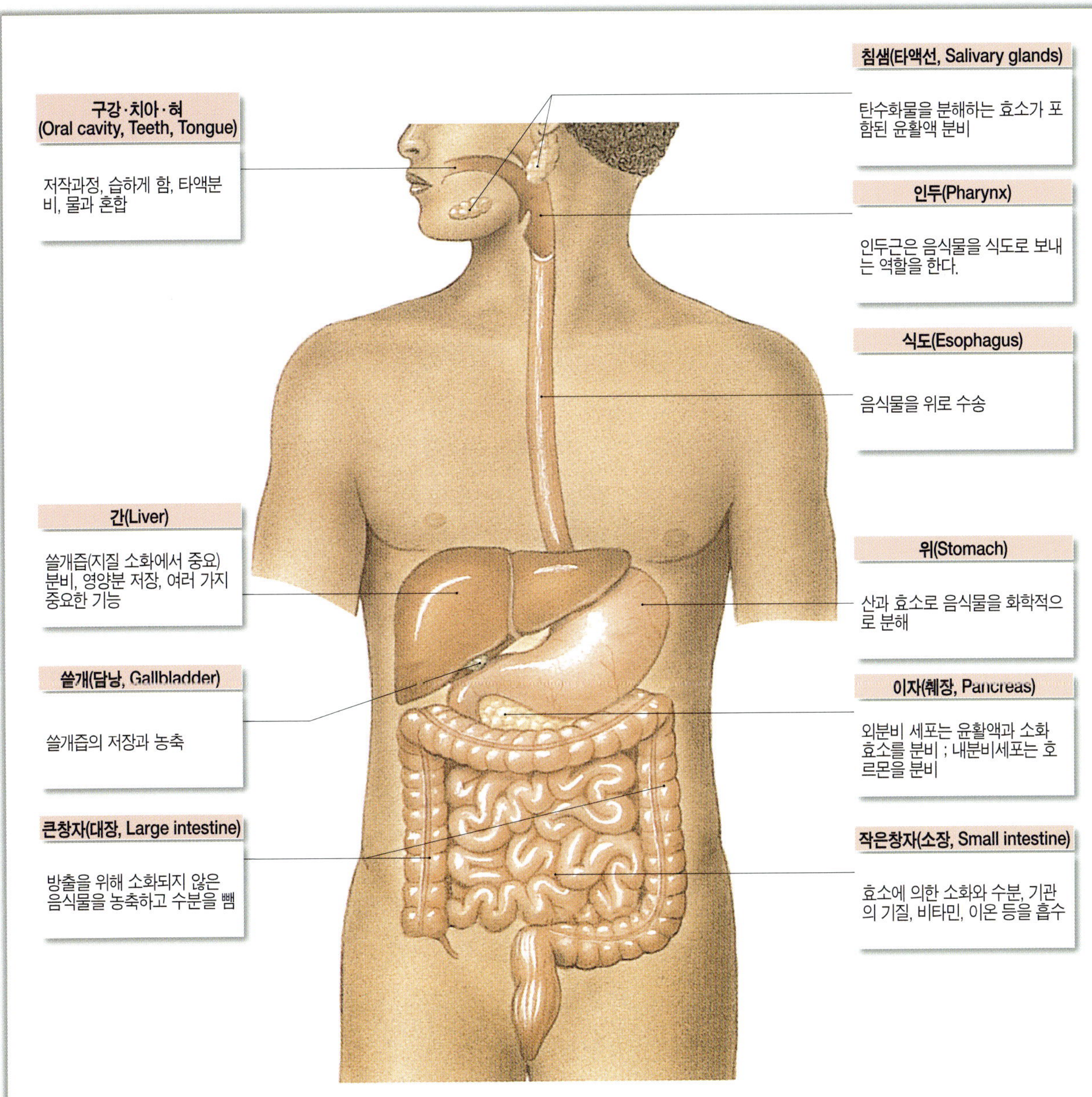

그림 14-1

소화계통의 개요

- 영양소를 혈관과 림프관을 통해서 흡수하고,
- 음식물 덩어리를 소화관을 통해서 이동시키고,
- 소화과정에서 남은 폐기물이나 대변을 몸 밖으로 밀어내고,
- 소화액과 점액을 위창자길의 속 공간에 분비하고,
- 근육운동(삼킴운동, 분절운동, 꿈틀운동)을 한다.

3. 소화관의 벽

그림 14-2에서 볼 수 있는 바와 같이 소화관의 벽은 4개의 층으로 되어 있다. 소화관 안의 빈 공간을 **루멘**(lumen, 속공간)이라고 한다. 루멘에서 바깥쪽으로 점막층, 점막밑층, 점막근육판, 장막이라고 부른다.

- **점막층**(mucosa) : 식도의 점막층은 중층편평상피세포로 구성되어 있어서 거친 음식이 들어가더라도 상처가 잘 나지 않고 마모도 잘 되지 않는다. 그러나 위에서 항문까지의 점막층은 단층원주상피세포로 구성되어 있어서 연약하지만 영양분의 흡수와 소화액의 분비에 적합하다. 점막층에서는 소화효소, 점액, 소화관호르몬 등을 만들고 분비한다.
- **점막밑층**(submucosa) : 점막 바로 밑에 있는 결합조직층으로 혈관, 자율신경, 림프관 등이 지나가고 있다.
- **점막근육판**(lamina muscularis mucosae) : 돌림근육층과 세로근육층의 2겹의 근육조직으로 되어 있고, 소화관의 운동성을 만드는 역할을 한다. 꿈틀운동(연동운동)은 점막근육판이 수축과 이완을 반복해서 루멘 안에 있는 음식물을 밀어내는 운동이다. 분절운동(segmentation)은 점막근육판에 있는 돌림근육이 한 분절 내에서 수축과 이완을 교대로 반복하면 루멘에 있는 음식물이 그 분절 내에서 왔다 갔다 한다. 그러면 음식물과 소화액이 잘 혼합되고, 커다란 음식물 덩어리가 작은 조각으로 부서지는 것이다.
- **장막**(serosa) : 소화관의 가장 바깥층으로 다른 장기와 접한다. 소화관을 어느 정도 고정시키는 역할을 한다.

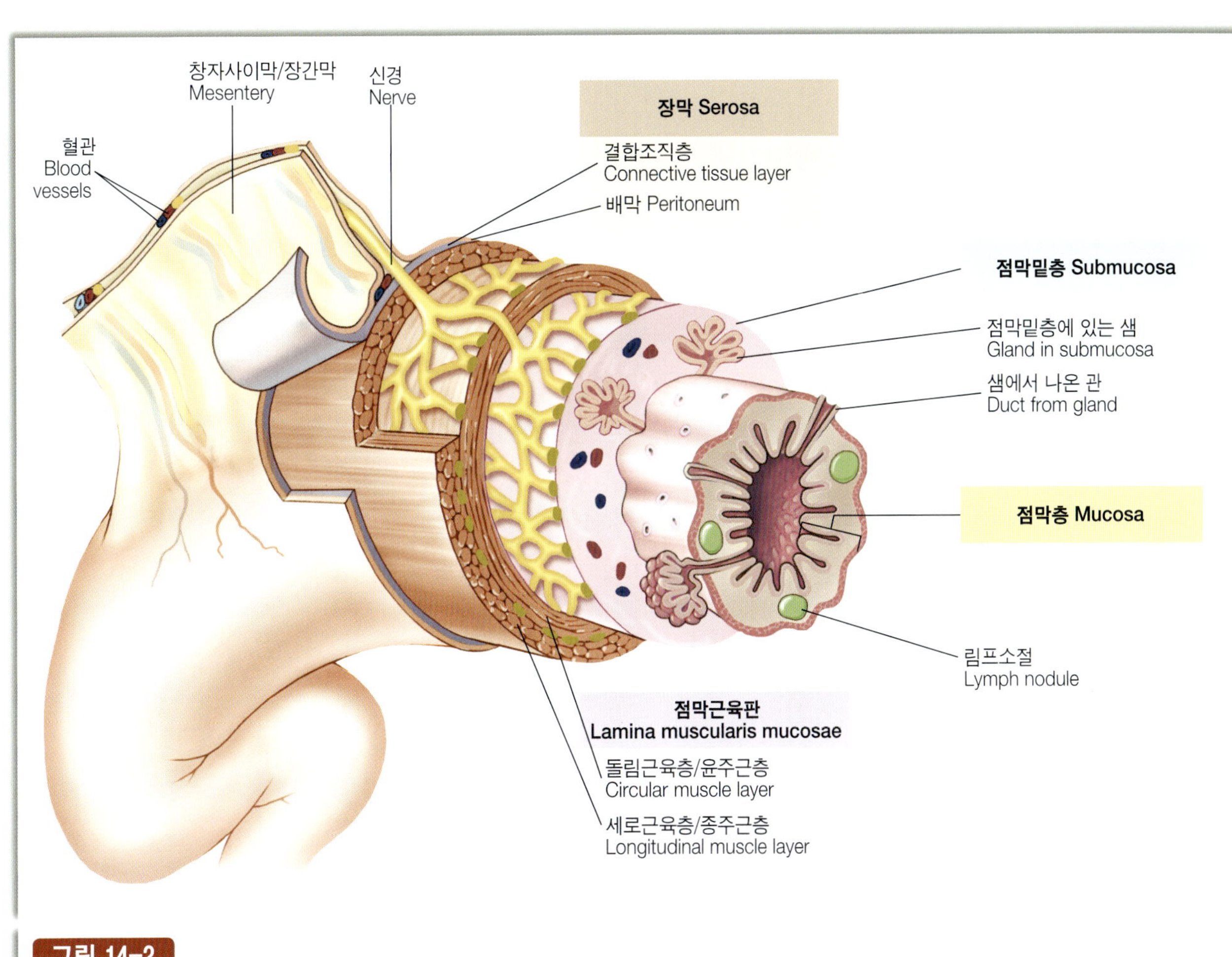

그림 14-2

소화관의 벽

4. 상부 소화관

　입 · 인두 · 식도 · 위 · 작은창자의 맨 윗부분인 샘창자까지를 **상부 소화관**이라
한다. 모든 기계적 소화는 상부 소화관에서 일어나고, 상당 부분의 화학적 소화도
상부 소화관에서 일어난다.

입

　소화관의 입구인 **입**(mouth)에는 **이**(치아, tooth) · **혀**(tongue) · **침샘**(salivary
gland)이 있고, 입의 속벽은 점막으로 되어 있어서 점액을 생산하여 분비한다.

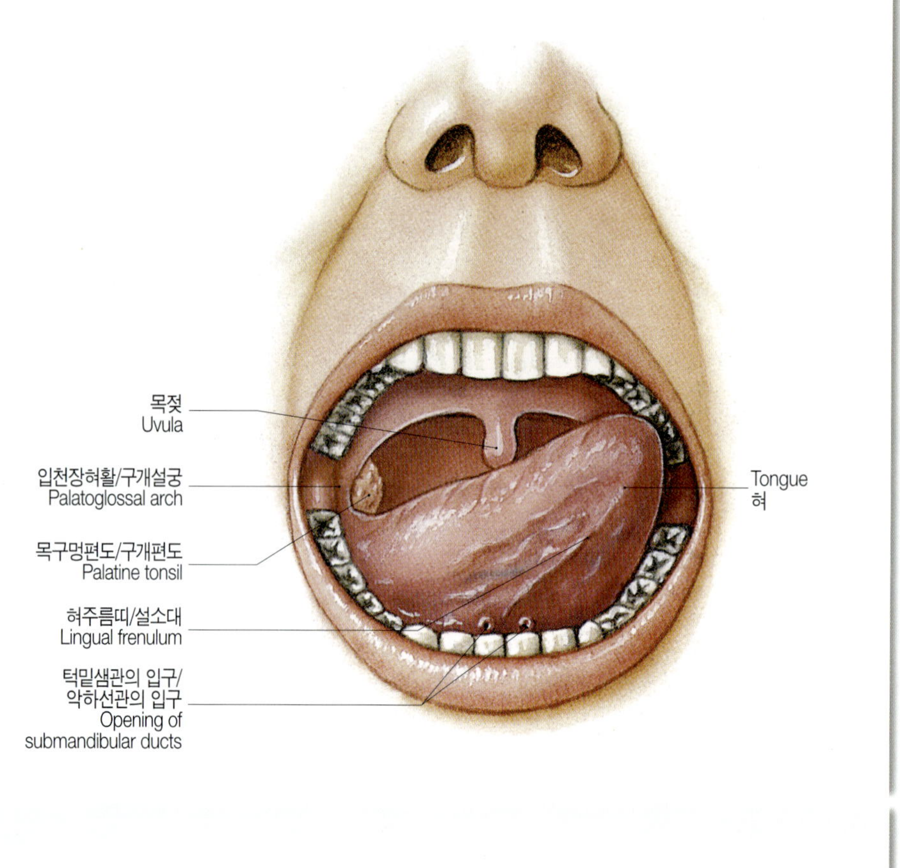

그림 14-3

혀의 구조

입천장은 **물렁입천장**(soft palate)과 **단단입천장**(hard palate)으로 구분하는데, 단단입천장은 입의 앞부분에 있는 입천장뼈와 위턱뼈의 일부로 형성되고, 입의 뒷부분에 있는 물렁입천장은 주로 근육으로 이루어져 있다.

입의 바닥은 혀와 혀를 움직이는 뼈대근육으로 구성되어 있고, 혀는 점막으로 덮여 있다. 혀는 머리뼈와 목뿔뼈에 고정되어 있고, '**주름띠**(frenulum)'라는 얇은 막에 의해 입의 바닥에 붙어 있다.

치아

치아(teeth)는 치아머리, 치아목, 치아뿌리의 3부분으로 나눌 수 있다.

치아머리(dental crown)는 눈으로 볼 수 있는 부분으로, 에나멜과 상아질로 덮여 있어서 음식을 씹을 때 이가 갈아지는 것을 방지하는 데에 적합하다.

치아목과 뿌리는 시멘트질로 덮여 있고, 치아 한가운데에는 **치아속질공간**(pulp

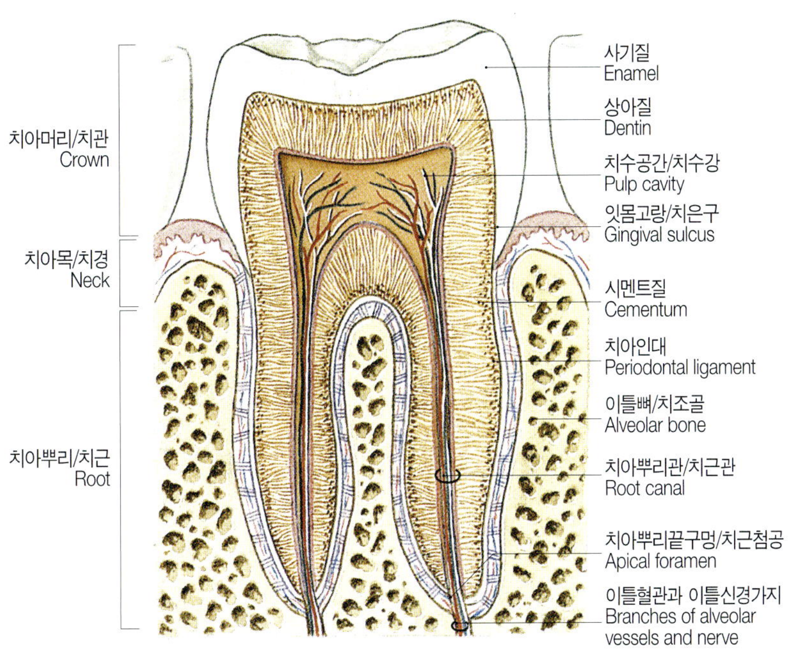

그림 14-4

치아의 구조

cavity, 치수강)이 있는데, 여기에는 결합조직·혈관·림프관·감각세포가 들어 있다.

치아목(dental neck)은 치아머리와 치아뿌리를 연결하는 좁은 부위로, 잇몸조직으로 둘러싸여 있다.

치아뿌리(dental root)는 위턱뼈 또는 아래턱뼈 안에서 치아뿌리를 감싸고 있는 **이틀**(dental alveolus, 치조)에 꽉 끼어 있어서 치아를 뼈에 고정시킨다.

치아의 모양과 위치는 그 기능과 관계가 있고, **앞니**(incisor, 절치), **송곳니**(canine, 견치), **작은어금니**(premolar, 소구치), **큰어금니**(molar, 대구치)로 나눈다.

생후 6~30개월에 20개의 치아가 나는데 이것을 **젖니**라 하고, 6~13세가 되면 빠지고 간니가 나온다. **간니**(permanent teeth, 영구치) 중 첫 번째로 나는 것은 첫째 큰어금니로 젖니가 모두 빠지기 전에 난다. 17~24세에는 젖니가 모두 빠지고 32개의 간니로 모두 대체된다.

젖니가 20개인 것은 작은 어금니가 없고 2쌍의 큰 어금니만 있기 때문이다. 앞니는 자르는 면이 날카롭고, 송곳니는 뾰족해서 뚫고 찢는 데에 적합하다. 그리고 편평한 작은어금니와 큰어금니에는 2~3개의 분쇄하는 융기가 있어서 섭취한 음식물을 효과적으로 부술 수 있다.

침샘

침샘(salivary gland)은 침을 분비하는 소화계통의 부속샘으로 귀밑샘, 턱밑샘, 혀밑샘이 있고, 성인이 하루에 생산하는 침은 약 1~1.5리터 정도이다. 침샘은 외분비샘이기 때문에 관을 통해서 소화관으로 침을 분비하는데, 침은 장액성과 점액성으로 나누어진다.

장액성은 수분이 많아서 묽고 점액이 없는 침이고, 탄수화물 소화효소인 아밀라제가 포함되어 있다. **점액성**은 점액이 많아 걸쭉하고, 소화효소가 포함되어 있지 않다. 점액성 침은 음식물을 매끄럽게 만들어서 식도를 통해서 위로 들어갈 때 마찰을 줄여주는 역할을 한다.

귀밑샘(parotid gland)은 가장 큰 침샘으로 귀 바로 밑에 있고, 장액성 침을 분비한다. **턱밑샘**(submandibular gland)은 아래턱뼈 바로 밑에 있고, 크기는 호두만하며, 장액성과 점액성 침을 모두 분비한다. **혀밑샘**(sublingual gland)은 침샘 중에서 가장 작으며, 입 바닥을 덮고 있는 점막층 밑에 있고, 점액성 침을 분비한다.

인두와 식도

인두(pharynx)는 근육으로 만들어진 관모양의 구조체로 입속공간과 콧속공간 뒤에 있고, 호흡계통과 소화계통에 모두 속한다. 인두는 코인두, 입인두, 후두인두로 나누는데, 소화에 참여하는 것은 입인두이다.

음식 덩어리를 이로 씹고, 혀로 음식물과 침을 잘 섞은 다음 "삼켜서 인두와 식도를 지나 위까지 보내는 것"을 **'연하운동'**이라고 한다. 연하운동은 다음과 같이 3가지 시기가 있다.

- **구강기** : 입속공간에 있는 음식물을 혀를 이용해서 물렁입천장쪽으로 밀어붙여서 인두로 보내는 시기를 말한다. 수의적인 운동이다.
- **인두기** : 음식물이 인두에 접촉되면 물렁입천장이 반사적으로 인두와 콧속공간을 차단시킨다. 그 다음에는 후두덮개가 기관의 입구를 막고 음식물을 식도로 보낸다.
- **식도기** : 식도의 자율적인 꿈틀운동에 의해서 음식물을 식도에서 위로 보내는 시기이다.

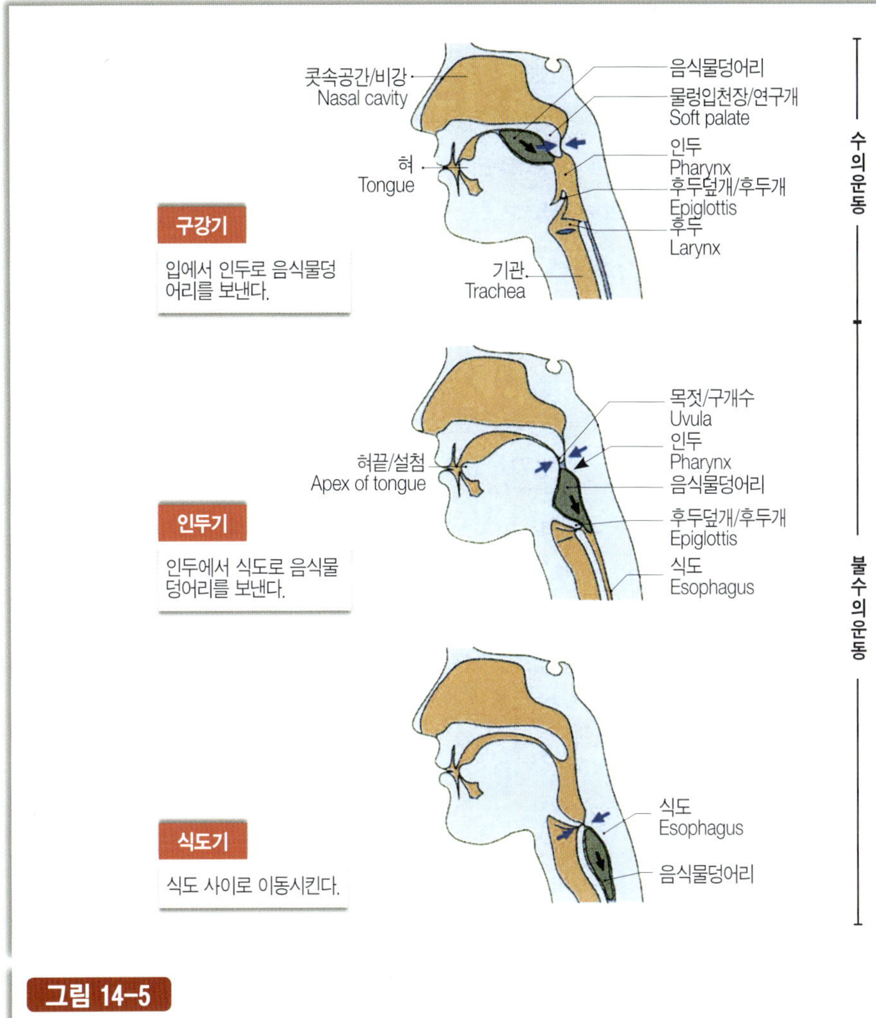

그림 14-5

연하운동

    식도(esophagus)는 근육으로 만들어진 관 모양의 구조체로 위 절반은 뼈대근육이고, 아래 절반은 민무늬근육으로 구성되어 있다. 뼈대근육의 운동은 삼킴반사에 의해서 이루어지고, 민무늬근육의 운동은 자율신경에 의해서 이루어진다.

위

    위(stomach)는 배속공간의 윗부분 가로막 바로 밑에 있다(그림 14-6). 음식이 식도에서 위로 들어가는 부분을 **들문**(분문)이라 하고, 위에서 샘창자로 나가는 부분을 **날문**(유문)이라 한다. 평소에는 들문과 날문이 조임근(괄약근)에 의해서 닫혀 있어서 음식물이 식도로 역류하거나 샘창자로 흘러 내려가는 것을 방지한다.

위의 맨 위쪽에 둥그렇게 부풀어 있는 부분을 **위바닥**(위저), 들문과 날문 사이의 구부러진 가장자리를 **작은굽이**(소만곡), 반대쪽을 **큰굽이**(대만곡)이라 한다.

위의 속벽은 안쪽에서부터 **점막층, 점막밑층, 빗근육층, 돌림근육층, 세로근육층, 장막**의 6겹으로 구성되어 있다. 점막층에는 수많은 위샘이 있어서 위액을 분비하고, 위가 비어 있을 때 점막층이 접혀 있는 것을 **위주름**(rugae)이라고 한다.

위액에는 **위산, 펩시노겐**(pepsinogen), **점액**이 섞여 있다. 위산은 인체에서 가장 강력한 산성 물질로 음식물에 있는 세균을 죽이고, 펩시노겐은 단백질을 분해하는 소화효소이다. 마지막으로 점액은 자신이 분비하는 펩시노겐에 의해서 위의 점막 자체가 소화되어버리는 것을 방지하는 역할을 한다.

그림 14-6에서 볼 수 있는 바와 같이 위벽이 3개의 민무늬근육층으로 되어 있기 때문에 음식을 작은 입자로 부수고(**분절운동**), 위액과 잘 섞어서(**유동운동**) '**암죽**(유미즙)'으로 만들고, 꿈틀운동을 일으켜 음식을 소화관 밑으로 내려 보낼 수 있는 것이다. 음식물이 위에서 암죽이 되면 날문조임근이 이완되어서 작은창자의 첫 부분인 샘창자로 들어간다.

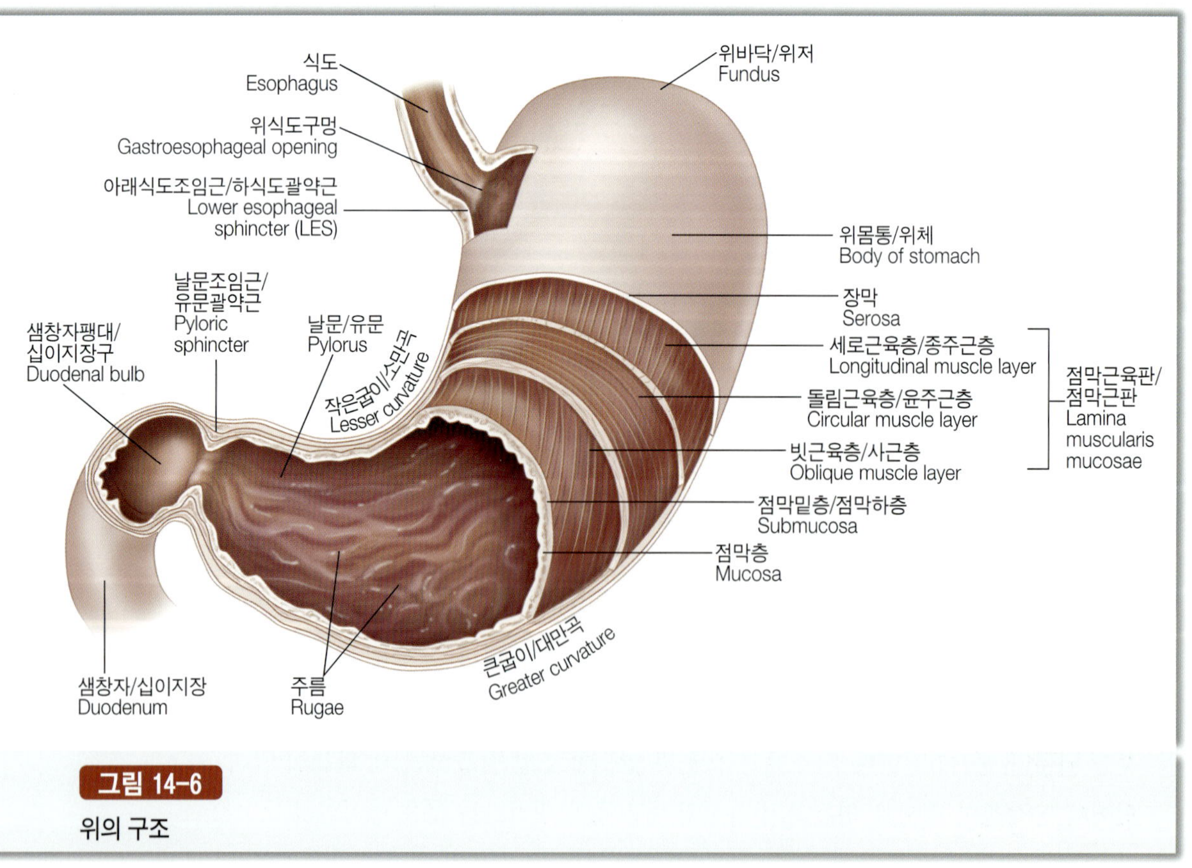

그림 14-6

위의 구조

위가 비어 있을 때에는 소시지 정도의 크기로 보이지만, 식사를 많이 한 다음에는 크게 확장된다. 음식을 너무 많이 먹으면 위가 너무 커져서 가로막을 위로 밀려 올리기 때문에 숨쉬기가 어려워지기도 한다.

식도가 배속공간으로 들어갈 수 있도록 가로막에 뚫려 있는 식도구멍이 확장되어서 위의 일부가 가로막을 통해 위쪽으로 올라가는 경우도 있다. 이러한 상태를 **식도구멍헤르니아**(hiatal hernia, 열공헤르니아)라 하고, 위 안에 있던 음식물이 식도로 역류하는 것을 **위식도역류증**(gastroesophageal reflux disease : GERD)이라고 한다.

작은창자

작은창자(small intestine, 소장)는 길이가 약 7m로 큰창자보다 길지만 굵기가 가늘기 때문에 작은창자라고 한다. 작은창자는 **샘창자**(duodenum, 십이지장), **빈창자**(jejunum, 공장), **돌창자**(ileum, 회장)로 나눈다. 맨 처음 부위인 샘창자는 상부소화관에 속하고 두 번째 부위인 빈창자부터는 하부소화관에 속한다. 대부분의 영양분 흡수작용은 하부소화관에서 일어난다.

그림 14-7에서 볼 수 있는 바와 같이 작은창자의 첫 부분에 이자(췌장) · 간 · 쓸개에서 생산된 소화효소들이 집중적으로 분비된다는(샘처럼 솟아난다는) 의미에서 '샘창자'라 한다. 또 길이가 약 30cm이기 때문에 손가락 12개를 옆으로 늘어놓은 길이와 비슷하다고 해서 '십이지장'이라고 부른다.

쓸개즙은 간에서 만들어진 다음 쓸개에서 농축되어 저장되었다가 필요할 때에 샘창자로 분비된다. 그때 간에서 나오는 관을 **좌/우간관**, 합쳐진 것을 **온간관**, 쓸개에서 나오는 관을 **쓸개관**, 온간관과 쓸개관이 합쳐진 것을 **온쓸개관**이라고 한다.

이자(췌장)에서 만들어진 소화액을 **이자액**, 이자액이 모아지는 관을 **이자관**이라 한다. 이자관 중에서 굵은 것을 **주이자관**, 작은 것을 **덧이자관**이라고 한다.

쓸개즙과 이자액이 샘창자로 분비되는 구멍이 '샘창자 안쪽으로 볼록하게 튀어나왔다.'고 해서 '큰/작은샘창자유두'라고 한다. 쓸개즙과 이자액이 서로 다른 구멍으로 분비되는 사람도 있고, 미리 합쳐져서 1개의 구멍으로 분비되는 사람도 있다. 구멍은 평소에는 조임근으로 막혀 있는데, 필요할 때에만 조임근이 이완되면서 분비된다.

샘창자 윗부분 절반 부위의 점막에 있는 수많은 **창자샘**(intestinal gland)에서는 '위산 때문에 강한 산성을 띠고 있는' 암죽을 중성으로 만들기 위해서(샘창자를 보호하려고) 알칼리성 점액을 분비한다.

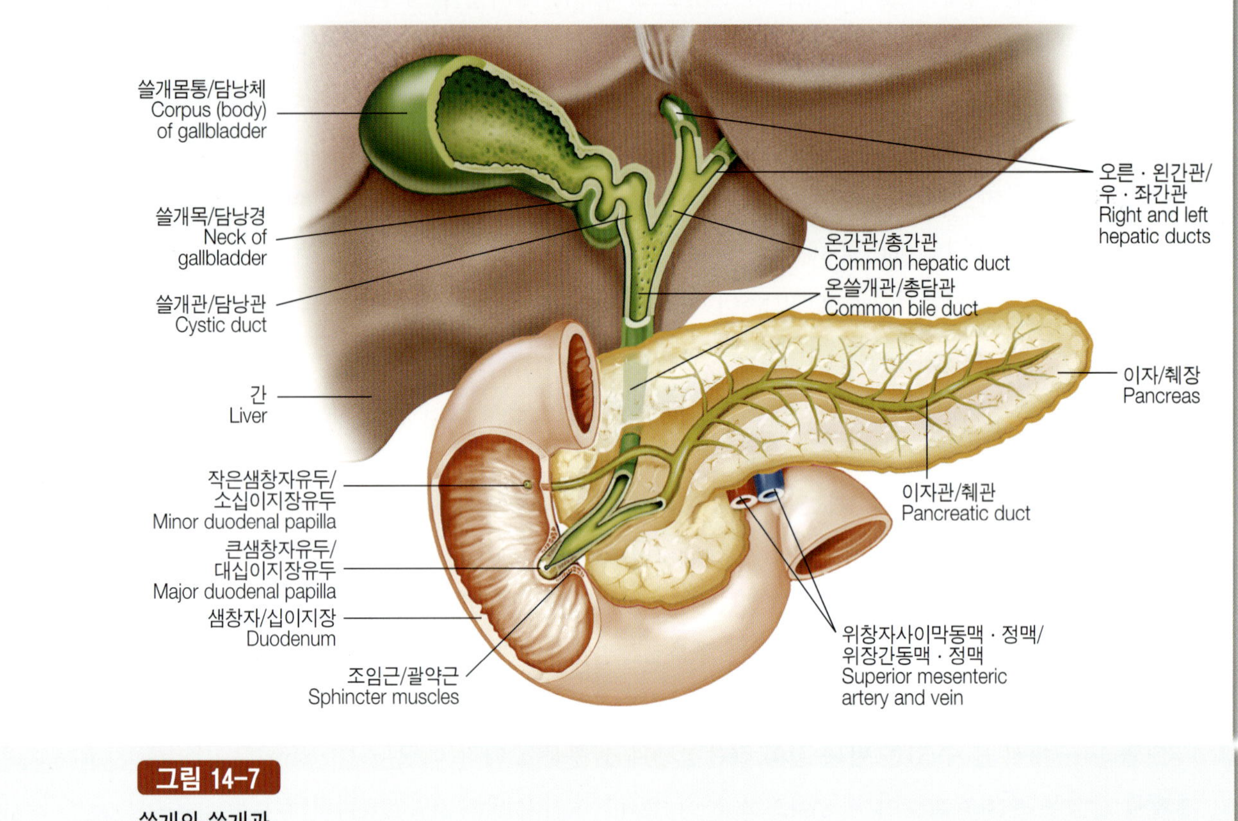

그림 14-7

쓸개와 쓸개관

작은창자의 속벽은 맨눈으로 보아도 매끄럽게 보이지 않고 여러 겹의 **돌림주름**(plicae)으로 만들어져 있다. 돌림주름을 현미경으로 보면 아주 작은 손가락 모양의 **융모**(villus)로 덮여 있다. 그림 14-8을 보면 수많은 융모가 작은창자의 루멘 안쪽으로 뻗어 있고, 융모의 안쪽에는 잘 발달된 모세혈관이 있으며, 림프관의 일종인 **암죽관**(lacteal)도 있다는 것을 알 수 있을 것이다.

모세혈관을 통해서 탄수화물이 소화된 '단당'과 단백질이 소화된 '아미노산'을 흡수하고, 암죽관을 통해서 '지질'을 흡수한다.

수없이 많은 융모들이 창자의 점막에서 소화관 안쪽으로 머리를 내밀고 있기 때문에 모세혈관과 창자의 속벽이 접촉하는 표면적이 현저히 증가하여 영양분을 혈액과 림프로 아주 잘 흡수할 수 있다.

그림 14-8에서 표면적을 증가시키기 위하여 수없이 많은 융모가 있는 것 말고도 융모를 이루고 있는 상피세포를 **미세융모**(microvillus)가 빗처럼 덮고 있다는 것을 볼 수 있다. 미세융모가 영양분을 흡수할 수 있는 융모의 표면적을 더욱 더 증가

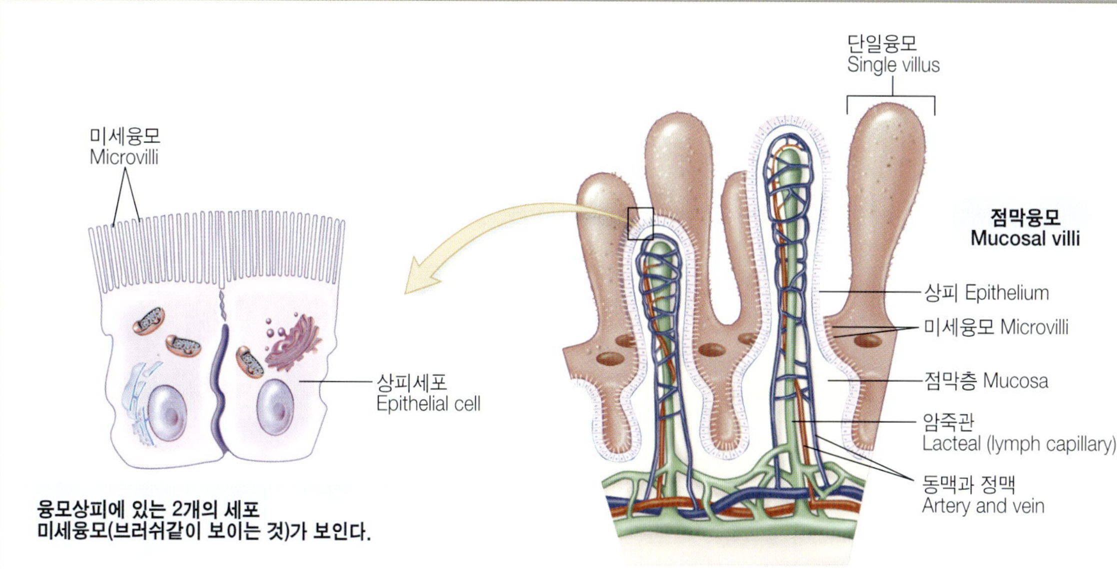

그림 14-8

미세융모

시켜주어서 영양분을 효과적으로 흡수할 수 있다.

쓸개즙에는 소화효소가 들어 있는 것이 아니라 지방을 아주 작은 물방울처럼 만들어서 물에 쉽게 섞일 수 있는 형태로 만들어주는 역할(**유화작용**)을 한다. 지방이 유화작용을 받으면 이자액에 들어 있는 **리파제**(lipase)라는 소화효소에 의해서 쉽게 분해된다.

5. 하부 소화관

샘창자의 끝부분은 둘째허리뼈의 왼쪽에서 갑자기 앞으로 구부러지고, 뒤쪽 배벽에 달라 붙어 있던 창자관(腸管)이 배벽에서 떨어져 배속공간 내에서 자유롭게 움직일 수 있는 상태가 되는 곳이 **빈창자**(jejunum)의 시작점이다. 해부했을 때 창자의 내용물이 아주 적거나 거의 비어 있다는 데에서 '빈창자'라는 이름이 붙여 졌다.

빈창자와 돌창자는 긴 '창자간막'에 매달려 있기 때문에 배속공간 내에서 비교적 잘 움직일 수 있으며, 합쳐서 **'창자간막작은창자**(intestinum tenue mesoteniale)'

또는 '**빈돌창자**(jejunoileum)'라고도 한다. 빈돌창자는 모양이 매우 꼬불꼬불하여 실제로 펴보면 길이가 7~8m나 된다. 빈창자와 돌창자의 경계는 명확하지 않으며, 앞부분에서 5분의 2를 빈창자, 나머지 부분을 돌창자라고 한다.

대부분의 소화작용은 샘창자에서 일어나고, 빈창자와 돌창자에서는 주로 영양분과 수분을 흡수하는 작용과 세균이 체내로 침투하는 것을 방어하는 역할을 한다.

큰창자

큰창자(large intestine, 대장)는 길이가 1.5m밖에 되지 않지만 굵기는 약 6.5cm로 작은창자보다 훨씬 굵다. 그림 14-9에서 큰창자와 돌창자의 연결부위를 보면 한쪽 끝이 막혀 있는 큰창자의 맨 끝보다 약간 위에 돌창자에서 들어오는 작은 구멍이 뚫려 있는 것처럼 보인다. 그래서 큰창자의 막혀 있는 끝 부분을 '**막창자**(cecum)' 또는 '**맹장**'이라 하고, 작은 구멍에 붙어있는 판막 같은 것을 '**돌막창자판막**(ileocecal valve, 회맹판)'이라고 한다.

큰창자의 생김새가 끈으로 창자의 중간 중간을 살짝 매어놓아서 잘록잘록한 것처럼 보인다. 그래서 '**결장**(結腸)' 또는 '**잘록창자**(colon)'라 하고, 음식물이 이동하는 방향에 따라 **오름잘록창자**(ascending colon , 상행결장), **가로잘록창자**(transverse colon, 횡행결장), **내림잘록창자**(descending colon, 하행결장), **구불잘록창자**(sigmoid colon, S상결장)라고 한다.

큰창자는 크게 막창자, 잘록창자, 곧창자, 항문으로 구분할 수 있고, 막창자 끝에 지렁이처럼 붙어 있는 것을 **막창자꼬리**(vermiform appendix, 충수)라고 한다.

큰창자의 점막에는 융모가 없기 때문에 흡수할 수 있는 표면적도 적고, 큰창자의 벽을 통해서 이동하는 물질의 속도도 느리고 효율도 나쁘다. 작은창자에서 소화되지 않은 음식과 흡수되지 못한 영양분이 큰창자로 넘어오면 남은 영양분과 수분을 흡수하여 대변을 만들고, 큰창자 안에 있는 대장균, 장구균, 비피더스균(bifidus 菌) 등이 비타민 BK, B_{12}, B_1, B_2 등을 합성한다. 그러한 비타민들은 혈액의 응고에 아주 중요한 역할을 한다.

항문은 2개의 **항문조임근**(anal sphincter)이 안팎에서 조이고 있다. 속항문조임근은 민무늬근육이고, 바깥항문조임근은 뼈대근육이기 때문에 자율신경의 지배도 받고, 대뇌의 지배도 받는다. 대변이 곧창자에 도착해서 곧창자의 직경이 굵게 늘어나면 **속항문조임근**은 자율적으로 이완되지만 **바깥항문조임근**은 뼈대근육이기 때문에 대뇌에서 배변하라는 명령이 내려오기 전까지는 닫혀 있다. 그러나 그것도 한계가 있어서 어느 정도 이상이 되면 본인의 의지와 관련 없이 배변이 되어버린다.

대동맥
Aorta
간문맥
Hepatic portal vein
위창자간정맥/상장간정맥
Superior mesenteric vein
아래대정맥/하대정맥
Inferior vena cava
지라정맥/비정맥
Splenic vein
위창자간동맥/상장간동맥
Superior mesenteric artery
아래창자간정맥/하장간정맥
Inferior mesenteric vein
왼잘록창자굽이/좌결장곡
Left colic flexure
큰그물막/대망
Greater omentum
오른잘록창자굽이/우결장곡
Right colic flexure
가로잘록창자/횡행결장
Transverse colon
오른잘록창자동맥 · 정맥/
우결장동맥 · 정맥
Right colic artery and vein
중간잘록창자동맥 · 정맥/
중결장동맥 · 정맥
Middle colic artery and vein
복막주렁/복막수
Epiploic appendages
오름잘록창자/상행결장
Ascending colon
돌막창자판막/회맹장판막
Ileocecal valve
막창자/맹장
Cecum
막창자꼬리/충수
Vermiform appendix
돌창자/회장
Ileum
왼잘록창자정맥/좌결장정맥
Left colic vein
아래창자간동맥/하장간동맥
Inferior mesenteric artery
왼잘록창자동맥/좌결장동맥
Left colic artery
내림잘록창자/하행결장
Descending colon
구불잘록창자동맥 · 정맥/
S상결장동맥 · 정맥
Sigmoid artery and vein
잘록창자띠/결장끈
Taenia coli
구불잘록창자/S상결장
Sigmoid colon
곧창자/직장
Rectum

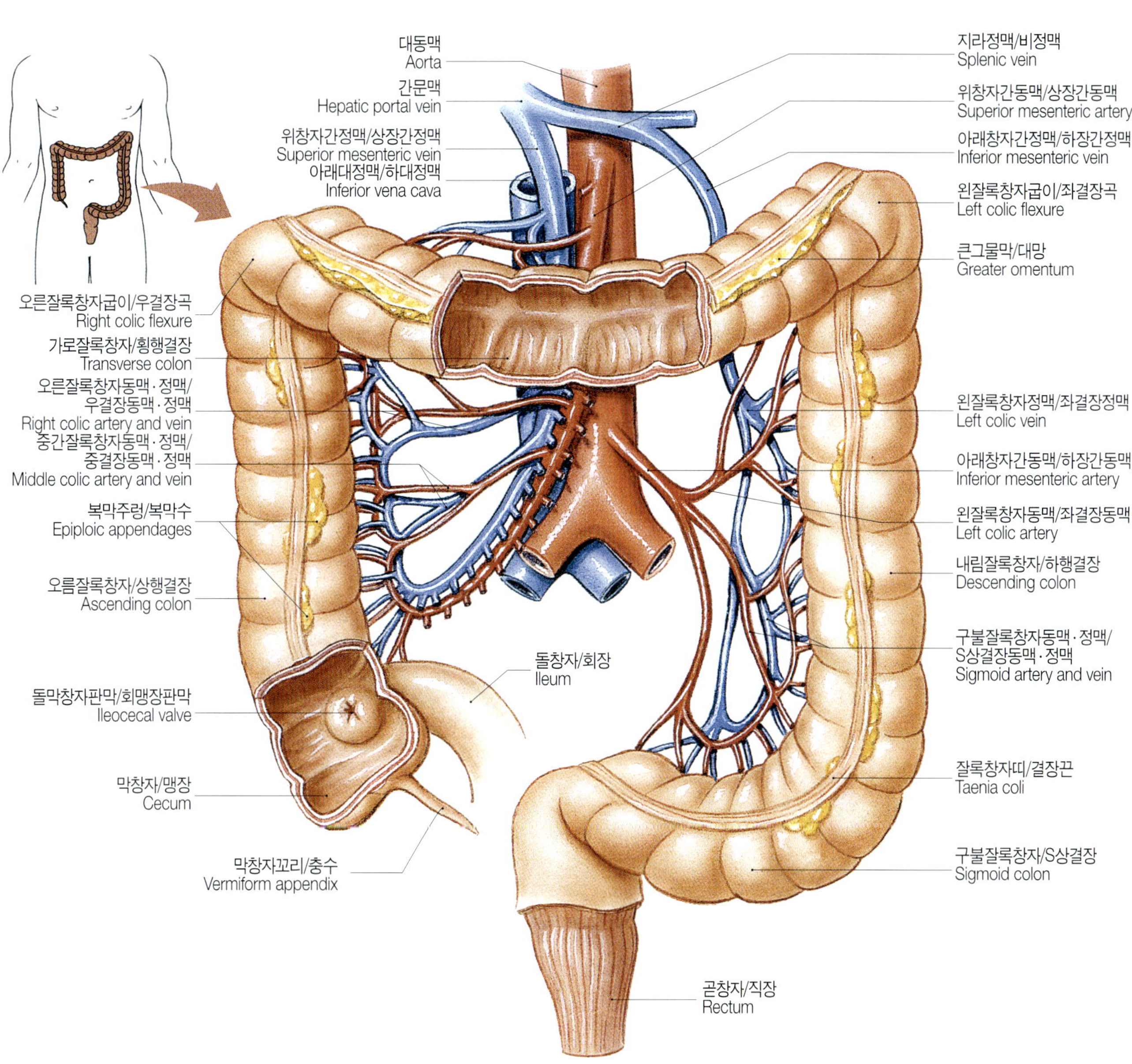

그림 14-9

큰창자

6. 간과 쓸개

간(liver)은 인체에서 가장 큰 장기로, 가로막 아래 배속공간의 오른쪽 윗부분을 거의 다 채우고, 일부는 왼쪽까지 뻗어 있을 정도로 크다. 간은 미세한 **소엽(간소엽)** 으로 이루어져 있으며, 간동맥과 문맥으로부터 이중으로 혈액공급을 받는다. 간동 맥과 문맥을 통해 간 속에 들어온 혈액은 간의 확장된 모세혈관 속에서 섞인 후 중 심정맥을 거쳐 간정맥으로 모아져 나가게 된다.

간은 신체에 필요한 것을 합성하고, 불필요한 호르몬이나 독소를 중화시키고, 신 체에 필요한 것을 저장하는 등 다양한 역할을 한다. 다음은 간의 기능을 요약한 것 이다.

- 흡수된 아미노산을 이용해서 알부민, 피브리노겐, 프로트롬빈 등을 합성한다.
- 글루코스를 이용해서 글리코겐을 합성하여 저장하거나, 글리코겐을 글루코스 로 분해해서 혈액에 방출한다.
- 순환하고 있는 각종 호르몬을 불활성화시킨다(예 : 여성호르몬, 항이뇨호르몬).
- 단백질을 분해할 때 생기는 암모니아를 요소로 변환한다.
- 지방을 분해하는 데에 중요한 역할을 하는 쓸개즙을 합성한다.
- 적혈구 생산에 꼭 필요한 철분, 비타민 A, B_{12}, D 등을 저장한다.
- 혈액을 저장한다.
- 태아기에는 태아의 혈액도 만들어낸다.
- 해독 작용 및 살균 작용 등도 한다.

간관은 쓸개즙을 간에서 밖으로 내보내는 관이고, **온쓸개관**은 쓸개즙을 샘창자 에 분비하는 관이다. 쓸개즙에는 상당량의 콜레스테롤과 쓸개즙염이 함유되어 있 어서 지방을 유화시키는 세정제 작용을 한다. 쓸개즙은 지방을 유화시키는 작용 외 에도 대변을 통해서 콜레스테롤을 제거하는 역할도 한다.

온쓸개관을 **쓸개돌**(담석)이 막고 있어서 쓸개즙이 샘창자 안으로 흘러들어가지 못하면 대변의 색깔이 회백색이 될 뿐만 아니라 혈액에 과도한 양의 쓸개즙이 흡수 되어 피부가 노랗게 변하는 황달이 발생한다.

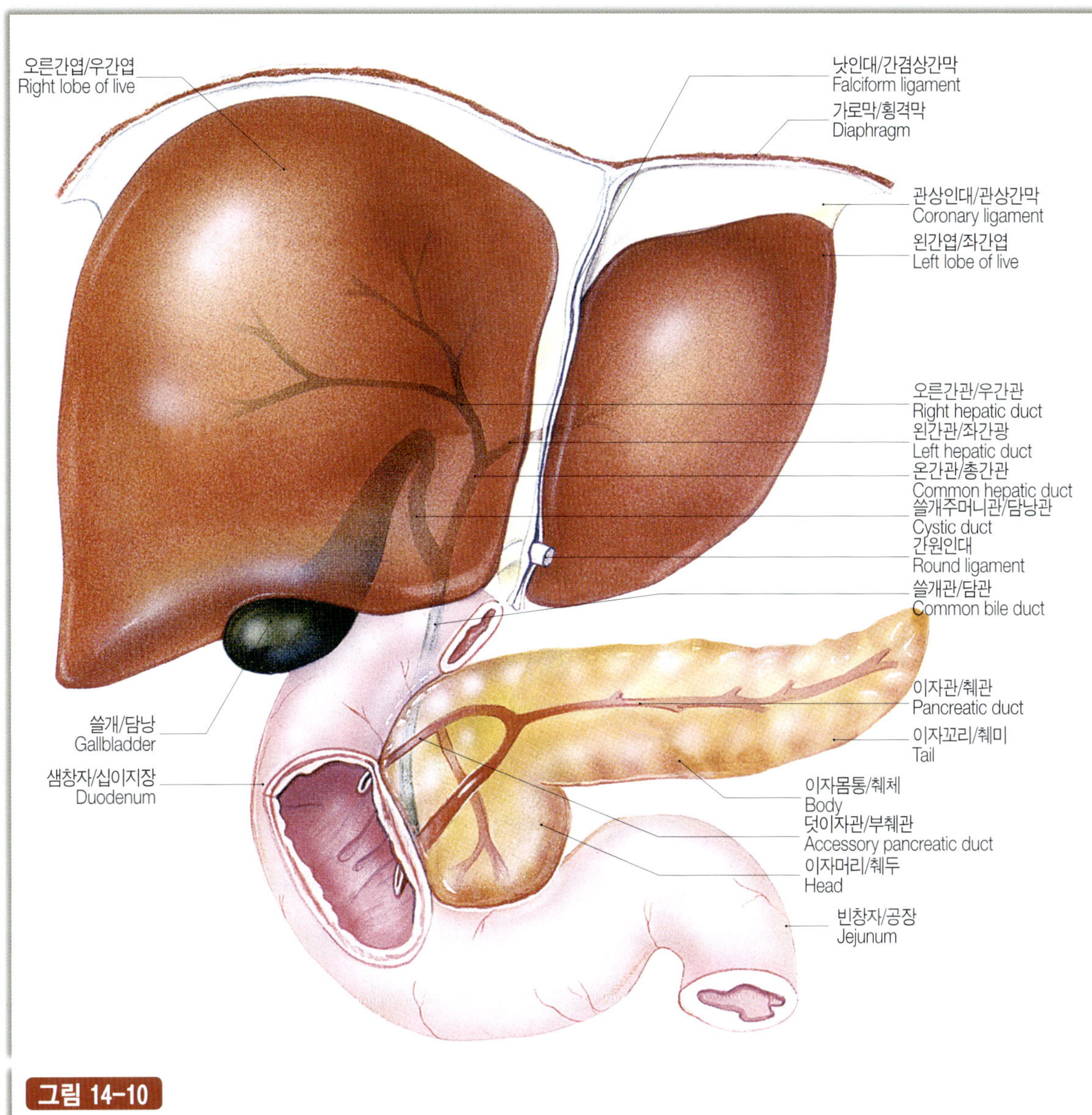

그림 14-10

간, 쓸개, 이자의 구조

7. 이자

　이자(pancreas, 췌장)는 위의 뒤, 샘창자가 C자 모양으로 구부러져 만들어진 오목한 공간 안에 안겨 있다. 이자는 **이자액**(pancreatic juice)을 분비하는 외분비 샘도

되고, 혈액으로 호르몬을 분비하는 내분비샘도 된다.

　이자액은 가장 중요한 소화액으로 단백질 분해효소 · 지방 분해효소 · 당질 분해효소 모두 포함하고 있을 뿐만 아니라, 샘창자로 들어가는 소화액에 있는 염산(위에서 분비)을 중화시키는 알칼리성 물질인 중탄산나트륨도 들어 있다. 이자액은 쓸개즙과 같이 샘창자의 1/3 지점으로 들어온다(그림 14-10 참조).

　이자액을 분비하는 세포들 사이에 어떠한 관과도 접촉 하지 않는 세포무리가 있는데, 이들을 **이자섬**(pancreatic islets) 또는 **랑게르한스섬**(Langerhans islets)이라 한다. 여기에는 이자의 호르몬(인슐린, 글루카곤, 소마토스타틴)을 분비하는 세포들이 들어 있다.

8. 소화와 흡수

　소화관에서 일어나는 복잡한 **소화**(digestion) 과정에는 물리적인 변화와 화학적인 변화가 있는데, 모두 음식을 흡수할 준비를 하는 것이다. 기계적 소화는 음식을 작은 입자로 부수어 소화액과 혼합하고, 소화관을 따라 이동시켜서 소화하고 남은 찌꺼기를 몸 밖으로 버리는 것이다. 씹기, 삼키기, 꿈틀운동, 분절운동, 배변 등과 같은 위창자관의 운동성이 기계적 소화와 밀접하게 관련이 있다.

　화학적 소화는 크고 흡수되지 못하는 분자를 작고 흡수할 수 있는 분자로 잘라서 창자의 점막을 통과하여 혈액과 림프 속으로 들어갈 수 있게 만드는 것이다. 화학적 소화는 여러 가지 화학 반응으로 구성되어 있고, 그 화학반응들은 침 · 위액 · 이자액 · 창자액에 들어 있는 소화효소들이 촉매역할을 함으로써 이루어진다.

　즉 **소화효소**(enzyme)는 **촉매**(catalyst) 역할을 하는 특수한 단백질분자들로, 소화과정 중에 스스로가 변화되거나 소비되지 않고 특정 화학반응의 속도를 높이는 작용을 한다. 소화효소의 이름은 대부분 화학반응에 참여하는 물질을 나타내는 단어의 끝에 '-ase'를 붙여서 만든다. 예를 들어 **리파제**(lipase)는 지방에 작용하는 소화효소이고, **프로테아제**(protease)는 단백질을 더 작은 분자로 만드는 단백질 분해효소이다.

　분자를 분해하는 과정을 **가수분해**(hydrolysis)라고 하는데, 큰 분자를 작은 분자로 분해하기 위해서 물(hydro)을 첨가하여 화학반응의 속도를 높이는 것이다.

탄수화물의 소화

　　탄수화물은 작은창자에 도달하기 전까지는 매우 적은 양만 소화된다. 사람들이 음식을 너무 빨리 삼키기 때문에 침에 있는 **아밀라제**(amylase)가 작용할 수 있는 시간이 너무 짧고, 위에는 탄수화물을 소화시킬 수 있는 효소가 없기 때문이다.

　　그러나 음식이 작은창자에 도달하면 이자액에 있는 아밀라제가 전분과 같은 다당을 이당으로 분해하기 시작하고, 창자액에 있는 말타제, 수크라제, 락타제가 각각 말토스(엿당), 수크로스(설탕), 락토스(젖당)를 분해하여 단당(monosaccharide)으로 소화시켜 글루코스로 만든다.

단백질의 소화

　　단백질의 소화는 위에서 시작된다. 위액에 있는 **펩신**(pepsin)이라는 소화효소가 거대한 단백질분자를 분해해서 좀 더 간단한 화합물로 만든다. 작은창자에서는 이자액에 있는 트립신과 창자액에 있는 펩티다제가 단백질 소화를 마무리 짓는다.

　　모든 단백질분자는 여러 개의 **아미노산**(amino acid)이 서로 연결되어서 만들어져 있기 때문에 큰 단백질분자를 독립된 아미노산으로 갈라놓으면 단백질 소화가 완료된다. 그래서 아미노산을 '단백질이라는 빌딩을 짓는 벽돌'이라고 한다.

지방의 소화

　　음식이 작은창자에 도달하기 전까지는 아주 적은 양의 지방이 소화된다. 지방이 샘창자에서 쓸개즙에 의해 **유화**(지방 방울이 매우 작은 지방 방울로 분해되는 것)되기 전에는 대부분의 지방이 소화되지 않는다.

　　지방이 유화된 다음에는 이자에서 나온 **리파제**(lipase)가 지방분자를 **지방산과 글리세롤**로 분해한다. 그러므로 지방 소화의 최종 산물은 지방산(fatty acid)과 글리세롤(glycerol)이다.

흡수

　　소화된 음식에 들어 있던 영양분은 작은창자의 점막속벽을 통과해서 혈액과 림프액으로 이동한다. 즉 아미노산·글루코스·지방산·글리세롤 분자들이 창자에서 인체의 순환하는 체액으로 이동하는 과정을 '**영양물질의 흡수**'라고 한다.

　　음식이 창자 안에 머물고 있는 한은 신체를 이루고 있는 수많은 세포에 영양분을 공급할 수 없기 때문에 영양분을 흡수해서 순환하는 체액을 통해 체세포로 운반하는 과정에 체세포들의 생사가 달려 있다.

나트륨과 같은 여러 가지 무기질은 창자의 점막을 통해서 능동적으로 수송되고, 수분은 삼투에 의해서 흡수된다. 단당이나 아미노산과 같은 영양분은 창자의 점막을 통해서 능동적으로 운반된 다음 창자의 융모에 있는 모세혈관의 혈액으로 확산된다. 지방산과 글리세롤은 소화관에 있는 흡수세포로 확산되어서 들어간 다음에 창자의 융모에 있는 림프관(암죽관) 안에 분비된다.

수용성 비타민(B, C)은 물에 용해되어서 주로 작은창자에서 흡수되고, **지용성 비타민**(A, D, E, K)은 지방 소화의 최종 산물인 지방산과 글리세롤에 용해되어서 함께 흡수된 다음 림프관으로 보내진다. 잘록창자에서 박테리아에 의해 합성된 비타민 K는 큰창자의 벽을 통해서 흡수된다.

소화관의 점막 속벽에 있는 주름·융모·미세융모 등에 의해서 영양분을 흡수할 수 있는 창자벽의 표면적이 증가되어 흡수하는 속도와 효율이 증가된다. 생물학자들은 작은창자의 속벽과 같이 면적이 무한한 것처럼 보이는 표면을 **프랙털**(fractal) 표면이라고 한다. 즉 창자의 주름에는 융모가 있고, 융모에는 미세융모가 있으며, 그림에는 나타나지 않았지만 미세융모에도 울퉁불퉁한 면이 있어서 작은창자의 흡수 표면적이 거의 무한하게 된다.

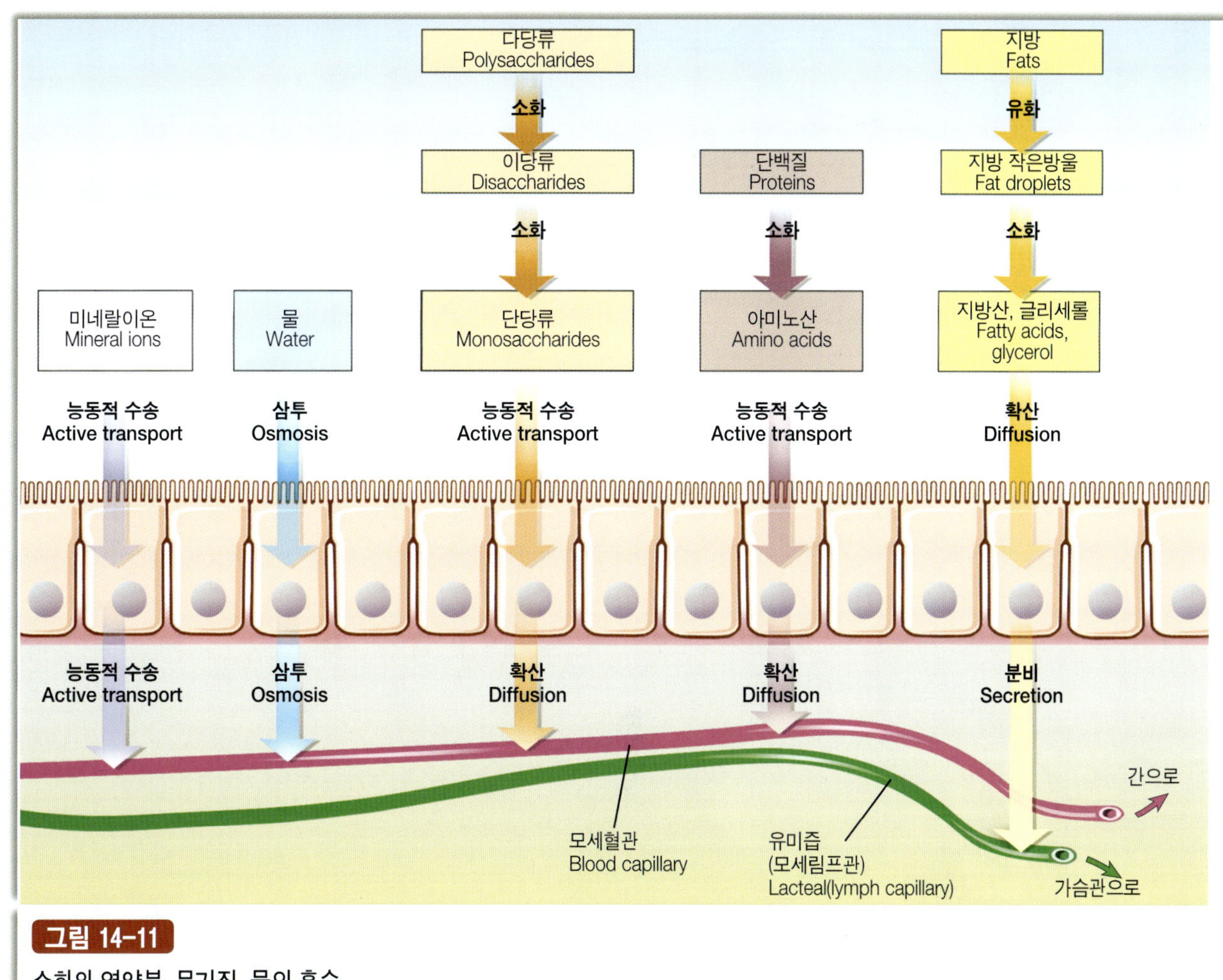

그림 14-11

소화와 영양분, 무기질, 물의 흡수

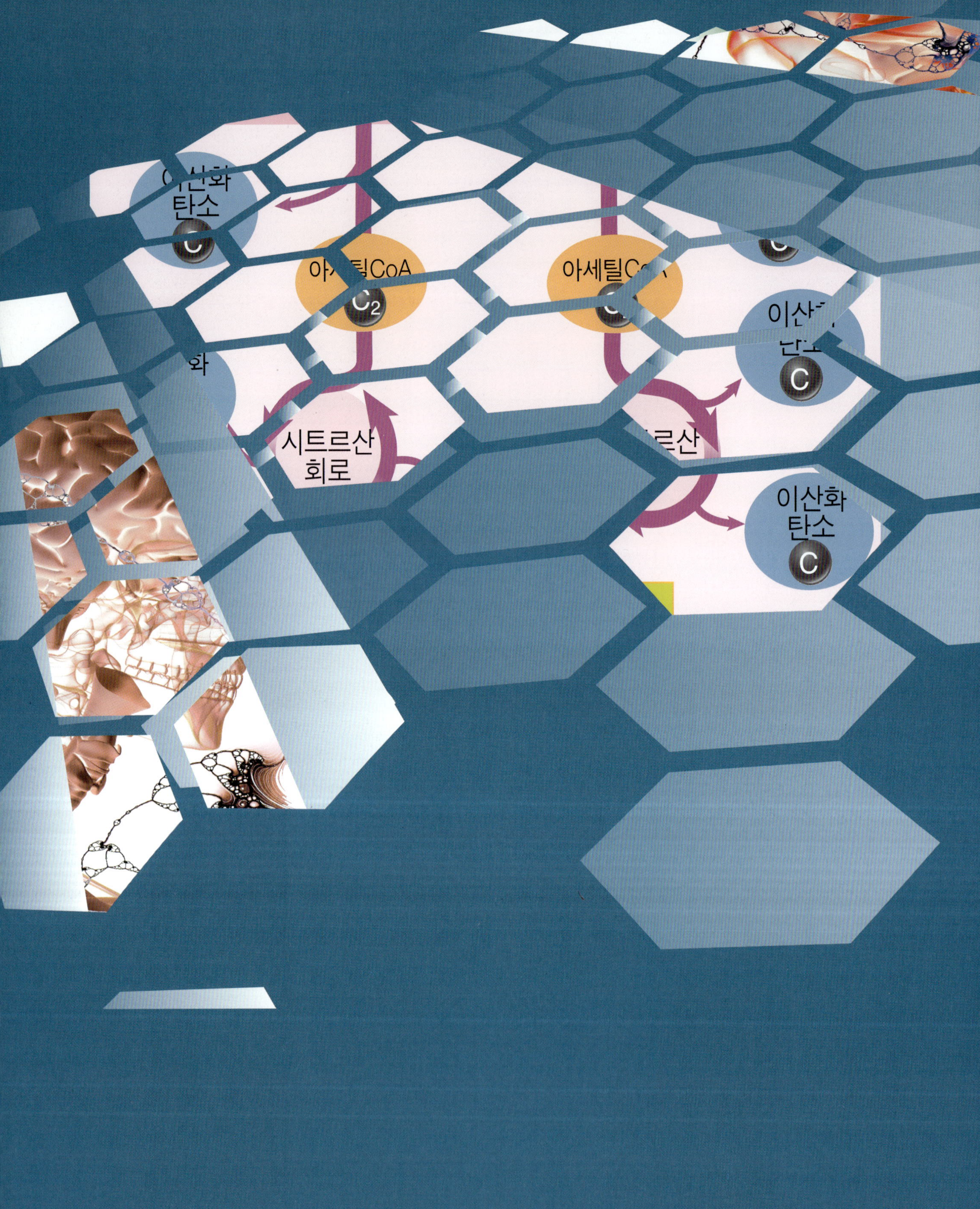

이산화
탄소
아세틸CoA
아세틸CoA
이산화
탄소
시트르산
회로
트르산
이산화
탄소

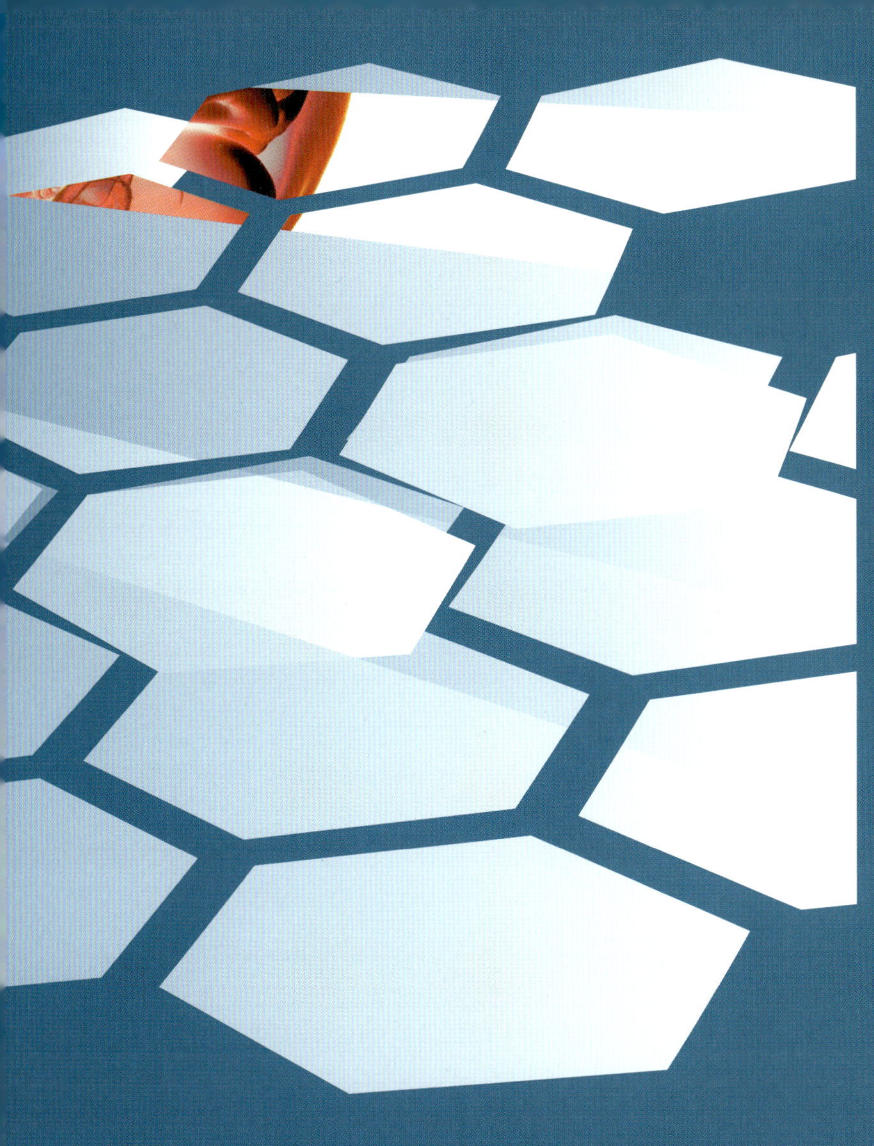

Chapter 15

대사

영양(nutrition)은 우리가 먹는 음식과 그 음식 속에 들어 있는 영양분에 관한 용어이다. 적절한 영양을 위해서는 3가지 기본 음식 형태인 탄수화물, 지방, 단백질과 주요 비타민, 미네랄의 균형이 필요하다. **영양실조**(malnutrition)는 음식과 비타민, 미네랄의 섭취가 결핍되었거나 불균형한 것을 말한다.

사람이 외부로부터 섭취한 **영양물질**(아미노산, 지방산, 미네랄 등)을 이용하여 생체고분자화합물(단백질, 지방질)이나 뼈성분을 합성하는 것을 **동화작용**(assimilation), 영양물질분자를 분해하여 에너지를 방출하는 화학반응을 **이화작용**(dissimilation or catabolism)이라 하며, 동화와 이화를 합해서 **대사작용**(metabolism)이라고 한다.

1. 영양소

세포가 자신의 구조와 기능을 유지하기 위해서는 에너지와 영양소가 필요하다. 사람이 생명과 건강을 유지하려면 다음과 같은 영양소를 섭취해야 한다.

- **3대 영양소** : 탄수화물, 지방, 단백질을 3대 영양소라고 한다. 3대 영양소는 세포 안에서(특히 미토콘드리아 안에서) 당분해(해당계), 시트르산회로, 전자전달계라고 부르는 대사과정을 거치면서 에너지를 산출한다. 산출된 에너지는 대부분 ATP로 변환된 다음 근육섬유의 수축이나 호르몬의 분비 또는 나트륨-칼륨이온펌프 등과 같은 여러 가지 세포의 기능을 유지하는 데에 이용된다.

- **비타민** : 비타민은 미량이지만 신체에 반드시 필요한 영양소이고, 주로 보조효소의 역할을 한다. 체내에서는 합성할 수 없기 때문에 음식물을 먹어서 섭취해야 한다. 대부분의 비타민은 효소나 보조효소가 적절하게 작용할 수 있도록 활성화시켜준다. 비타민 A는 눈의 망막에 있는 감각세포에서 빛을 감지하는 데에 중요한 역할을 하고, 비타민 D는 칼슘의 항상성을 조절하는 호르몬으로 변환될 수 있다. 그리고 비타민 E는 산화방지제(antioxidant)로 작용해서 유리기(free radical)라고 부르는 고반응성 분자가 세포막에 있는 분자와 DNA를 해치는 것을 방지한다. 지용성 비타민(A, D, E, K)은 간에 저장했다가 필요할 때 사용할 수 있지만, 수용성 비타민(B, C)은 몸 안에 저장할 수 없기 때문에 꾸준히 음식을 통해서 섭취해야 한다.

- **무기질** : 무기질은 지구상에서 자연스럽게 발견할 수 있는 무기성 원소나 염

을 말하고, 인간의 체내에는 칼슘, 나트륨, 칼륨, 염소, 철, 아이오딘(iodine, 요오드), 구리, 마그네슘 등이 있다. 무기질은 뼈와 이(齒)를 만들고, 비타민이나 호르몬의 성분이 되고, 효소를 활성화하는 등의 역할을 한다. 예를 들어 나트륨, 칼슘, 기타 무기질은 신경전도나 근육섬유의 수축에 필요하다. 무기질이 없으면 뇌, 심장, 호흡관 등이 기능을 할 수 없게 된다.

● 열 : 영양소를 연소시켜서 에너지를 얻는 과정에서 반드시 열이 발생되는데, 그 열은 대부분 체온을 유지하는 데에 이용된다. 기능을 활발하게 수행하는 기관일수록 열을 많이 발생시키고, 활발하게 활동하는 세포일수록 미토콘드리아가 많이 들어 있다. 음식물 분자들이 이화되면서 방출한 에너지의 60% 이상이 ATP로 이동하지 않고 열로 변환된다는 사실을 생각해보면 체온유지가 얼마나 어려운 일인 지 짐작할 수 있을 것이다.

체열은 다음과 같은 방법에 의해서 이동한다.

- 복사(radiation) : 열파(heat wave)가 방출된다.
- 전도(conduction) : 열에너지가 물질을 따라 이동한다.
- 대류(convection) : 열에너지가 피부에서 계속 흘러 나가는 공기 또는 물로 이동한다.
- 증발(evaporation) : 물(땀)이 증발하면서 열을 흡수한다.

● 아데노신3인산(adenosine triphosphate : ATP) : ATP는 단세포 식물에서부터 인간에 이르기까지 모든 유기체들이 세포 활동을 위해서 필요한 에너지를 직접 조달할 수 있는 유일한 물질이다. 따라서 ATP는 생물학적 화합물 중에서 가장 중요한 화합물이다.

　ATP분자로 전달된 에너지는 음식물 분자가 가지고 있는 에너지와 두 가지 점에서 차이가 난다.

- ATP분자에 있는 에너지는 저장되는 것이 아니라 거의 즉각적으로 방출된다.
- ATP분자에 있는 에너지는 세포 활동에 직접 이용된다.

음식물 분자에 있는 에너지는 이화과정에 속하는 모든 화학반응을 차례대로 모두 수행해야 되기 때문에 시간이 많이 걸릴 뿐 아니라 세포가 직접 사용할 수 없다. 앞에서 설명하였듯이 세포가 직접 사용할 수 있는 에너지는 ATP뿐이기 때문에 음식물분자가 가지고 있는 에너지를 어떻게든 ATP분자의 에너지로 변환시켜야 한다.

그림 15-1에서 볼 수 있는 바와 같이 ATP는 하나의 **아데노신그룹**(기)과 3개의 **인그룹**(기)이 결합한 것이다. 그림에서 곡선으로 나타낸 인그룹과 인그룹을 서로

연결 하는 고에너지 결합 속에 많은 양의 에너지가 저장된다. ATP에서 하나의 인 결합이 깨지면 아데노신그룹과 2개의 인그룹이 결합하고 있는 **아데노신이인산**(adenosine diphosphate : ADP) 분자와 1개의 유리(free) 인그룹이 된다. 이때 고에너지 결합에 저장되었던 에너지가 방출되면 그 에너지를 근육섬유의 수축과 같은 세포 활동에 이용한다.

ADP분자와 유리 인그룹이 다시 결합할 수도 있고, 그러려면 ATP가 ADP로 분해되면서 방출된 에너지와 똑같은 양의 에너지를 영양분을 이화시켜서 나오는 에너지로 충당해주어야 한다.

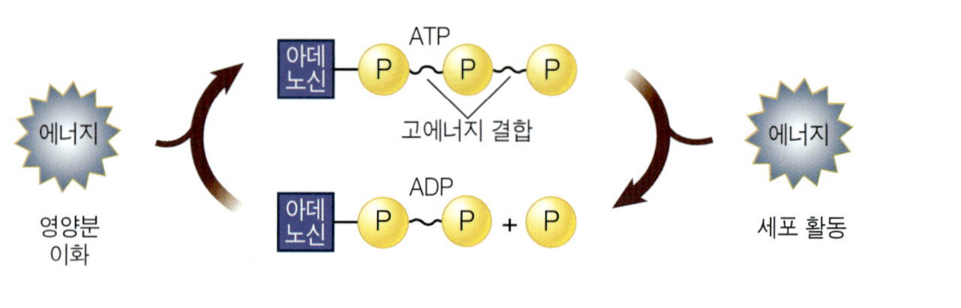

그림 15-1

ATP의 에너지 순환

2. 탄수화물의 대사

탄수화물은 신체가 선호하는 에너지 음식이다. 인간의 세포들은 세포가 필요로 하는 에너지를 공급하기에 충분한 양의 글루코스가 세포로 들어오는 한은 다른 물질보다 글루코스를 먼저 이화해서 에너지를 사용한다.

글루코스의 이화과정(분해대사)은 3가지 연쇄적인 화학반응이 정확한 순서에 따라서 일어난다. 첫 번째는 **당분해과정**(glycolysis)이고, 두 번째는 **시트르산회로**(citric acid cycle) 또는 **크렙스회로**(Krebs cycle), 세 번째는 **전자수송시스템**(electron transfer system : ETS)이다.

● **당분해과정** : 글루코스 이화작용의 첫 번째 단계인 당분해과정은 각 세포의 세포질에서 일어난다. 그림 15-2에서 볼 수 있는 바와 같이 당분해과정에 의해서 1개의 글루코스 분자(탄소 분자 6개)가 2개의 피루브산분자(pyruvic acid ; 탄

소 분자 3개)로 분해된다. 당분해과정은 2개의 ATP를 생산할 정도로 적은 에
너지만 생산하지만, 산소를 필요로 하지 않기 때문에 **무산소과정**(anaerobic
process)이 라고 한다.

● **시트르산회로** : 당분해과정에서 생산된 각각의 피루브산분자는 미토콘드리아
로 들어가서 더 많은 에너지를 ATP로 전환된다. 미토콘드리아로 들어온 피루

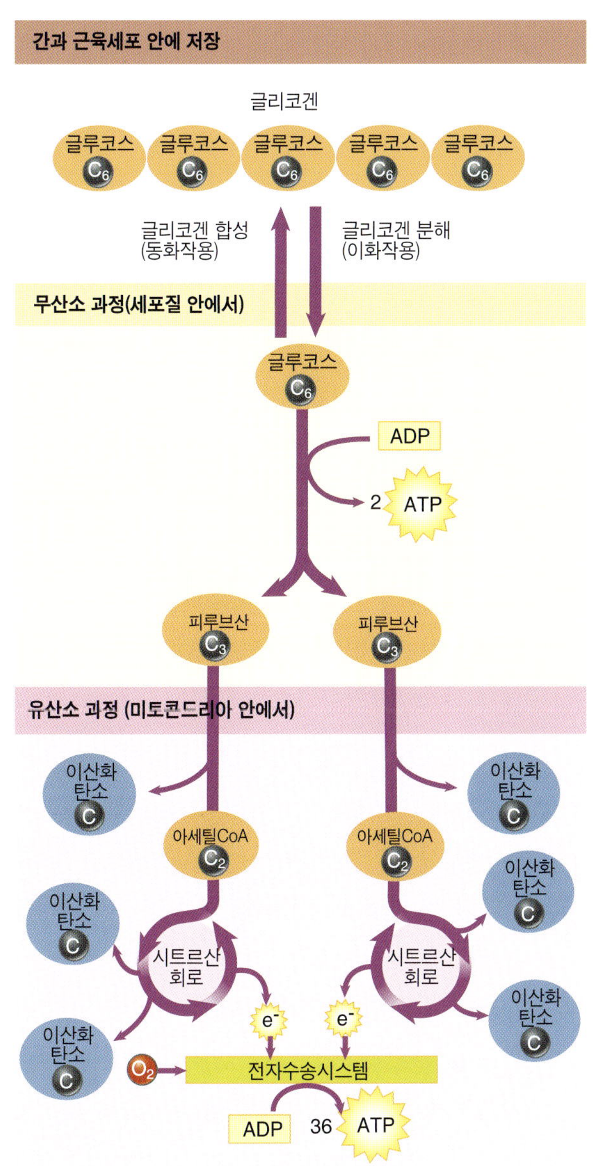

그림 15-2

글루코스의 대사

브산분자에서 이산화탄소 분자(탄소원자 1개)가 떨어져 나가고 탄소 원자 2개의 아세틸분자(acethyl)로 분해되면, 보조효소 A(coenzyme A)가 아세틸분자와 동행해서 시트르산회로로 들어간다.

시트르산회로에서 미토콘드리아 안에 위치한 보조효소를 사용하여 아세틸 CoA(탄소원자 2개)를 이산화탄소(탄소원자 1개)로 분해하면 고에너지의 전자가 나온다. 이때 미토콘드리아 안에 있던 효소의 작용에 의해 아세틸CoA가 쉽게 분해될 수 있게 되기 때문에 아세틸과 동행해서 들어간 CoA를 보조효소라고 한다. 결과적으로 6개의 탄소원자를 가지고 있던 글루코스 분자 1개가 모두 탄소원자 1개를 가지고 있는 이산화탄소 분자로 분해된다.

무산소 당분해과정에서 이미 2개의 ATP를 생산하였지만 시트르산회로에 들어온 피루브산을 이산화탄소로 분해하는 과정에서는 ATP를 생산하는 것이 아니라 고에너지 전자를 생산하는데, 이때는 산소가 필요하기 때문에 유산소과정(aerobic process)이라고 한다. 시트르산회로에 산소가 필요한 이유는 글루코스의 분자식이 $C_6H_{12}O_6$과 비슷한 형태이기 때문에 글루코스 분자 안에 있는 산소 원자만으로는 CO_2를 만들기에는 산소가 모자라기 때문이다. 즉 산소가 없으면 시트르산회로와 전자수송시스템이 돌아가지 않는다.

● **전자수송시스템** : 시트르산회로에서 생산된 고에너지 전자들은 미토콘드리아의 안쪽 주름에 박혀있는 전자수송시스템으로 들어간다. 그러면 전자가 가지고 있던 에너지들이 모두 ATP 분자로 이송되는데, 그 결과 한 글루코스 분자당 최대 36개의 ATP가 생성될 수 있다. 글루코스 분자에 원래 저장되어 있던 나머지 에너지는 열로 방출되어 체온을 유지하는 데에 사용된다.

세포가 즉각적으로 필요로 하는 양만큼의 ATP만 생산하고, 나머지 글루코스는 나중에 사용하기 위해서 저장해 두어야 한다. 글루코스를 저장하면 너무 많은 저장용 공간이 필요하기 때문에 글루코스를 동화과정을 거쳐서 글리코겐으로 합성하여 저장한다.

글리코겐의 동화작용을 **글리코겐합성**(glycogenesis) 또는 **당신생**이라 하고, 주로 간세포와 근육세포가 무산소과정으로 글리코겐을 합성한다. 글리코겐 합성과정은 1개의 줄에 여러 개의 염주알을 매달아서 염주를 만드는 것과 비슷한 화학작용으로, 여러 개의 글루코스 분자를 한 줄로 연결하는 것이다. 글리코겐은 식물에는 없고 동물에만 있기 때문에 동물성 전분(animal starch)이라고도 한다.

ATP를 만들기 위해서 저장된 글리코겐을 분해해서 다시 글루코스로 만드는 과정을 **글리코겐 분해과정**(glycogenolysis)이라고 하며, 간세포와 근육세포에 의해 주로 수행된다.

중요한 것은 우리가 잠을 자든 운동을 하든, 식사를 적게 하든 많이 하든 관계없이 혈액 속에 들어 있는 글루코스의 양은 항상 80~110mg/㎖로 일정하게 유지되어야 한다는 것이다. 혈액 속에 들어 있는 글루코스의 양을 보통 '**혈당치**'라 한다. 이자섬에서 분비되는 인슐린이 유일하게 혈당치를 낮추어주는 호르몬이고, 뇌하수체앞엽에서 분비되는 성장호르몬, 부신겉질에서 분비되는 하이드로코티손, 부신속질에서 분비되는 에피네프린, 이자섬에서 분비되는 글루카곤 등은 모두 혈당치를 높이는 호르몬이다.

3. 지방의 대사

세포에서 이화시킬 글루코스가 없으면 즉시 지방을 이화시켜서 에너지를 얻는다. 어떤 사람이 오랜 시간 동안 탄수화물을 섭취하지 않았을 때는 정상적으로 지방 대사가 일어나고, 당뇨병 환자가 인슐린이 부족해서 글루코스가 혈액 속에 남아 있는데도 글루코스가 세포로 들어가지 않을 때에는 비정상적으로 지방대사가 일어난다.

음식물로 섭취한 지방은 지방산과 글리세롤로 분해된 후 림프관을 통해서 흡수되지만, 지방산과 글리세롤은 혈액에 용해될 수 없기 때문에 다른 물질과 결합한 카이로마이크론 형태로 바뀌어야 혈액에 녹아서 세포로 이동하여 이용될 수 있다.

간으로 운반된 지방산은 간에서 베타산화되어서 아세틸CoA로 변형되어서 시트르산회로로 들어가 에너지를 생산하는 원료로 이용되고, 글리세롤은 당신생의 원료로 이용되며, 이화작용이 필요 없는 지방은 동화작용에 의해 **트라이글리세라이드**(triglyceride)로 변형되어 지방조직에 저장된다.

혈액 속에 녹아있는 콜레스테롤은 세포막, 남성호르몬, 쓸개즙을 만드는 원료로 이용되거나 단백질과 결합해서 지질단백질 형태로 존재한다. 지질단백질은 주로 간에서 합성되고, 밀도에 따라서 **고밀도 지질단백질**(high density lipoprotein : HDL)과 **저밀도 지질단백질**(low density lipoprotein : LDL)로 분류한다. LDL은 동맥경화를 일으키기 때문에 나쁜 콜레스테롤, HDL은 동맥경화를 예방하기 때문에 좋은 콜레스테롤이라고 한다.

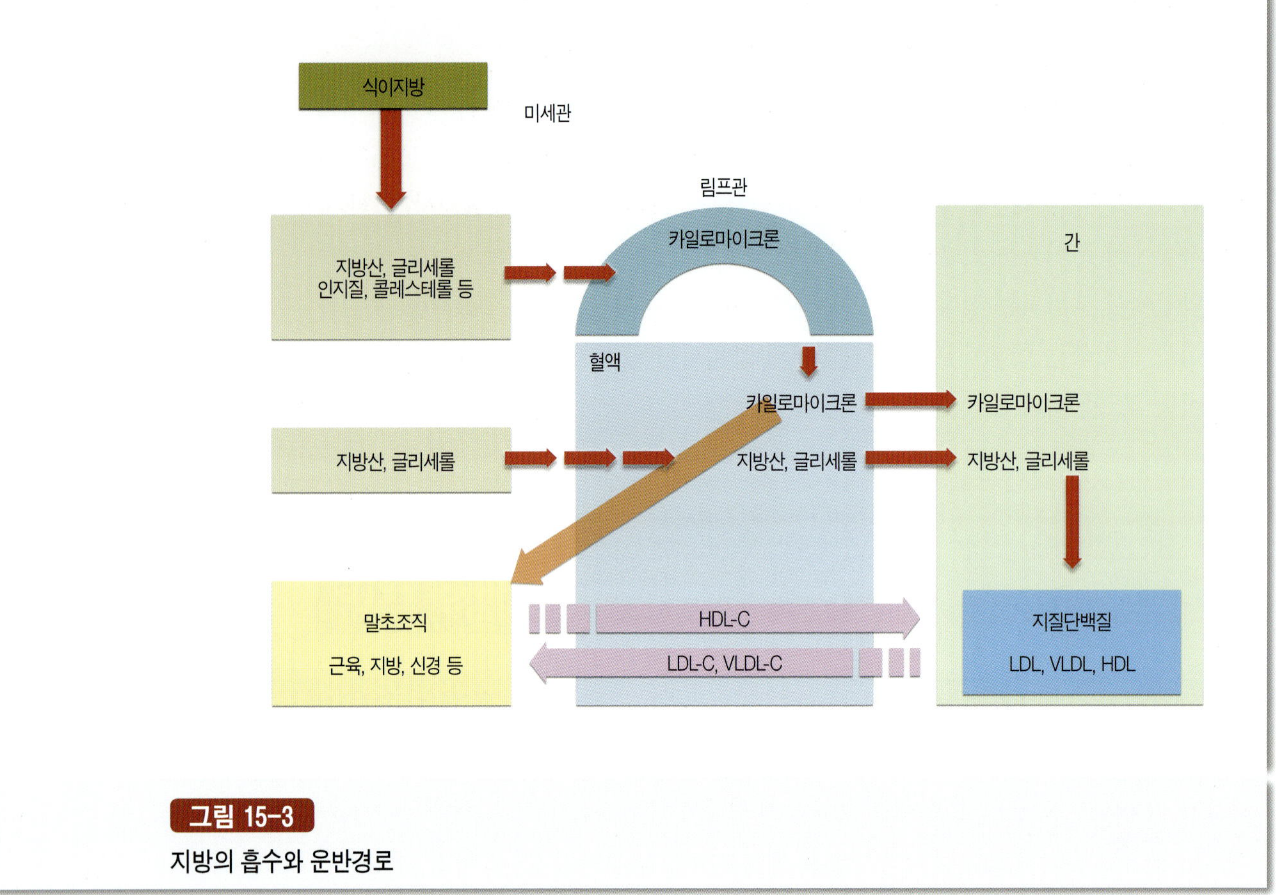

그림 15-3

지방의 흡수와 운반경로

4. 단백질의 대사

　　건강한 사람들의 경우에는 단백질을 이화시켜서 에너지로 이용하는 일이 거의 없다. 신경성 식욕부진과 같은 식사 장애 때문에 굶주려서 지방의 저장량이 적어지면 단백질분자를 에너지원으로 사용할 수도 있다.

　　단백질을 구성하고 있는 아미노산분자들을 하나씩 모두 분해해서 **아민기**(amine group)를 생산하고, 아민기를 시트르산회로에 들어갈 수 있는 글루코스의 한 형태로 변환시켜서 에너지원으로 이용한다. 그러나 에너지원이 단백질분자의 이화작용에 의존하게 되면 곧 죽게 된다.

　　음식물로 섭취한 단백질은 소화되어 아미노산으로 흡수되고, 그것은 간으로 운반되어서 신체에 필요한 구조 단백질, 혈액 응고에 필요한 단백질, 또는 알부민과 같은 각종 단백질을 합성하는 원료로 쓰인다. 신체에 필요한 아미노산은 약 20종류 이지만, 그중에서 반 정도만 합성할 수 있기 때문에 나머지 약 10종류는 반드시 식사를 통해서 섭취해야 한다. 그것을 필수 아미노산이라 하는데, 필수 아미노산이 없으면 그 아미노산이 들어가는 단백질을 합성할 수 없기 때문에 생명에 위협이 된다.

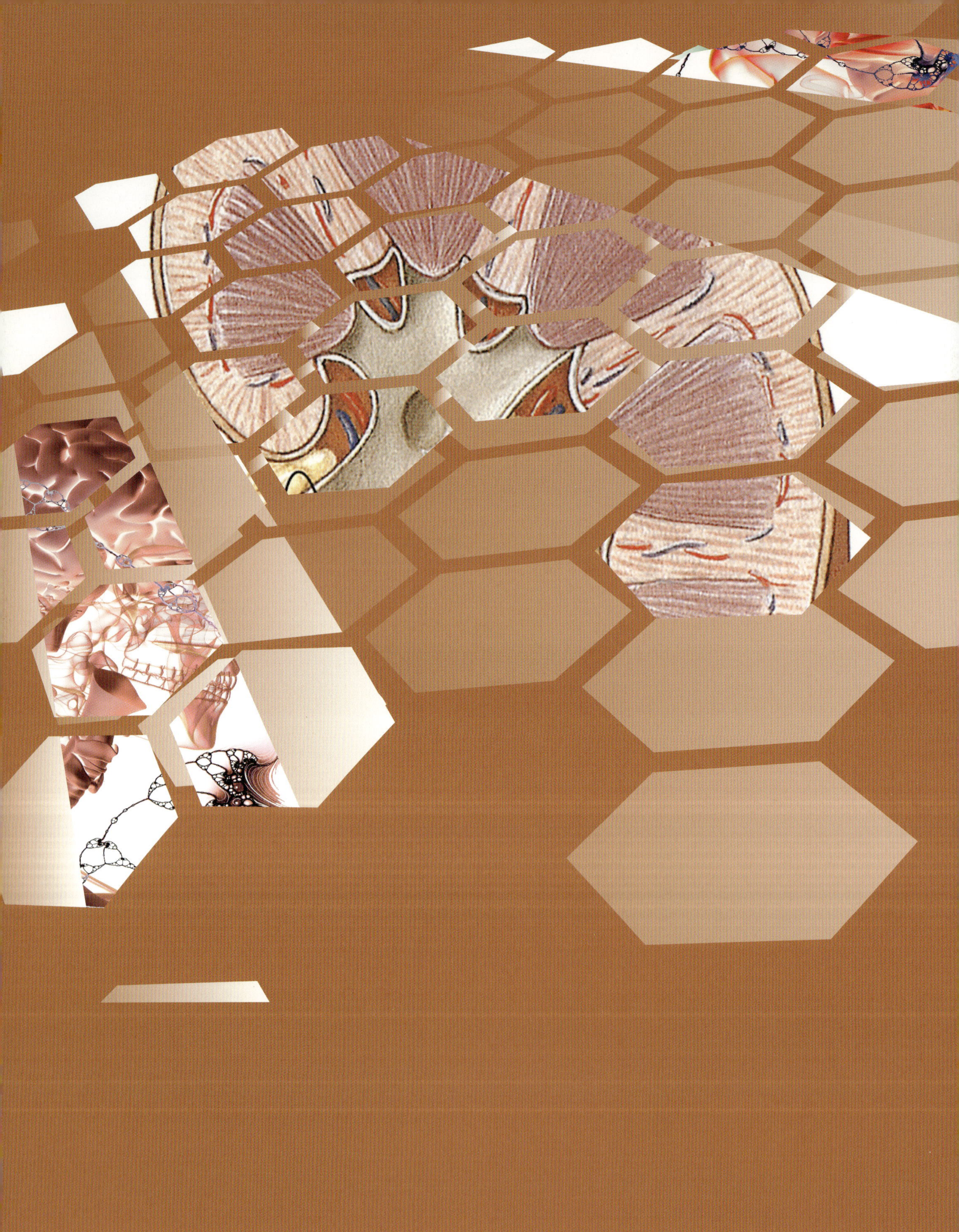

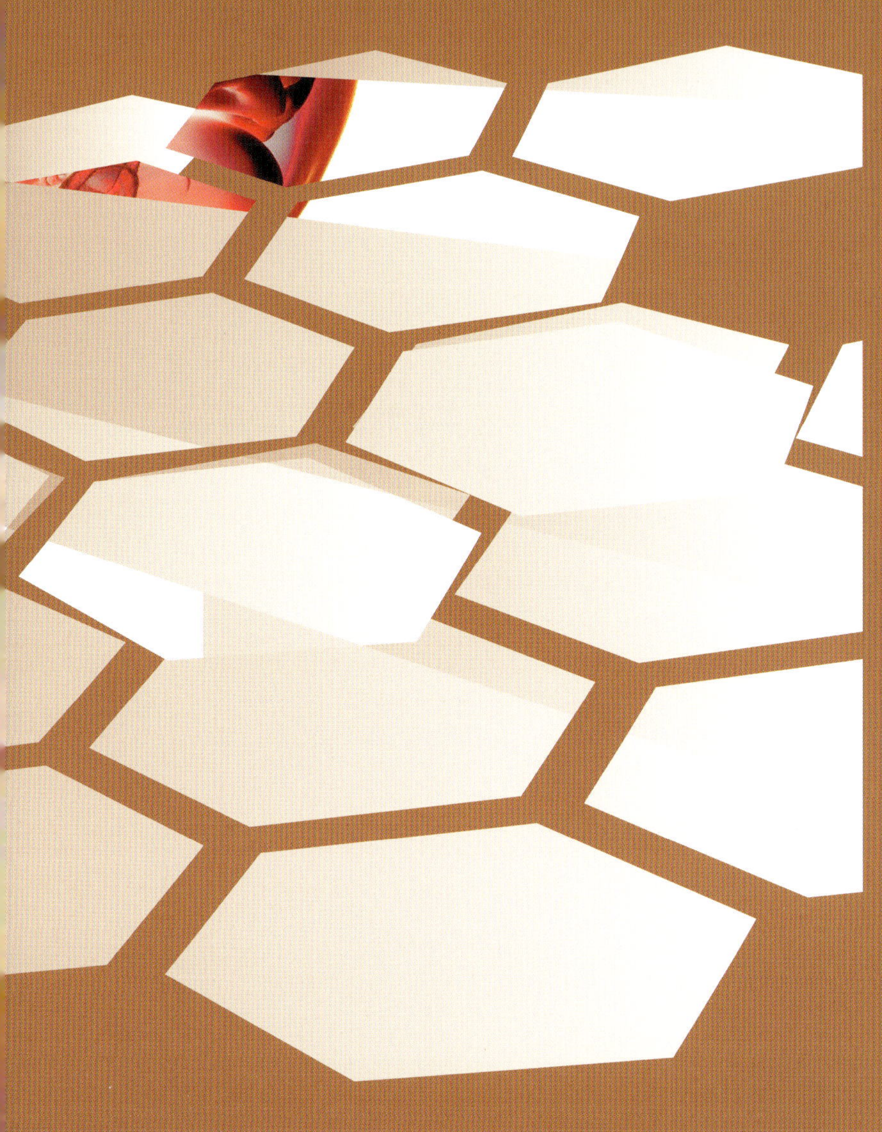

Chapter 16

비뇨계통과 체액의 평형

인체는 내부환경을 상대적으로 일정하게 또는 안정적으로 유지하려고 하지만, 대사활동과 여러 가지 내적·외적 원인 때문에 항상성을 유지하고 회복하는 데에 항상 위협이 존재하고 있다. 대사활동에 의해서 생기는 노폐물, 수분, 전해질과 같은 체액을 일정하게 유지하려면 **비뇨계통**(urinary system)이 적절하게 기능해야 한다.

항상성을 유지하여 건강하게 살기 위해서는 소변의 생산과 배설, 전해질, 물, 혈액의 pH 수준, 산-염기 평형의 조절이 대단히 중요하다.

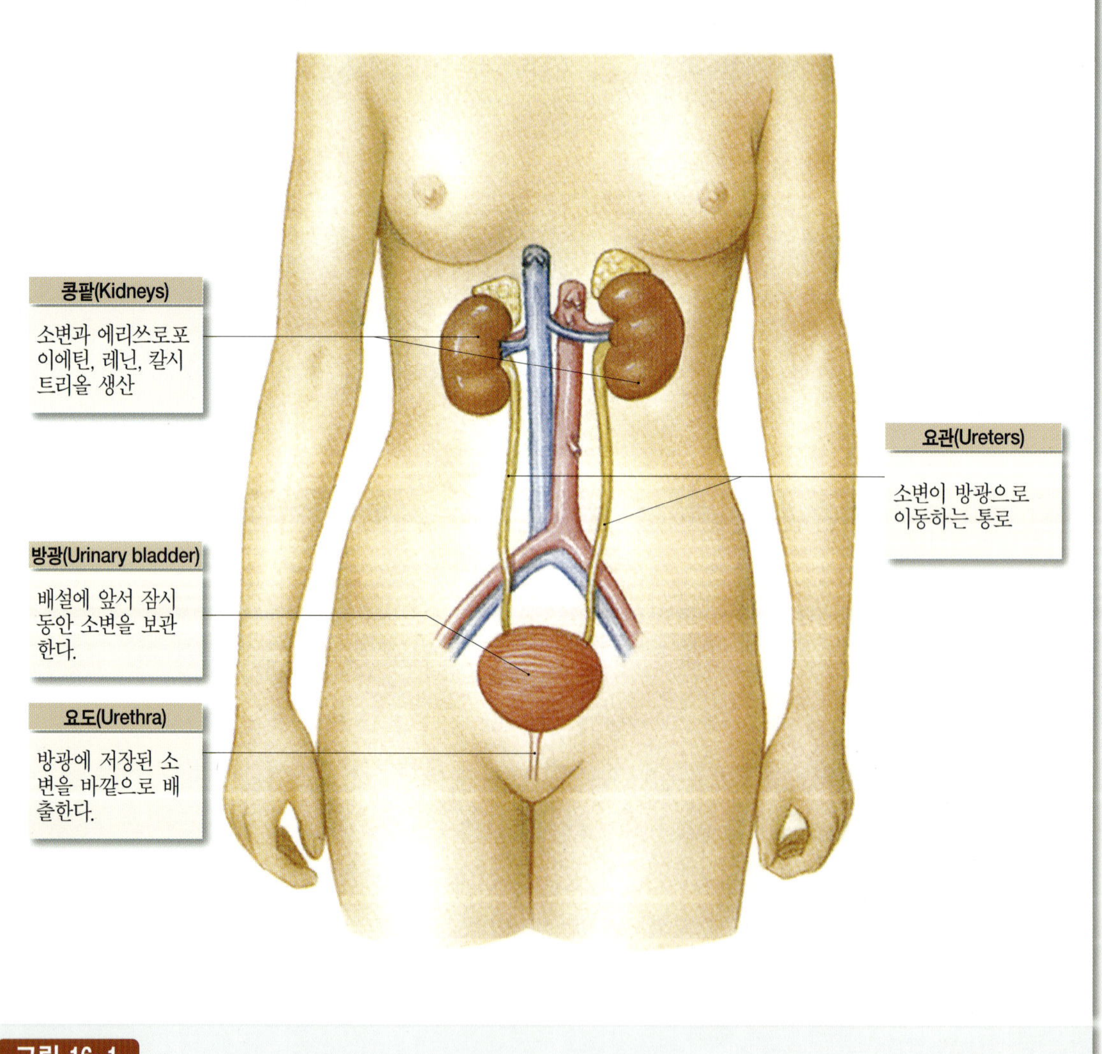

그림 16-1

비뇨계통의 구성

1. 콩팥의 위치와 구조

　　콩팥(kidney)은 좌 · 우엉덩뼈능선과 간 사이에 있고, 심장이 펌프하는 혈액의 약 20% 이상이 콩팥으로 들어간다. 콩팥의 주요 기능이 혈액으로부터 노폐물을 제거하는 것이기 때문에 혈류의 속도가 가장 빠르다.

내부 구조

　　콩팥을 좌우로 잘라서 책처럼 펼치면 그림 16-2처럼 생겼다. 그림에서 다음의 콩팥의 부위를 확인하기 바란다.

- **콩팥겉질**(renal cortex) : 콩팥의 바깥 부분
- **콩팥속질**(renal medulla) : 콩팥의 속 부분
- **콩팥피라미드**(renal pyramid) : 콩팥속질의 삼각형 부분

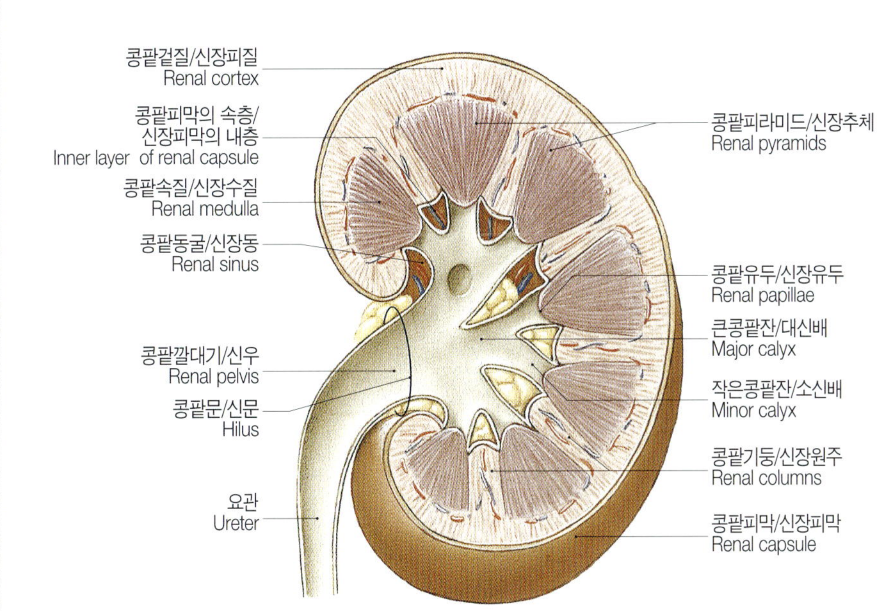

그림 16-2

콩팥의 내부 구조

- **콩팥유두**(renal papilla) : 콩팥피라미드에서 가장 안쪽에 있는 부위
- **콩팥깔때기**(renal pelvis) : 요관의 위쪽 끝이 확장된 것
- **콩팥술잔**(renal calyx) : 콩팥 깔때기들에서 나오는 소변이 합류되는 부위

네프론

콩팥의 내부는 **네프론**(nephron)이라고 부르는 수백만 개의 미세한 단위가 모여서 이루어져 있다. 그림 16-3에서 다음과 같은 네프론의 구성 요소들을 확인하기 바란다.

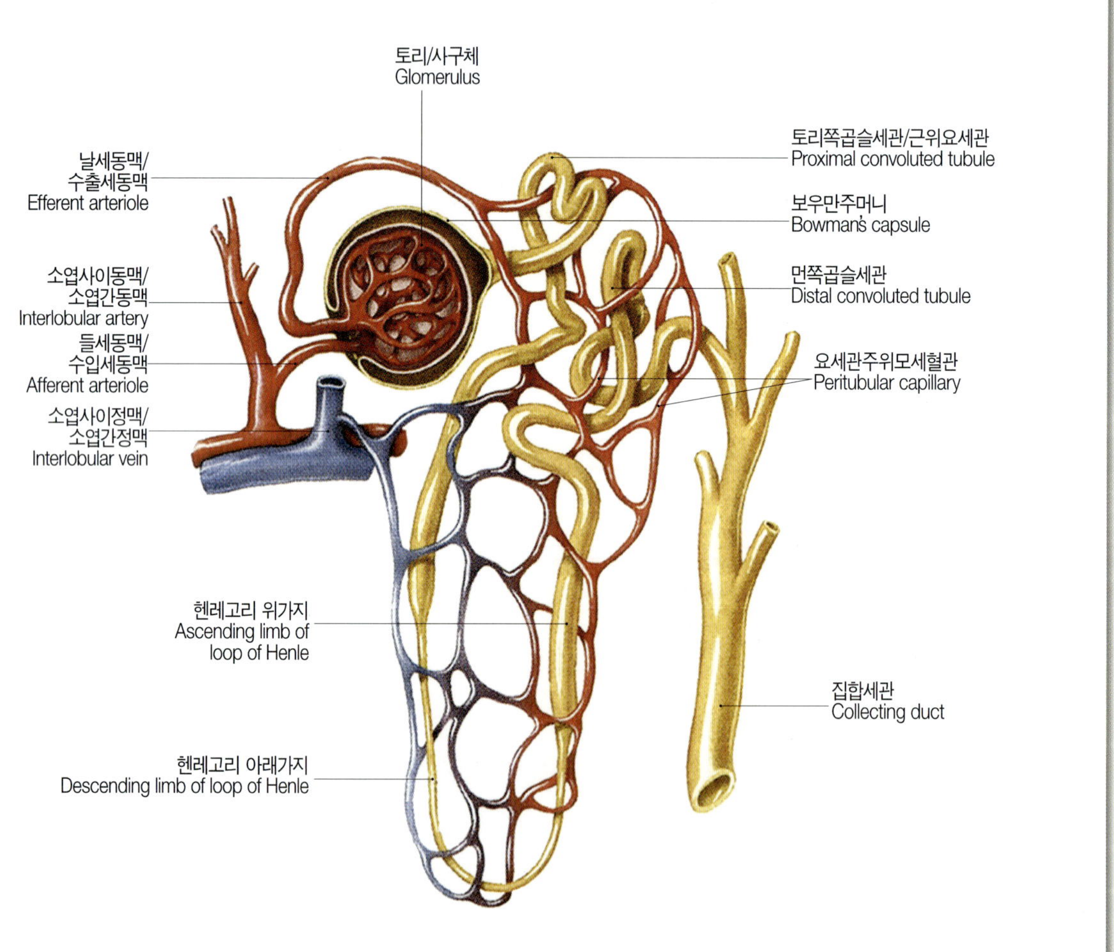

그림 16-3

네프론의 구조

- **콩팥소체**(renal corpuscle) : **보우만주머니**(Bowman capsule)와 그 안에 들어 있는 토리를 합쳐서 '콩팥소체'라고 한다. 뜨개질할 때 쓰는 실을 공처럼 감아 놓은 것을 '**토리**(glomerulus)'라고 한다. 보우만주머니 안에 들어 있는 모세혈관이 토리처럼 둥글둥글 감겨 있다고 해서 붙여진 이름이고, 한문으로는 사구체(絲球體)라고 한다. 혈액이 토리로 들어가는 들세동맥은 굵고, 토리에서 밖으로 나가는 날세동맥은 가늘기 때문에 날세동맥쪽을 흐르는 혈류의 속도가 빨라질 수밖에 없는 구조이다.
- **콩팥세관**(nephric tubule) : 토리에서 걸러진 여과액이 보우만주머니 밖으로 나와서 흘러가는 가늘고 길며 구불구불한 관을 '콩팥세관'이라 하고, 다음과 같이 4부위로 나눈다.
  - 토리쪽곱슬세관(proximal convoluted tubule) : 콩팥세관 중에서 보우만주머니에 가장 가까운 위치에 있는 곱슬관.
  - 콩팥세관고리(헨레고리, nephron loop, Henle's loop) : 토리쪽곱슬세관을 지나온 여과액이 밑으로 내려갔다가 돌아서 다시 위로 올라오는 세관.
  - 먼쪽곱슬세관(distal convoluted tubule) : 콩팥세관고리를 지나온 여과액이 지나가는 곱슬관.
  - 집합세관(collecting tubule) : 여러 개의 네프론의 먼쪽곱슬세관에서 나온 여과액들이 합쳐져서 하나의 집합세관을 이루고, 집합세관들이 모여서 콩팥술잔 → 콩팥깔때기를 이룬 다음 결국에는 요관으로 흘러나간다.

2. 소변의 생성

콩팥에 있는 약 200만 개의 네프론들이 여과→재흡수→분비의 과정을 거쳐서 소변을 만든다. 소변생성 과정 초기에 대사에 의해 발생한 노폐물과 체액, 전해질이 혈액에서 여과되어 네프론의 보우만주머니로 들어간 것을 '**여과액**' 또는 '**토리거른액**'이라고 한다. 여과액 중에서 신체에 유용한 물질들은 혈액으로 다시 흡수되고, 남은 노폐물은 네프론의 집합관을 거쳐서 요관으로 보내져서 체외로 배설된다.

여과

　소변의 생성은 **여과**(filtration) 과정에서 시작되고, 여과 과정은 보우만주머니 안에 있는 토리에서 계속 일어난다. 토리를 통과하는 혈류가 압력을 발휘하는데, 이 압력에 의해서 혈액의 수분과 녹아 있는 물질들을 보우만주머니로 밀어낸다. 토리의 압력이 어느 정도 이하로 낮아지면 소변을 생성하는 여과 과정이 멈추어버린다. 예를 들어 출혈이 심하면 혈압이 가파르게 떨어져서 혈액이 잘 생성되지 않는다.

　토리의 여과는 정상일 경우 1분에 약 125ml씩 이루어지므로 하루에 약 180ℓ 의 **토리거른액**(glomerular filtrate)이 만들어진다. 이런 속도로 여과가 계속해서 진행된다면 1시간도 안 되어서 혈장 속에 있는 수분이 모두 소변으로 빠져나가 버릴 것이다.

재흡수

　다행히도 토리에서 여과되어 나갔던 대부분의 물과 영양분이 '재흡수' 과정에 의해 혈액으로 다시 돌아온다. **재흡수**(reabsorption)는 콩팥세관에 있던 물질들이 콩팥세관을 둘러싸고 있는 **요세관주위모세혈관**(peritubular capillary)으로 이동하는 것이다.

　재흡수되는 물질에는 글루코스와 같은 영양분, 나트륨과 같은 이온, 수분 등이 있다. 재흡수되는 물질들은 토리세관의 속벽과 토리세관의 바깥벽을 통과해서 사이질로 들어간 다음 다시 요세관주위모세혈관의 벽을 통과해야 혈액으로 돌아갈 수 있다.

　재흡수는 토리쪽곱슬세관에서 시작되어 콩팥세관고리, 먼쪽곱슬세관, 집합세관으로 이어진다. 토리거른액에서 혈액으로 수송해야 할 물질의 종류에 따라서 수송하는 방법이 각기 다르다.

- 수분은 대부분 토리쪽곱슬세관에서 삼투현상에 의해서 재흡수된다.
- 음식물로 섭취하는 소금, 정맥주사로 주입되는 생리식염수, 소금을 함유하고 있는 액체 등은 신체에 나트륨이온(Na^+)과 염소이온(Cl^-)을 공급한다. 집합세관을 제외한 모든 세관에서 나트륨은 능동적으로 수송된다. 재흡수되는 나트륨의 양은 섭취한 양에 반비례한다. 즉 많이 섭취하면 재흡수되는 양이 적고, 섭취한 양이 적으면 재흡수되는 양이 많아진다.
- 능동적으로 재흡수되어 혈액으로 들어간 나트륨이온(Na^+)이 −전하를 가지고 있는 염소이온을 요세관주위모세혈관으로 끌어당기기 때문에 염소이온은 수동적으로 수송된다.

- 영양분인 글루코스는 나트륨과 결합된 다음 토리쪽곱슬세관에서 요세관주위 모세혈관으로 들어가기 때문에 글루코스가 소변과 함께 배출하여 낭비되는 일은 거의 없다. 그러나 예외도 있다. 예를 들어 당뇨병을 치료하지 않으면 혈중 글루코스 농도가 급격하게 올라가고 많은 양의 당이 토리거른액으로 들어간다. 토리거른액에 들어 있는 글루코스의 수준이 일정한 한도를 넘으면 모든 양이 재흡수되지 못하고 일부가 소변에 섞여서 배설되는데, 그것이 당뇨이다.
- 소변의 생성을 자극하는 이뇨제는 칼륨낭비제라고도 한다. 왜냐하면 토리거른액으로 분비하는 칼륨의 양이 증가하고, 결과적으로 소변에 칼륨이 많이 섞이게 되기 때문이다.

분비

분비(secretion)는 요세관주위모세혈관에 있는 혈액으로 부터 먼쪽곱슬세관과 집합세관에서 만들어지는 소변으로 물질이 이동하는 것을 말한다. 이런 관점에서 보면 분비는 재흡수의 반대이다.

콩팥세관에서 일어나는 분비는 과도한 칼륨이온과 수소이온, 페니실린이나 수면제 또는 진정제와 같은 약물, 요소, 요산, 크레아틴과 같은 여러 가지 노폐물들을 혈액에서 제거하는 중요한 역할을 한다.

소변량의 조절

인체는 곱슬세관에서 재흡수되는 수분과 그 안에 녹아 있는 물질의 양을 조절함으로써 소변의 양과 성분을 조절할 수 있다. 예를 들어 **힝이뇨호르몬**(anti-diuretic hormone : ADH)은 집합세관을 수분이 투과할 수 있도록 함으로써 소변의 양을 감소시키지만, 항이뇨호르몬이 없으면 세관이 수분을 투과시키지 않기 때문에 수분을 거의 재흡수하지 못한다. 결과적으로 ADH는 소변으로 상실하는 수분의 양을 조절하는 호르몬이라고 할 수 있다.

알도스테론(aldosterone)이라는 호르몬은 콩팥세관에서 나트륨 재흡수를 촉진시킨 다음 세관에서의 수분 재흡수를 촉진시킨다. 나트륨이 재흡수되면 수분이 그 뒤를 이어서 삼투작용에 의해서 나트륨을 혈액으로 보낸다. 그래서 알도스테론은 나트륨 및 수분 유지 호르몬이라고도 한다.

심방나트륨이뇨호르몬(atrial natriuretic hormone : ANH)은 심장의 심방벽에서 분비되며, 알도스테론과 반대 작용을 한다. ANH는 콩팥에 있는 세관을 자극해서 더 많은 나트륨을 배설하게 하고, 더 많은 수분을 잃게 한다. 그래서 ANH를 소금과

물 상실 호르몬이라고 한다. 신체에서는 매순간 체액의 항상성 균형에 따라서 각각 다른 양의 ADH와 알도스테론, ANH를 분비한다.

3. 배뇨

양쪽 콩팥의 집합세관에서 나온 소변은 콩팥술잔과 콩팥깔때기로 들어간 다음 요관을 따라 밑으로 내려와서 방광으로 들어간다(그림 16-3, 16-4). 요관의 속벽 은 점막 밑에 두꺼운 근육벽이 있어서 꿈틀운동과 비슷한 운동을 일으켜 소변이 아 래로 흘러서 방광으로 들어가는 것을 돕는다.

방광의 벽에는 탄성섬유와 민무늬근육이 있어서 방광에 들어 있는 소변의 양에 따라 적절히 늘어날 수 있고, 방광을 비우기 위해서 민무늬근육이 스스로 수축할 수도 있다.

방광이 비어 있을 때는 방광의 벽에 쭈글쭈글한 주름이 잡히지만, 소변이 가득 차 있을 때는 속벽이 펴져서 매끈해진다. 그림 16-4에서 방광의 뒤 표면 중 삼각형

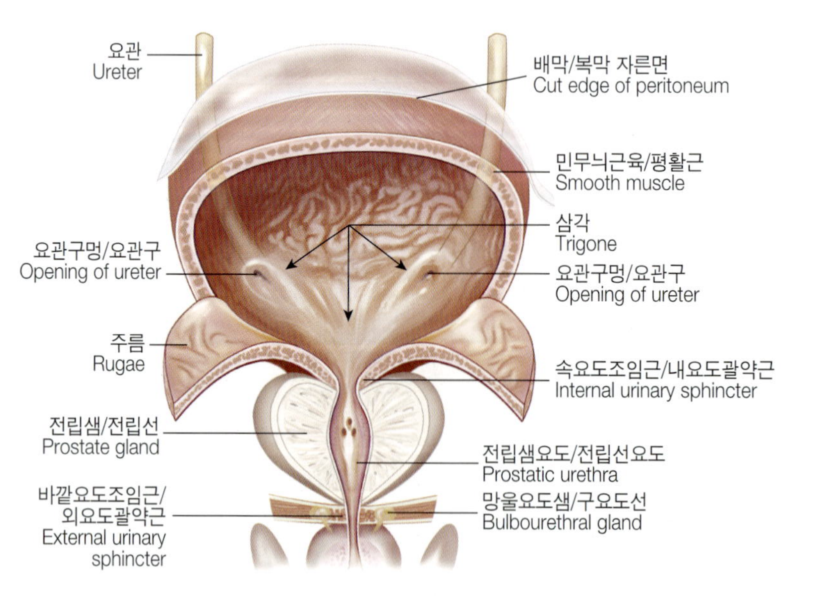

그림 16-4

방광의 구조

부분에는 주름이 없는 것을 알 수 있을 것이다. 이 부위를 **삼각**(trigone)이라 하고, 위쪽으로는 두 요관의 구멍까지, 아래쪽으로는 요도로 나가는 부위까지 뻗어 있다.

소변이 몸 밖으로 나가려면 방광에서 요도를 따라서 밑으로 내려간 다음 바깥쪽 구멍인 **요도구멍**(urinary meatus)을 지나야 한다. 요도의 길이는 여자의 경우 4cm밖에 안 되지만 남자는 약 20cm나 된다. 요도가 남자에게는 요로의 끝부분이자 정액이 이동하는 통로의 역할도 하기 때문이다.

배뇨(urination)는 몸에서 소변이 밖으로 나가는 것 또는 방광을 비우는 것이다. 2개의 **조임근**(괄약근, sphincter)이 방광으로부터 나오는 통로를 막고 있다. 안쪽에 있는 요도조임근은 민무늬근육으로 되어 있고, 남녀 모두 방광과 요도의 이음부위에 있다. 바깥요도조임근은 가로무늬근육으로 여자는 요도의 1/3 지점을 조이고, 남자는 전립샘 바로 밑에 있는 요도를 조이고 있다.

방광의 벽은 근육질로 되어 있어서 300~400ml의 소변이 모일 때까지는 자연스럽게 늘어날 수 있다. 그러나 그 이상으로 축적되면 방광벽이 압력을 받게 되어서 배뇨반사가 시작된다.

배뇨반사에 의해서 방광의 벽에 있는 근육이 수축하고, 안쪽요도조임근이 이완된다. 그러면 소변이 요도를 따라서 아래로 흘러가서 바깥쪽요도조임근이 있는 지점에 도달한다. 바깥쪽요도조임근은 수의적으로 조절되는 뼈대근육이기 때문에 배변이 일어나지 않는다.

그러나 소변이 방광의 최대 용량까지 차면 더 이상은 조절하지 못하고 배뇨가 불수의적으로 이루어진다. 그러기 전에 바깥쪽조임근을 의도적으로 이완시키면 배뇨가 이루어진다.

다음은 배뇨와 관련 있는 병적 증상을 나타내는 용어들의 설명이다.

- **소변 정체** : 콩팥에서는 소변이 생산됐지만 어떤 원인 때문에 소변을 거의 또는 전혀 누지 못하는 증상이다.
- **소변 억제** : 콩팥에서는 소변을 만들어내지 못하는데도 방광에서는 그것을 배출할 능력이 있는 상태이다.
- **요실금** : 많은 양의 소변을 불수의적으로 흘리는 것으로 '오줌새기'라고도 한다.
- **과활동성 방광** : 소변이 자주 마려운 것이다. 일반적으로 소변의 양이 적고, 아주 급하게 마려우며, 통증이 수반된다.

4. 체액의 균형

체액의 균형은 체액 수준을 상대적으로 일정하게 유지하는 것으로, 체내의 체액 총량을 일정하게 유지하는 것과 체액의 종류별로 일정하게 분포시키는 것을 모두 의미한다. 체액의 균형은 소변의 양이 많고 적음이나, 물을 마시고 싶거나 마시고 싶지 않은 것과 깊은 관련이 있다.

체액

체내에는 수백 가지 화합물이 있지만, 그중에서 물이 가장 많다. 건강한 성인 남성은 체중의 평균 60%가 수분이고, 여성은 약 50%가 수분이다. 지방조직은 다른 조직보다 수분이 적기 때문에 비만인 사람은 단위체중당 수분의 총함유량이 적어진다. 그래서 비만인 남자는 체중의 약 50% 이하가 수분이다.

어린 아이는 어른보다 수분의 비율이 높다. 갓난아기는 체중의 약 80%가 수분으로 되어 있기 때문에 설사 등으로 수분 불균형이 발생하면 심각한 문제가 된다. 노인이 되면 체액 비율이 약 65%인 근육은 감소하고, 체액 비율이 약 20%인 지방은 증가하기 때문에 체액량이 감소한다.

생리학자들은 인체에 있는 체액을 세포바깥액과 세포속액으로 구분한다.

- **세포속액**(intracellular fluid) : 세포 안에 있는 체액이다. 체액의 대부분을 차지한다.
- **세포바깥액**(extracellular fluid) : 세포 밖에 있는 체액을 말하고, 다음과 같이 3종류로 나눌 수 있다.
  - 혈장 : 혈액 중 액체 부분
  - 세포사이질액 : 세포를 둘러싸고 있는 액체. 세포와 세포 사이에 있는 액체
  - 세포관액 : 세포로 만들어진 관 안에 들어 있는 액체라는 뜻으로 림프액, 뇌척수액, 눈물, 윤활액 등

체액의 균형을 유지하는 방법

정상 상태일 때 체액 총량의 항상성은 주로 수분배출량의 조절에 의해 유지하거나 회복되고, 다음으로는 수분 섭취량의 조절에 의해 이루어진다. 즉 체액의 균형 유지는 수분 섭취량에 따라 배출량을 조절하는 것이 더 중요하다.

수분을 섭취하는 방법은 다음과 같다. (   )안은 건강한 성인 남성이 하루 동안 섭취하는 수분의 양이다.

- 섭취하는 음식물에 들어 있는 수분(0.7리터)
- 음료수로 마시는 수분(1.5리터)
- 영양소를 이화시키면서 생기는 수분(0.2리터)

섭취하는 수분의 양은 정확하고 세밀하게 조절되는 것이 아니고, 다음과 같은 방법에 의해 대략적으로 조절된다.

- 수분의 섭취량보다 배출량이 더 많아서 수분이 줄어들기 시작하면 침의 분비가 감소하여 입이 마르는 느낌이 들고 갈증을 느끼게 된다.
- 그러면 물을 마셔서 수분 섭취량을 증가시켜 이전에 상실된 수분을 보충한다.
- 그렇게 하면 체액의 균형이 회복된다.

수분을 배출하는 방법은 다음과 같다. (   )안은 건강한 성인 남성이 하루 동안 배출하는 수분의 양이다.

- 숨을 쉴 때 날숨과 함께 배출되는 수분(0.35리터)
- 피부에서 땀으로 증발되는 수분(0.1리터)
- 피부에서 공기 중으로 확산되는 수분(0.35리터)
- 소변으로 배출되는 수분(1.4리터)
- 대변과 함께 배출되는 수분(0.2리터)

체액 배출량 중 가장 많이 변하는 것은 콩팥에서 배출되는 소변의 양이다. 즉 숨을 쉴 때 배출되는 수분과 피부와 대변을 통해서 배출되는 수분의 양은 조절하기 어렵기 때문에, 소변으로 배출되는 수분의 양을 조절하여 체액의 균형을 유지하는 것이 가장 주된 방법이다. 콩팥세관에서 수분과 염분을 재흡수하는 것이 체액(수분)의 양을 조절하는 핵심적인 방법이다.

수분은 끊임없이 모세혈관의 막 안팎으로 이동한다. 모세혈관 안에 있는 수분이 세포사이질액으로 이동하는 양은 대부분 모세혈관의 혈압에 달려 있다. 모세혈관의 혈압은 체액을 모세혈관에서 나와서 세포사이질액으로 들어가도록 미는 힘이다. 그러므로 모세혈관의 혈압이 증가하면 더 많은 양의 체액이 혈액에서 나와 세포사이질액으로 들어가므로 세포사이질액은 증가하는 반면에, 혈액량은 감소한다. 반대로 모세혈관의 혈압이 감소하면 혈액으로부터 적은 양의 체액이 걸러져서 세포사이질액으로 들어가므로 체액량과 혈액량은 변화가 거의 없거나 미미하다.

반대로 세포사이질액 안에 있던 수분이 혈액으로 이동하는 것은 주로 혈중 단백질의 농도에 달려 있다. 혈중 단백질은 수분을 끌어당기거나 유지하는 힘으로 작용한다. 예를 들어서 심하게 굶주렸을 때와 같이 비정상적인 상태에서 혈중 단백질 농도가 현저하게 감소하면 세포사이질액에서 혈액으로 수분이 거의 들어오지 못한다. 그러면 혈액량이 감소하고 세포사이질액의 양이 증가하여 몸이 붓게 된다.

체액의 불균형

체액의 불균형은 여러 가지 원인 때문에 한 가지 이상의 체액이 비정상적으로 높거나 낮은 현상을 말한다. 체액의 불균형은 자주 있는 가벼운 질병이다.

- **탈수증**(dehydration)은 가장 흔한 체액의 불균형이다. 오랫동안 체액을 너무 적게 흡수하거나 너무 많이 배출하면 탈수증에 걸린다. 계속해서 설사를 하거나 구토를 하면 체액을 잃기 때문에 탈수증에 걸릴 수 있다. 갓난아기는 총체액량이 어른보다 훨씬 적기 때문에 탈수증은 심각한 결과를 초래할 수도 있다. 피부에 탄력성이 없어지는 것이 탈수의 임상적인 신호이고, 치료하지 않고 방치하면 결국에는 세포속액과 혈청의 양이 모두 정상 이하로 감소된다.
- **수분과잉증**(overhydration)은 체액의 총량이 정상보다 많은 것으로 탈수증보다 발생하는 빈도가 낮다. 정맥주사를 너무 빨리 또는 너무 많이 맞으면 수분과잉증이 발생할 수 있으며, 심장에 지나치게 부담을 주어 극도로 위험해질 수 있다.

5. 전해질의 균형

소금과 같이 물속에서 이온으로 분해될 수 있는 화합물을 **전해질**(electrolyte)이라 하고, 글루코스와 같이 물속에서 분해되지 않는 화합물을 **비전해질**(non-electrolyte)이라고 한다.

인체에 있는 중요한 양이온에는 Na^+, Ca^{++}, K^+, Mg^{++}가 있고, 음이온에는 Cl^-, HCO_3^-(중탄산기), HPO_4^-(중인산기), 그리고 여러 종류의 단백질분자가 있다.

전해질은 중요한 영양분의 역할도 하고, 조절자의 역할도 한다. 다시 말해서 이온을 인체에서 중요한 역할을 하는 미량원소로 볼 수도 있다. 예를 들어 헤모글로빈을 생산하려면 철분, 갑상샘호르몬을 합성하려면 아이오딘(iodine, 요오드)이 반드시 있어야 한다.

전해질은 여러 가지 세포활동에도 필요하다. 예를 들어 신경전도에 K^+, 산-염기 평형에 HCO_3^-, 뼈의 형성과 혈액의 응고에 Ca^{++}, 위($胃$)에서 염산을 생산할 때 Cl^- 등이 있어야 한다.

세포속액과 세포바깥액에 있는 양이온과 음이온의 양에는 아주 중요한 차이가 있다. 예를 들어 혈장과 세포사이질액은 모두 세포바깥액에 속하기 때문에 Na^+가 가장 많은 양이온이고, Cl^-가 가장 많은 음이온이다. 그에 반해서 세포속액에서는 K^+가 가장 많은 양이온이고, HPO_4^-와 단백질분자가 가장 많은 음이온이다. 이와 같이 체액의 종류에 따라 중요한 이온을 가지고 있는 수준이 다르고, 체액 평형은 전해질에 의해서도 조절된다.

나트륨의 조절

- **음식물의 섭취에 의한 조절** : 음식을 통해서 섭취하는 나트륨의 양은 매일 다르므로 항상성을 유지하려면 혈중 나트륨 수준을 정상범위에 있도록 조절해야 한다. 건강한 사람은 콩팥에서 나트륨을 몸 밖으로 배출하는 양이 흡수하는 양과 거의 같게 조절된다. 즉 콩팥은 체액에 있는 나트륨의 수준을 조절하는 주기관의 역할을 한다.

- **대변에 의한 조절** : 인체는 24시간 동안에 나트륨을 포함하고 있는 내분비액인 침, 위액, 쓸개즙, 이자액, 세포사이질액 등을 8리터 이상 소화계통에 쏟아 붓는다. 분비된 나트륨의 대부분은 소화액에 들어 있고, 큰창자에서 거의 완전히 재흡수되기 때문에 대변으로 나가는 나트륨은 거의 없다.

- **호르몬에 의한 조절** : 부신겉질에서 분비되는 알도스테론이라는 호르몬은 콩팥세관에서 Na^+가 재흡수되는 것을 촉진한다. 즉 알도스테론이 분비된다 → 콩팥세관에서 Na^+가 재흡수되는 것을 촉진한다 → 물의 재흡수가 증가한다 → 결과적으로 세포바깥액이 증가한다. 시상하부에서 분비되는 항이뇨호르몬 (ADH)은 알도스테론과 반대의 역할을 한다.

- **주사액에 의한 조절** : 갑자기 혈액을 잃었을 때 표준식염수(0.9% Nacl)를 정맥주사하면 혈중 나트륨 수준이 증가한다. → 체액이 세포사이질액에서 나와서 혈액으로 들어간다. → 혈액량이 증가해서 혈압을 안정시킨다. 이러한 방법은 임시방편이기는 하지만 수혈할 수 있을 때까지 시간이 필요한 경우에 생명을 구할 수 있다.

"혈중 나트륨 농도가 올라가면 곧 혈액량도 증가한다."는 것을 "나트륨이 가면 수분이 뒤따라간다."라고 하면 기억하기 쉽다.

6. 산과 염기의 평형

산-염기 평형은 인체의 항상성 중에서 가장 중요한 현상 중 하나이다. 산-염기 평형을 유지한다는 것은 체액에 있는 수소이온의 농도를 상대적으로 일정하게 유지한다는 뜻이다. 수소이온의 농도가 정상에서 조금만 벗어나도 심각한 병이 생기거나 심하면 죽을 수도 있다.

건강하게 살아남는 것은 체액의 산-염기 평형을 유지하는 능력 또는 불평형이 일어났을 때 정상으로 회복시키는 능력에 달려 있다.

pH(산성도)란

어떤 용액이 있을 때 그 용액의 산성 정도를 '**산성도**' 또는 '**산도**'라 하고, 기호로는 'pH' 다음에 숫자를 써서 나타낸다.

물은 근본적으로 산소원자 1개에 수소분자 2개가 붙어서 이루어진 화합물이지만, 전해질이라는 측면에서 보면 물은 수소이온(H^+)과 수산이온(OH^-)이 이온결합한 물질이다. 바꾸어 말하면 물은 평소에 수소이온과 수산이온으로 쉽게 해리될 수 있는 물질이다.

화학에서 어떤 용액이 산성용액인지 염기성용액인지 구별하는 가장 기본적인 원리는 그 용액 속에 다른 이온이 들어 있는 것은 상관하지 않고 수소이온과 수산이온만 따져보았을 때

- 수소이온만 있으면 산성
- 수소이온이 수산이온보다 많으면 산성
- 수산이온이 수소이온보다 많으면 염기성
- 수산이온만 있으면 염기성
- 수소이온과 수산이온이 똑같이 있으면 중성

이다. 그러므로 순수한 물만 있으면 중성이고, 순수한 물속에 단 1개의 수소이온이라도 들어 왔으면 산성, 단 1개의 수산이온이라도 들어 왔으면 염기성이 된다.

산성도를 나타내는 기호 pH에서 p는 퍼센트의 첫 글자이고, H는 수소이온의 첫

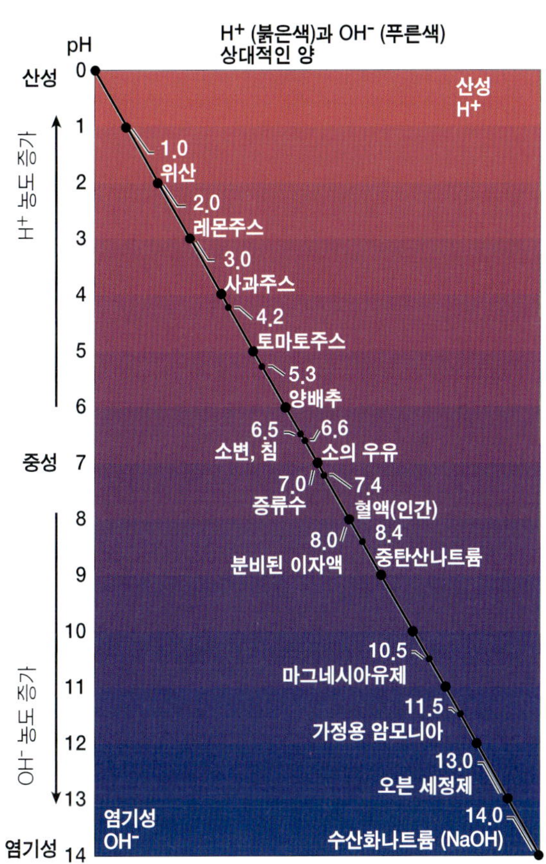

그림 16-5

산도(pH)

수소이온의 농도를 로그함수로 나타낸 다음 −를 뺀 숫자

글자이다. 그다음에 오는 숫자는 수소이온의 농도를 지수형태로 나타냈을 때의 지수이다. 예를 들어 물 분자 1,000개 중에서 1개가 수소이온의 형태로 녹아 있다면 수소이온의 농도를 10^{-3}이라 하고, 10,000개 중에 1개가 녹아 있다면 10^{-4} 이라고 한다. 이것을 각각 'pH 3'과 'pH 4'라고 쓴다. 즉 pH 다음의 지수에서 마이너스(−)를 뺀 숫자를 쓴다.

순수한 물을 조사해봤더니 물 분자 10,000,000 개 중에 1개가 수소이온의 형태로 녹아 있었으므로 순수한 물은 pH 7이고, 중성이다. 사과주스를 조사해봤더니 물 분자 1,000 개 중에 1개가 수소이온의 형태로 녹아 있었으므로 사과주스는 pH 3이고, 강한 산성이다(물보다 수소이온이 많다). 사람의 혈액을 조사해봤더니 물 분자 100,000,000 개 중에 1개가 수소이온의 형태로 녹이 있었으므로 혈액은 pH 8이고,

약한 염기성이다(물보다 수소이온이 적다.)

결과적으로 pH 7은 중성이고, pH 6,5,4,3,2,1,0은 산성이며, pH 8,9,10,11,12,13,14는 염기성이다. 숫자가 7에서 멀어질수록 강한 산성이거나 강한 염기성이다.

예전에는 알칼리성이라는 용어를 많이 사용하였으나 요사이는 알칼리성이라는 용어는 거의 사용하지 않고 염기성으로 통일되어가고 있다.

어떤 수를 '10의 몇 승'하는 식으로 지수로 나타냈을 때 10^2, 10^5, 10^{-6}, 10^{-2}만 있는 것이 아니라, $10^{2.4}$, $10^{5.9}$, $10^{-3.2}$, $10^{-13.5}$도 있으므로 pH 다음에 오는 숫자도 아주 다양하다.

위산은 pH 1.6으로 인체에서 가장 강한 산성 물질이다. 정상일 때 동맥혈은 pH 7.45이고, 정맥혈은 pH 7.35이다. 그러므로 동맥혈과 정맥혈은 모두 약한 염기성이지만, 정맥혈은 동맥혈보다 약간 약한 염기성이다.

pH의 조절

인체에서 pH를 조절하는 방법에는 ① 버퍼, ② 호흡, ③ 배뇨에 의한 방법 등이 있다. 일반적으로 사람은 혈액을 약한 알칼리성으로 유지하는데, 이때 변동의 폭은 pH 7.35~7.45로 매우 좁다.

정맥혈의 pH는 7.36으로 동맥혈(pH 7.40)보다 약간 낮다. 그 이유는 영양분인 글루코스를 세포 내에서 분해할 때 발생한 이산화탄소가 정맥혈로 들어가기 때문이다. 그 과정을 **산소호흡**(aerobic respiration) 또는 **세포호흡**(cell respiration)이라고 한다.

이산화탄소가 혈액으로 들어오면 일부가 물과 결합해서 탄산이 되는데, 이때 적혈구에 있는 탄산탈수효소가 결합을 촉진한다. 이러한 과정은 다음의 화학식으로 나타낼 수 있다.

$$CO_2 + H_2O \xrightarrow{\text{탄산탈수효소}} H_2CO_3$$

허파는 정맥혈에서 이산화탄소를 제거함으로써 하루에 30리터 이상의 탄산을 제거한다. 이렇게 믿어지지 않을 정도로 많은 양의 산이 잘 완충되기 때문에 정맥혈 1 ℓ 에는 동맥혈보다 수소이온이 10^{-8}그램 더 들어 있을 뿐이다.

버퍼에 의한 pH 조절

혈액에 강산이나 강염기를 첨가하면 대부분 완전히 해리되어 H^+ 또는 OH^- 이온이 대량으로 방출된다. 그러면 혈액의 pH가 아주 심하게 변하여 항상성을 유지할 수 있는 범위를 벗어나게 되어 후유증을 심하게 앓거나 사망하게 된다.

그와 같은 불상사를 예방하기 위해서 인체에는 강산이나 강염기를 약산이나 약염기로 바꾸어서 pH의 변화를 적게 만들어주는 물질이 있다. 그러한 물질을 **버퍼**(buffer) 또는 '**완충제**'라 한다.

혈액의 pH가 크게 변화하는 것을 예방하기 위한 완충제로 작용하는 물질은 중탄산나트륨과 탄산이다. 중탄산나트륨과 탄산이 완충제 역할을 할 때에는 항상 쌍을 이룬다. 여기에서는 아주 강산인 염산(H^+Cl^-)이나 강한 염기인 가성소다(Na^+OH^-)가 혈액에 침투되었을 때 버퍼작용이 어떻게 일어나는지 알아보기로 한다.

● **염산(HCl)이 침투했을 때**

염산(HCl)은 강산이기 때문에 혈액 안으로 들어가면 거의 모든 분자들이 H^+이온과 Cl^-이온으로 해리된다.

→그러나 혈액 속에 들어 있어서 버퍼 역할을 하는 중탄산나트륨은 약산이기 때문에 일부만 Na^+이온과 HCO_3^-이온으로 해리되어 있다.

→Na이온과 Cl이온이 결합해서 NaCl(소금, 중성)이 되고,

→나머지 H이온과 HCO_3이온이 결합해서 H_2CO_3(탄산)가 만들어진다.

새로 만들어진 탄산은 약산이므로 극히 일부의 분자만 혈액 속에 해리된다.

결과적으로 혈액의 pH가 크게 변하지 않았다. 다음의 화학식으로 나타낼 수 있다.

$$HCl + NaHCO_3 = NaCl + H_2CO_3$$

● **가성소다가 침투했을 때**

가성소다(NaOH)는 강염기이기 때문에 혈액 안으로 들어가면 거의 모든 분자들이 Na^+이온과 OH^-이온으로 해리된다.

→그러나 혈액 속에 들어 있어서 버퍼 역할을 하는 탄산은 약산이기 때문에 일부만 H^+이온과 HCO_3-이온으로 해리되어 있다.

→H이온과 OH이온이 결합해서 H_2O(물, 중성)이 되고,

→나머지 Na이온과 HCO_3이온은 결합해서 $NaHCO_3$(중탄산나트륨)이 만들어진다.

새로 만들어진 중탄산나트륨은 약산이기 때문에 극히 일부의 분자만 혈액 속에 해리된다.

결과적으로 혈액의 pH가 크게 변하지 않았다. 다음의 화학식으로 나타낼 수 있다.

$$NaOH + H_2CO_3 = H_2O + NaHCO_3$$

위의 설명은 버퍼 작용의 원리는 잘 보여주고 있지만, 실제로 HCl이나 NaOH와 같은 강산이나 강염기가 혈액으로 들어가는 일은 없고, 체액에 산이 첨가되는 경우가 많다. 왜냐하면 인체의 모든 세포에서 계속해서 이루어지는 이화작용에 의해 만들어진 이산화탄소가 모세혈관을 통해서 혈액으로 들어가서 탄산이 되기 때문이다. 그밖에도 글루코스나 지방과 같은 영양물질을 소화시키는 과정에서 약간의 수소이온이 직접 흡수될 수도 있다.

그러면 거의 즉각적으로 혈액에 있는 버퍼물질(중탄산나트륨과 탄산)이 반응하여 비교적 강한 산을 약산으로 바꾸어버린다. 그러면 혈액의 산성도(pH)가 아주 조금만 변한다.

호흡에 의한 pH 조절

수소이온의 농도를 조절해서 신체의 pH를 조절할 때 호흡이 아주 중요한 역할을 한다. 숨을 내쉴 때마다 이산화탄소와 물이 몸 밖으로 나간다. 허파모세혈관을 지날 때 이산화탄소가 허파모세혈관 밖으로 확산되어 나오기 때문에 허파를 떠나서 심장으로 돌아가는 하파정맥을 흐르는 혈액에는 이산화탄소와 탄산이 적게 들어 있다.

코를 막고 1분여 동안 숨을 쉬지 않는다고 생각해보자. 분명히 날숨을 통해서 이산화탄소가 몸 밖으로 빠져나가지 못할 것이므로 혈액에 포함되어 있는 이산화탄소의 양이 증가할 것이다. 그러면 혈액 속에 녹아 있는 탄산의 양이 증가하여 혈액 안의 수소이온 농도가 올라갈 것이고, 그러면 혈액이 산성화될 것이다.

반대로 깊고 빠르게 숨을 쉰다고 가정하여 보자. 호흡을 일부러 증가시키면 허파모세혈관 안에 있는 이산화탄소가 지나치게 많이 몸 밖으로 나가고, 공기 중의 산소가 모세혈관 안에 있는 혈액 속으로 지나치게 많이 들어가게 될 것이다. 그러면 혈액 속에 녹아 있는 탄산의 양이 감소하여 혈액 안의 수소이온 농도가 내려갈 것이고, 그러면 혈액이 알칼리성화될 것이다.

혈액이 지나치게 산성화된 것을 **산증**(acidosis)이라 하고, 알칼리성화된 것을 **알칼리증**(alkalosis)이라고 한다.

배뇨에 의한 pH 조절

콩팥은 허파보다 훨씬 더 많은 양의 산을 제거하고, 필요하면 염기도 제거할 수 있기 때문에 콩팥이 신체에서 가장 효과적인 혈액 pH 조절 기관이다. 한마디로 콩팥은 혈액의 pH가 크게 변동하는 것을 막아주는 최후이자 최선의 기관이기 때문에 콩팥이 잘못되면 산-염기 평형도 깨지게 된다.

일반적으로 혈액에는 염기보다 산이 더 많이 들어오기 때문에 콩팥에서는 염기보다 산이 더 많이 배출된다. 즉 콩팥이 소변에 충분한 양의 산을 배출시키기 때문에 혈액의 pH는 7.5~8.5이지만 소변의 pH는 4.8인 경우가 많다.

콩팥의 먼쪽곱슬세관은 혈액에 너무 많이 들어 있는 산을 제거함과 동시에 혈액에 필요한 염기를 보존한다.

콩팥의 토리에서 여과되어서 나온 이산화탄소와 물이 결합해서 탄산이 된 다음 먼쪽곱슬세관으로 들어간다. 그 안에는 탄산탈수효소가 들어 있기 때문에 빠른 속도로 수소이온과 중탄산이온으로 해리된다. 한편 콩팥세관에는 소변으로 나온 인산나트륨(Na_2HPO_4)이 녹아서 Na^+이온과 $NaHPO_4^-$이온으로 존재하고 있다.

위의 두 물질이 서로 만나서 화학변화를 하면 아래 그림의 맨 끝에 있는 2가지 화합물이 생긴다. 그러면 중탄산소다는 먼쪽곱슬세관에서 다시 흡수되어 몸안으로 들어온다. 결과적으로 나트륨이온은 보존되었고, 수소이온만 소변과 함께 몸 밖으로 배출되었다.

$$H_2CO_3 + Na_2HPO_4 = H^+ + HCO_3^- + Na^+ + NaHPO_4^-$$
$$= NaHCO_3 + NaH_2PO_4$$

pH 평형이상

pH 평형이상 또는 산-염기 평형이상을 나타내는 용어에는 **산증**(acidosis)과 **알칼리증**(alkalosis)이 있다. 화학적으로는 pH가 7.0 이하이면 산성이라고 하지만, 의학에서 산증은 '수소이온의 농도가 증가하거나 수산이온을 잃어서 동맥혈의 pH가 7.35이하로 떨어진 상태'이다.

한편 알칼리증동맥혈이 pH 7.45 이상인 상태를 알칼리증이라고 한다.

임상적인 관점에서 산-염기 평형은 혈액에 있는 탄산과 중탄산나트륨의 상대적인 양에 달려 있다. 버퍼쌍인 탄산과 중탄산나트륨이 정상적이려면 중탄산나트륨이 탄산보다 약 20배 더 많아야 한다.

탄산과 중탄산나트륨의 비율이 1 : 20이 아닌 경우에는 그 비율을 맞추기 위해서 조절해야 하는데, 중탄산나트륨의 양은 콩팥에서 조절하고, 탄산의 양은 허파에서 조절한다.

대사장애와 호흡장애

대사장애와 호흡장애에 의해서 중탄산나트륨과 탄산의 비율이 변화될 수 있다.
● **대사장애** : 콩팥질환, 방치된 당뇨병, 만성설사, 부동액과 같은 독성물질 섭취

등에 의해서 중탄산나트륨이 부족하게 되면 대사산증에 걸린다. 반대로 이뇨치료, 구토나 석션(suction, 흡입) 등에 의한 위액 결핍, 쿠싱신드롬과 같은 질병에 의해서 대사알칼리증에 걸릴 수도 있다.

- **호흡장애** : 저환기에 의해서 동맥혈에 이산화탄소의 양이 많아지면 산증이 발생하기 쉽다. 그밖에 약물이나 마취 등에 의해서 호흡중추가 억제되거나 허파기종이나 폐렴과 같은 질병에 의해서도 호흡산증이 생길 수 있다. 반대로 과다환기에 의해서 이산화탄소를 과도하게 잃으면 탄산이 부족하여 호흡알칼리증이 걸리게 된다. 불안, 과다환기, 간성혼수 등에 의해서도 호흡알칼리증이 발생할 수 있다.

구토와 대사알칼리증

구토(vomiting)는 강제로 위를 비우는 것인데, 이때 가끔 창자에 있던 내용물이 입으로 나오는 경우도 간혹 있다. 뇌에 있는 구토중추가 구토에 수반되는 여러 가지 단계를 조절하지만, 기본적으로는 불수의적이다.

구토를 하면 위액이 입으로 빠져나가기 때문에 위액에 들어 있는 염산을 대량으로 잃게 된다. 염소이온을 많이 잃으면 세포바깥액에 중탄산나트륨이 증가해서 탄산과의 비율이 1 : 40에 이르게 되는데 이것을 **대사알칼리증**(metabolic alkalosis)이라고 한다.

중탄산나트륨이 비정상적으로 증가하면 신체는 그것을 보상하기 위해서 ① 몸에 더 많은 이산화탄소가 남아 있게 하려고 호흡을 천천히 하거나, ② 소변을 통한 중탄산나트륨의 배출량을 증가시키려고 한다. 그러면 탄산과 중탄산나트륨의 절대량도 줄고 비율도 개선되어서 정상 수준을 회복할 수 있다.

탄산과 중탄산나트륨의 비율을 정상으로 되돌려서 혈액의 pH를 정상으로 만들기 위해서는 식염수 주사액과 같이 Cl- 이온이 들어 있는 용액을 주사한다.

→ 중탄산이온 대신에 염소이온이 들어간다.

→ 중탄산나트륨을 소변으로 배설한다.

→ 탄산과 중탄산나트륨의 비율이 1 : 20으로 회복된다.

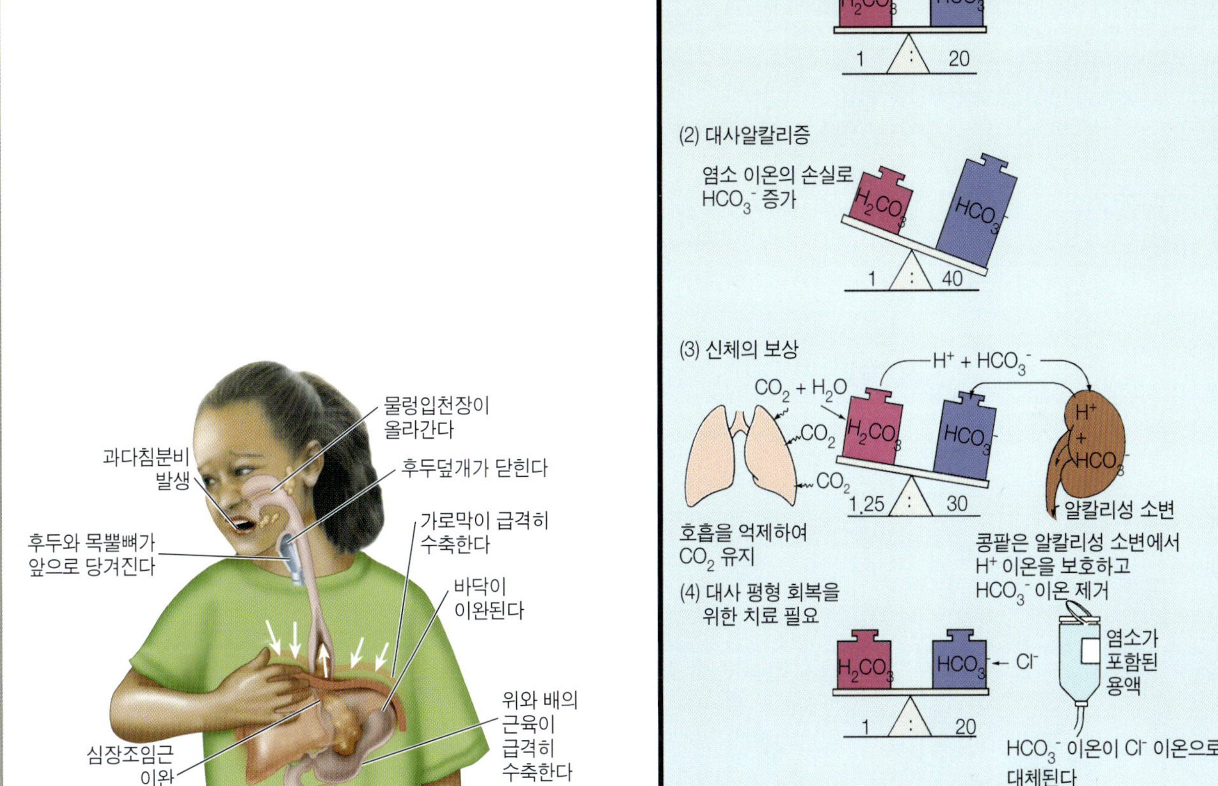

그림 16-6

구토와 대사알칼리증

A. 구토에는 여러 가지 협동적인(근본적으로는 불수의적인) 단계가 포함되어 있다는 것에 주의해야 한다.

B. (1) 대사알칼리증이 시작되기 전에는 대사적으로 평형이었다. (2) 보상되지 않은 대사알칼리증 : NaHCO₃가 증가하고 NaHCO₃와 H₂CO₃의 비율이 1 : 40으로 변한 것을 보여주고 있다. (3) 보상알칼리증 : NaHCO₃와 H₂CO₃의 비율이 1.25 : 30으로 개선된 것을 보여주고 있다. (4) 지나치게 많은 HCO₃⁻ 이온을 Cl⁻ 이온으로 대체되고, HCO₃⁻ 이온을 소변으로 배설해서 대사평형을 다시 회복한다.

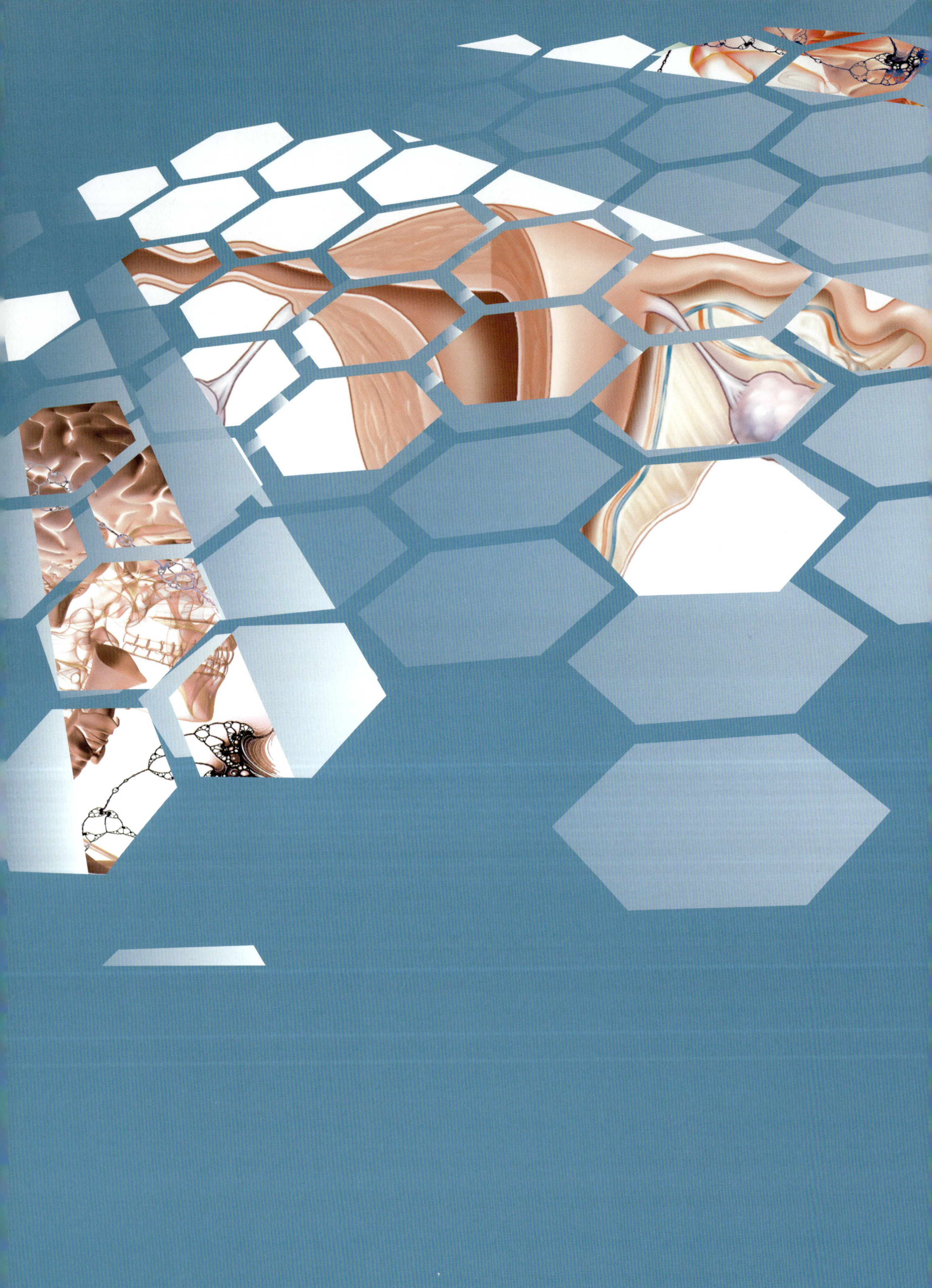

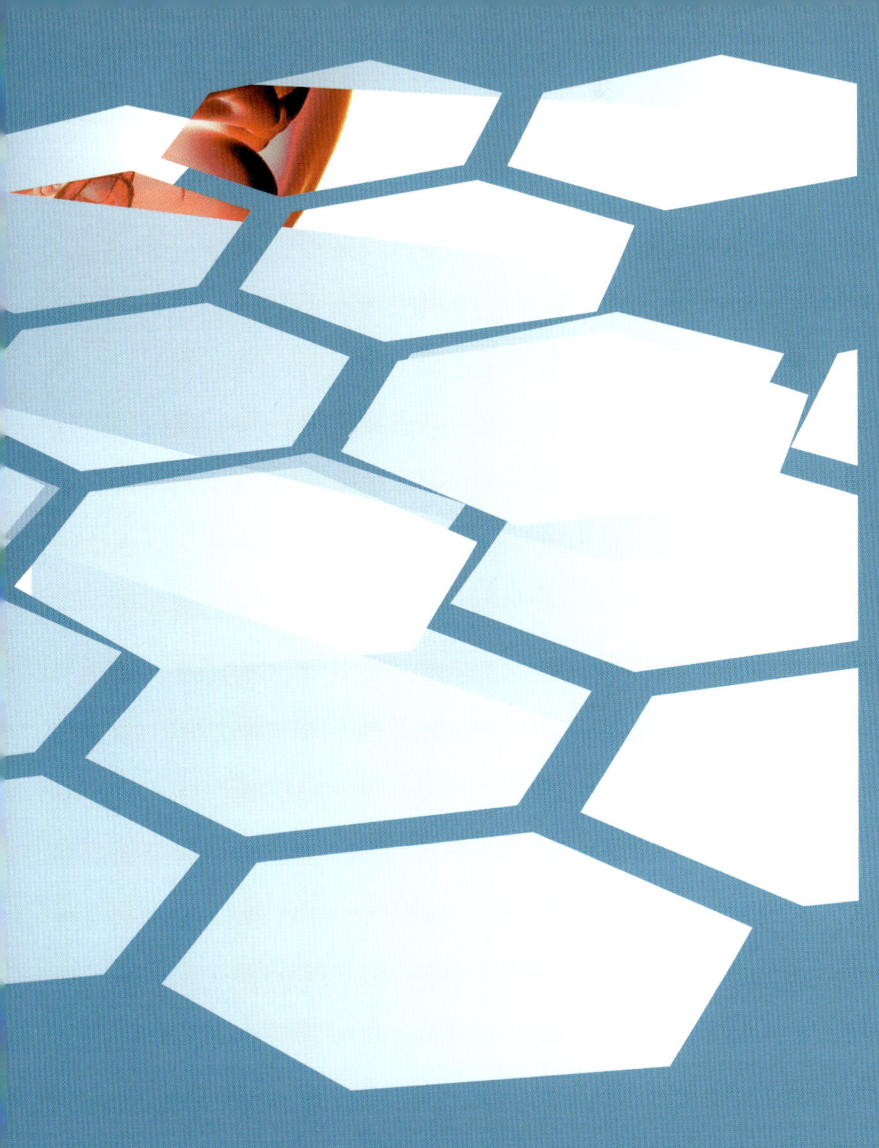

Chapter **17**

생식계통

단세포식물이나 박테리아는 생식세포를 만들지 않기 때문에 무성생식을 하고, 인간이나 척추동물은 생식세포를 만들기 때문에 유성생식을 한다.

남성의 생식계통에서 생산되는 생식세포를 **정자**(sperm)라 하고, 여성의 생식계통에서 생산되는 생식세포를 **난자**(ovum)라 한다. 정자와 난자가 합쳐지는 것을 **수정**(fertilization)이라 하고, 수정해서 만들어진 세포를 **접합자**(zygocyte)라고 한다. 양쪽 부모의 생식세포로부터 유전적 정보를 혼합해서 가지고 있는 접합자가 발달되어 궁극적으로는 한 사람이 된다.

다음은 인간의 생식계통의 기능과 특성을 정리한 것이다.

- 생식계통의 궁극적인 기능은 우리들의 유전자를 새로운 세대에 전달해줌으로써 우리가 죽고 난 뒤에도 우리들의 유전정보가 계속해서 이어진다는 것을 확실하게 한다.

- 남성과 여성의 생식계통에 있는 기관과 특수한 구조체들은 모두 전체적인 생식 성공을 위해서 독특하고도 유일한 방법으로 공헌하고 있다. 남성의 생식기관은 정자를 생산하고 저장해서 마침내는 성숙한 정자를 여성의 생식 통로로 인도하는 기능을 하고, 여성의 생식계통은 난자를 생산하고 정자를 받아서 수정할 수 있도록 만들어져 있다.

- 남성과 여성의 생식계통에 있는 기관들은 기능의 특정 순서에 적응되어 있다. 그 순서에 따라 정자와 난자가 발생하고, 성공적인 수정이 이루어지고, 정상적으로 발달하여 아기가 태어나게 된다. 그밖에도 성호르몬의 발생에 의해서 여성은 가슴이 발달되고, 남성은 수염이 나는 것과 같은 2차 성징이 나타나는 현상도 생식계통이 정상적으로 활동하기 때문이다.

- 고도로 발달되고 특화된 여성의 생식계통이 있기 때문에 수정된 난자가 발달해서 아기로 태어날 때까지 성숙될 수 있다.

1. 남성의 생식계통

남성의 생식계통은 필수기관과 부속기관으로 분류할 수 있다. 필수생식기관은 고환이라는 한 쌍의 생식샘이다. 부속기관에는 정자를 고환에서 외부로 운반하는 통로, 정자를 보호하고 양육할 목적으로 분비되는 분비물을 제공하는 보조생식샘, 그리고 바깥생식기관이 있다.

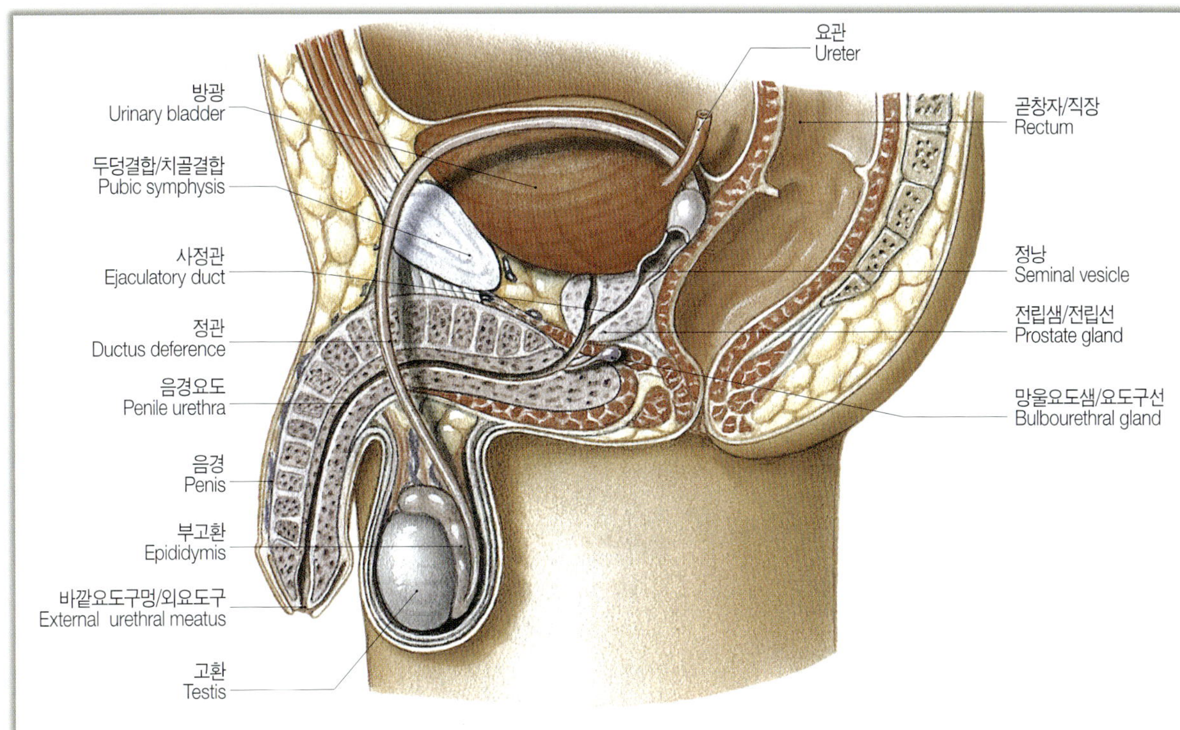

그림 17-1
남성의 생식기관

고환

그림 17-1에서 볼 수 있는 바와 같이 **고환**(tcstes)은 주미니처럼 생긴 음낭에 들어 있고, 음경 밑에 달려 있다. 고환은 다른 기관과 달리 외부로 노출되어 있어서 정상 체온보다 약 1℃ 낮은 환경을 만드는데, 그러한 환경이 정자를 정상적으로 생산하기 위해서 꼭 필요하다.

그림 17-2는 고환의 단면도이다. 그림에서 볼 수 있는 바와 같이 고환은 여러 개의 소엽으로 나누어져 있고, 그 소엽들은 좁고 길면서 구불구불한 **정세관**(seminiferous tubule)으로 구성되어 있다.

● **정자의 발생** : 정자를 생산하는 것을 정자발생이라 하고, 남자 아이는 태어날 때 **정조세포**(spermatogonium)라는 특수한 세포를 가지고 태어난다. 사춘기가 되기 전에 정조세포(정자의 할아버지 세포라는 뜻)들은 체세포분열을 해서 그 수가 증가한다. 사춘기에 접어들면 난포자극호르몬이 영향을 주는 가운데에서 정조세포(염색체 23쌍)가 체세포분열을 해서 2개의 딸세포(염색체 23

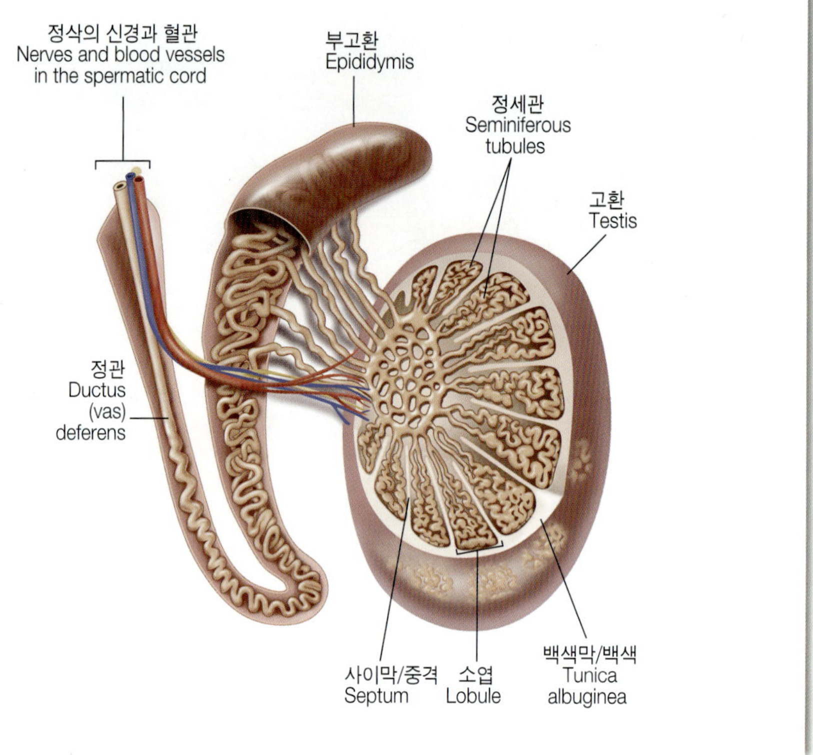

그림 17-2

고환의 단면도

쌍)를 생산한다. 2개의 딸세포 중에서 하나는 정조세포로 남고, 나머지 하나는 **1차 정모세포**(염색체 23쌍)라는 특수한 세포가 된다. 그다음에는 1차 정모세포(정자의 어머니 세포라는 뜻)가 제1차 감수분열을 해서 두 개의 **2차 정모세포**(염색체 23개)가 된다. 두 개의 2차 정모세포가 제2차 감수분열을 해서 4개의 **정자**(염색체의 개수는 23개이지만, 세포질의 양은 절반으로 줄었음)가 된다. 결과적으로 정모세포 1개가 2번 감수분열해서 4개의 정자가 된다.

● **정자**(sperm) : 새로 만들어진 정자는 아버지로부터 이어받은 모든 유전적인 특성이 정자의 머리 속에 있지만, 아직은 난자와 수정할 능력이 없다. 정자가 정세관에서 나와 생식관을 지나는 동안 생식 부속기관들로부터 영양을 공급받아서 난자를 만나면 수정할 수 있도록 다음과 같은 능력을 갖춘다.

① 운동성을 갖추기 위해서 꼬리가 있다.

② 난자의 바깥막을 뚫을 수 있도록 첨단체로 무장하고 효소를 준비한다.

③ 중간마디(머리와 꼬리의 중간 부위)에 있는 미토콘드리아에서 ATP를 합

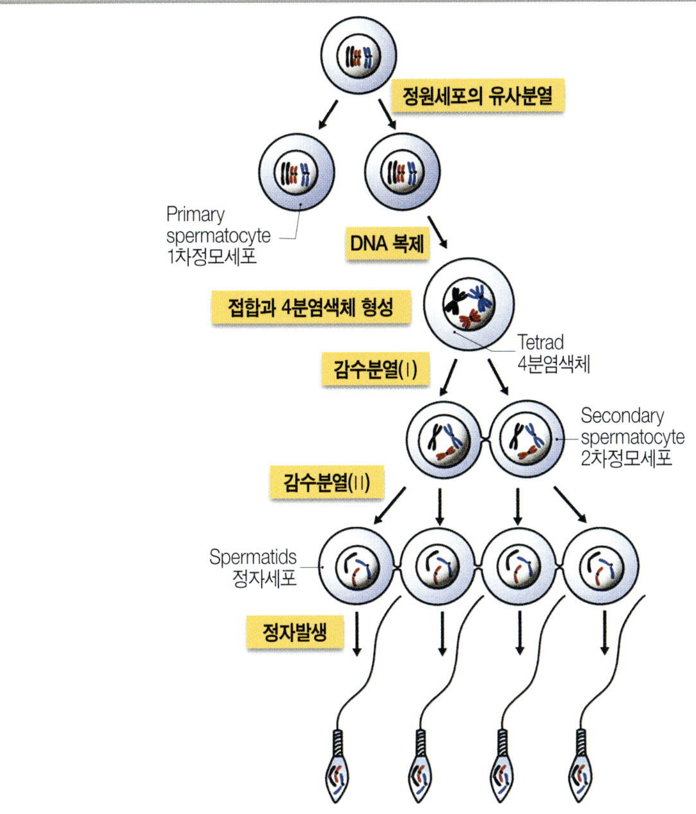

그림 17-3
정자의 발생

성해서 꼬리를 움직이는 데 필요한 에너지를 공급한다.

정자는 사춘기가 시작된 이후부터 정세관에서 계속해서 만들어지지만, 나이가 들수록 하루에 생산되는 정자의 수는 점점 감소된다.

● 테스토스테론 생산 : 정세관을 둘러싸고 있는 조직의 세포들을 사이질세포라 하고, 이 사이질세포들이 남성의 성호르몬인 **테스토스테론**(testosterone)을 만들어 정세관 안으로 분비한다. 테스토스테론은 다음과 같은 역할을 한다.

'남성스럽다'라고 생각하는 여러 가지 특징은 테스토스테론의 영향 때문이다. 예를 들어 소년이 목소리가 변하는 것도 테스토스테론 때문이다. 테스토스테론은 전립샘과 정낭 등 남성 부속기관의 발달을 촉진·유지한다. 테스토스테론이 단백질 동화를 자극하기 때문에 남성이 여성보다 근육이 더 발달되고 강하다.

생식관

정자가 고환에서 나와서 몸 밖으로 나갈 때까지 지나는 통로가 **생식관**(gonaduct)인데, 여기에는 부고환, 정관, 사정관, 요도 등이 있다.

- **부고환**(epididymis) : 고환의 정세관 벽에서 만들어진 정자는 정세관에서 나와서 부고환으로 들어간다. 부고환은 길이 약 6m의 심하게 구불구불한 하나의 관으로 구성되어 있다. 부고환은 정자의 임시 보관소이고, 저장되어 있는 동안에 성숙해서 움직일 수 있게 되면 부고환을 떠난다.

- **정관**(deferent duct) : 부고환을 나온 정자가 음낭주머니를 지나 위로 올라가서 배속공간으로 들어가는 길을 정관 또는 정삭이라고 한다. 정관은 두껍고 부드러운 근육질로 운동할 수 있는 관이고, 사타구니에 있는 샅굴(서혜관)을 통해서 배속공간으로 들어가고, 말이집(sheath)으로 덮여 있는 결합조직이다.

- **사정관**(ejaculatory duct) : 정관이 배속공간으로 들어간 다음에는 정점까지 올라갔다가 방광 뒤쪽으로 내려와 정낭과 합해져서 사정관을 이룬다. 그림 17-1을 보면 사정관이 전립샘을 통과해서 요도와 연결되어 있다는 것을 알 수 있다. 요도는 소변의 통로 역할도 하지만, 정자의 통로 역할도 한다.

보조생식샘

정액(semen)은 정자에 섞여 있는 끈적끈적한 액체를 일컫는 말로, 고환에서 5%, 보조생식샘에서 95%가 생산된다. 보조생식샘에는 1쌍의 정낭, 전립샘, 1쌍의 요도망울샘이 있고, 정액은 알칼리성이어서 산성 환경인 여성의 생식관에서 정자를 보호하는 역할을 한다. 한 번 사정할 때 약 3~5밀리리터의 정액이 사정되고, 정액 1밀리리터에는 약 100만 개의 정자가 들어 있다.

- **정낭**(seminal vesicles) : 정낭은 정관이 부풀어서 주머니같이 생긴 샘으로 정액의 약 60%를 분비한다. 정낭에서 분비되는 분비액은 진하고, 노란색이며, 과당이 풍부하다. 과당은 운동성이 강한 정자의 에너지 공급원이 된다.

- **전립샘**(prostate gland) : 전립샘은 방광 바로 밑에 있고, 도넛 모양으로 생겼다. 요도는 전립샘의 중앙을 통과한 다음 음경을 지나서 바깥요도구멍에서 끝난다. 전립샘에서는 진하고 우유 색깔의 정액을 분비하는데, 그 양은 전체 정액의 약 30%에 해당된다. 이 정액은 사정관에서 분비되는 것처럼 보이고, 정자를 활성화시켜서 운동성을 유지한다.

- **망울요도샘**(bulbourethral gland) : 망울요도샘은 그 모양과 크기가 완두콩과 비슷하고, **쿠퍼샘**(Cowper's gland)이라고도 한다. 망울요도샘은 전립샘 바로

밑에 있고, 요도의 음경 부분으로 분비물을 흘려보낸다. 망울요도샘에서 분비되는 **쿠퍼액**은 다른 보조생식샘에서 사정되는 정액보다 약간 먼저 분비되기 때문에 '사전 사정액'이라고도 한다.

망울요도샘에서 분비되는 분비물은 ① 요도의 끝부분에 남아 있는 산성 소변이 정자에 해를 입히는 것을 방지하고, ② 요도를 매끄럽게 만들어서 정자가 사정되면서 마찰에 의해서 손상되는 것을 방지한다.

바깥생식기관

남성의 바깥생식기관은 음경과 음낭으로 구성되어 있다.

음경(penis)은 성적으로 흥분하였을 때 스펀지같은 해면체조직을 혈액으로 가득 채워 딱딱하게 만들어서 여성의 질 속으로 들어가 정자를 가능한 한 질 속 깊은 곳에 내놓는 기관이다.

음경에는 3개의 발기조직으로 된 기둥이 있다. 하나는 요도를 감싸고 있는 **요도해면체**(corpus spongiosum penis)이고, 다른 2개는 요도해면체 위에 있는 **음핵해면체**(corpus cavernosum clitoridis)이다.

음경의 먼쪽 끝은 **귀두**(glans penis)라 하고, 몹시 예민한 피부로 덮여 있다. 귀

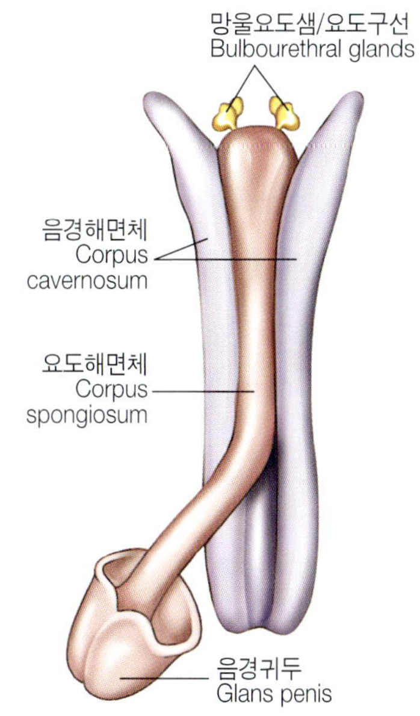

그림 17-4

음경의 발기조직 기둥

두의 예민한 피부 위에는 **음경꺼풀**(foreskin)이 있다. 음경꺼풀은 음경기둥의 피부가 두 겹으로 접혀서 늘어난 것으로 헐겁고 까질 수 있는 옷깃처럼 생겼다. 음경꺼풀이 귀두를 너무 꽉 조여 자극을 방지할 경우에는 태어난지 얼마 되지 않아 음경꺼풀을 짧게 제거하는 포경수술을 실시하기도 한다.

바깥요도구멍(external urethral orifice)은 귀두 끝에 있는 요도의 출구이고, 음낭은 피부로 덮인 주머니로 사타구니 밑에 매달려 있다. 음낭의 안쪽은 사이막에 의해서 2개로 갈라져 있고, 각 주머니 안에는 고환, 부고환, 정관의 시작 부분이 들어 있다.

2. 여성의 생식계통

여성의 생식계통은 필수기관과 보조기관으로 분류할 수 있다. 필수생식기관은 난소라는 한 쌍의 생식샘이고, 부속기관에는 난소에서 시작하여 몸 밖까지 이어진 일련의 관과 여성에게만 있으면서 중요한 생식 기능을 하는 젖샘, 그리고 바깥생식기관이 있다.

난소

난소(ovary)의 크기와 모양은 큰 아몬드와 같고, 골반속공간에서 자궁의 양쪽 인대에 붙어 있다. 난소에는 잔주름이 잡혀 있어 평평하지 않고 무게는 약 31g이다. 갓 태어난 여자아기의 난소 바깥층 바로 밑에 있는 결합조직의 바탕질에는 약 100만 개의 난포가 점점이 박혀 있다.

- **난포**(follicle) : 난포(난모세포를 품고 있는 포대)에는 미숙 단계에 있는 난모세포(난자의 모세포)가 들어 있다. 그러나 사춘기에 접어들 때쯤에는 난포가 발달되어 일차난포가 되는데, 그 수는 감소되어 약 40만 개가 된다. 대부분의 여자들은 일생 동안에 일차난포 중에서 350~500개만 완전한 성숙난포로 발달한다. 성숙난포가 배란해서(알을 낳아서) 난모세포를 방출하고, 미성숙난포들은 퇴화되어서 난소조직에 흡수된다. 성숙난포를 '**그라피안난포**(graafian follicle)'라고도 한다. 그림 17-6은 일차난포가 점차 발달하여 배란할 때까지의 과정을 그린 것이다. 난모세포를 둘러싸고 있는 과립세포의 층이 점점 두꺼워지면서 방이라는 공간이 점점 더 커지고, 마침내 배란이 이루어진다. 그 후

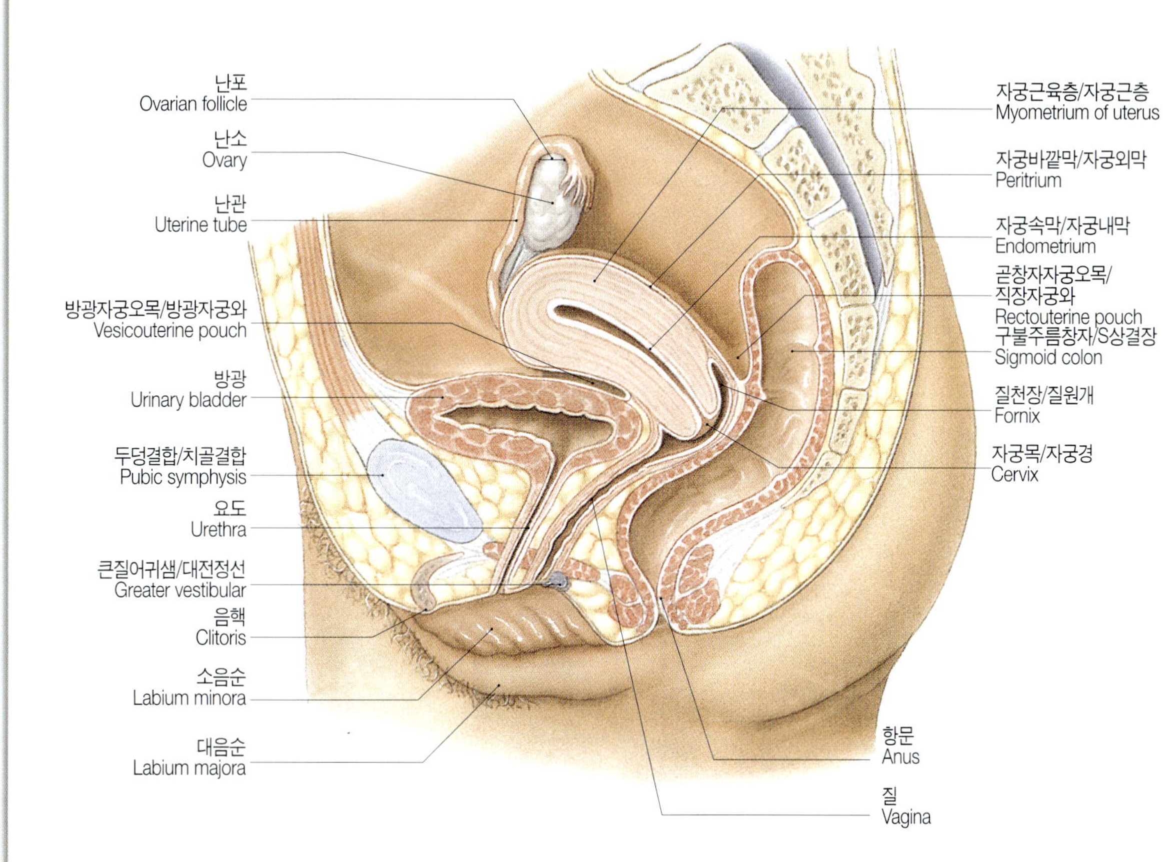

그림 17–5

여성의 생식기관

파열된 난포는 황체로 변환된다.

● **난자의 발생** : 여성의 생식세포를 생산하는 것을 난자 발생이라고 한다. 정자를 만들 때 감수분열이라는 특수한 세포분열을 하였는데, 난자의 발달에서도 마찬가지이다. 여성의 생식세포가 가장 초기부터 수정 직후까지 발달하는 동안에 2번의 감수분열이 일어난다. 여성의 생식세포가 감수분열을 한 결과 딸세포의 염색체가 23개가 된다. 그러나 세포질이 불균등하게 나누어지기 때문에 하나는 큰 난자세포가 되고, 다른 하나는 **극체**(polar body)가 되어 퇴화한다. 난자세포는 세포질이 많아서 신체에서 가장 큰 세포 중의 하나이다. 그리고 난자세포는 **배아**(embryo)가 자궁에 착상되기 전까지 급격하게 발달할 수 있도록 영양분을 제공할 수 있게 만들어져 있다. 수정할 때 두 부모로부터 받은 생식세포가 혼합되어 정상적인 염색체 46개가 된다.

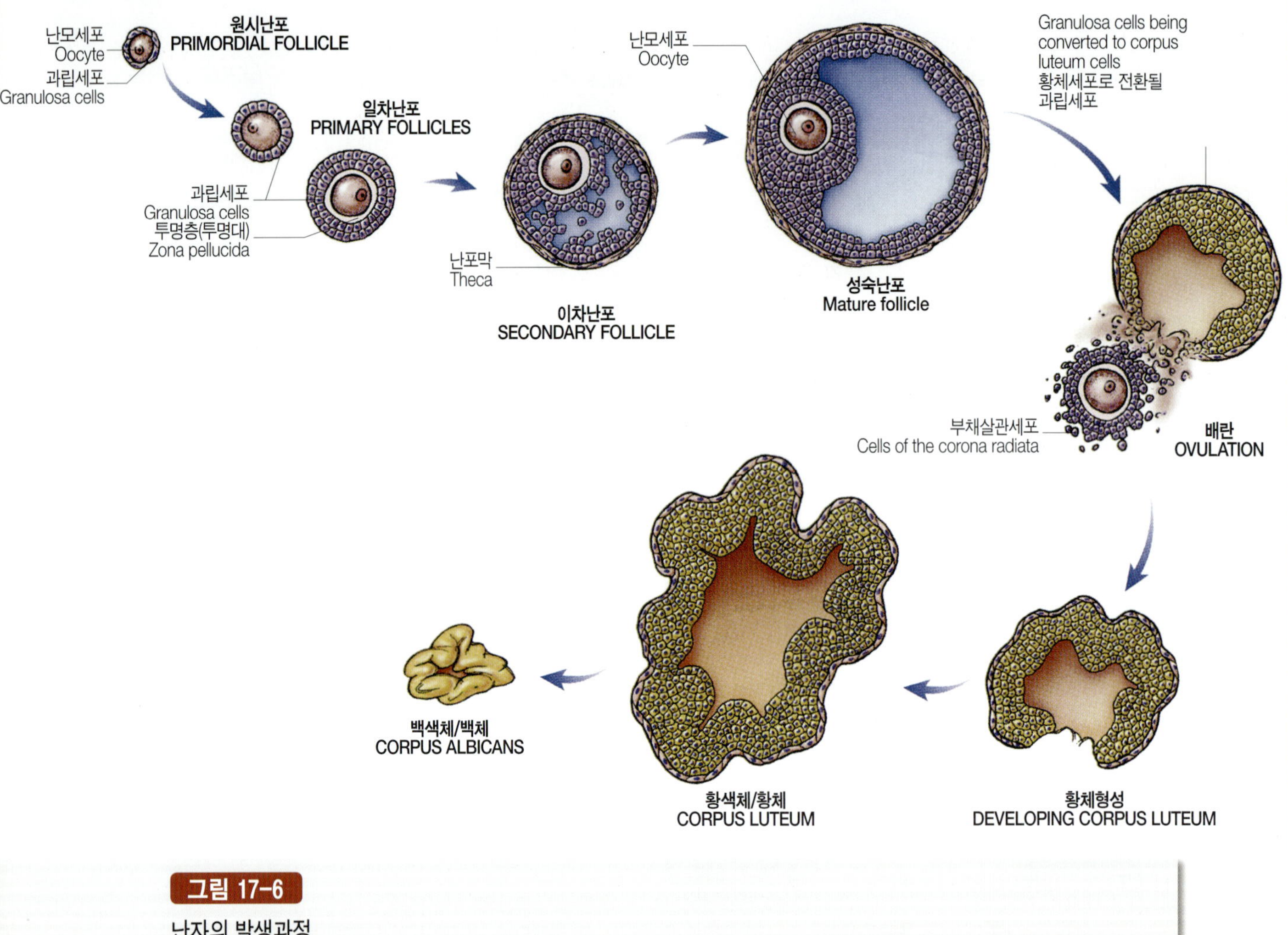

그림 17-6

난자의 발생과정

- **에스트로겐과 프로게스테론의 생산** : 난소의 2번째 기능은 성호르몬인 에스트로겐과 프로게스테론의 분비이다. 난소에서 호르몬 생산은 사춘기부터 시작되는데, 이것은 난자세포의 주기적인 발달-성숙과 함께 일어난다. 자라고 있는 난포와 성숙난포에서 난모세포를 둘러싸고 있는 과립세포가 에스트로겐을 분비한다. 배란 이후에 발달한 황체는 주로 프로게스테론을 분비하지만, 에스트로겐도 약간 분비한다.

  - **에스트로겐**(estrogen, 여성호르몬)은 여성의 2차 성징을 발달시키고 유지하며, 자궁의 속벽을 이루는 상피세포의 성장을 자극하는 호르몬이다. 에스트로겐의 작용은 ① 바깥생식기관을 포함한 여성 생식기관의 발달과 성숙, ② 음모를 나게 하고 유방을 발달시킴, ③ 피하, 가슴, 엉덩이 등에 지방을 축적

시킴으로써 여성스러운 몸매로 발달시킴, ④ 첫 월경 주기의 시작 등이다.

- **프로게스테론**(progesterone, 황체호르몬)은 황체에서 생산된다. 황체는 샘 같은 구조체이고, 난자를 방출한 직후에 난포에서 발달된다. 황체가 뇌하수체앞엽에서 분비되는 호르몬의 자극을 받으면 배란 후 11일 동안 프로게스테론을 생산한다. 프로게스테론은 상피세포로 되어 있는 자궁의 속벽을 급격하게 증식시키고, 혈관을 새로 만들도록 자극하고, 에스트로겐과 마찬가지로 사춘기 소녀들에게 월경주기를 시작하게 한다.

여성의 생식관

여성의 생식관은 난포에서 배란된 난자가 정자와 수정이 되어서 아기가 되든 수정에 실패해서 월경으로 배출되든 관계없이 지나가야 하는 통로(관)를 말하고, 나팔관, 자궁, 질이 있다.

- **나팔관**(fallopian tube) : **난관**(uterine tube) 또는 **자궁관**이라고도 한다. 자궁관의 바깥쪽 끝은 나팔처럼 넓게 확장되어 있어서 동굴같은 모양을 하고 있으며, **자궁관술**(fimbriae of uterine tube)이라고 하는 닭벼슬 모양의 돌출부가 난소의 위쪽을 향하고 있다. 자궁관의 이러한 구조 때문에 배란된 난자를 자궁관 안쪽으로 쉽게 끌어들일 수 있다. 그림 17-7을 보면 자궁관의 안쪽 끝은 자궁에 붙어 있고, 자궁관 안쪽의 구멍이 자궁의 공간으로 열려 있다. 한쪽 자궁관의 길이는 약 10cm 정도이다. 배란이 된 난자는 자궁관술의 파도같은 움직임과 자궁관술 표면에 있는 진동하는 섬모의 도움을 받아 자궁으로 들어간다.

- **자궁**(uterine) : 자궁은 거의 모두가 자궁근육층이라는 근육으로 되어 있고, 안쪽에 작은 공간만 있을 뿐이다. 임신 중에 자궁은 원래 크기보다 여러 배로 커져서 아기와 많은 양의 액체를 넣어둘 수 있게 된다. 자궁은 위쪽의 **자궁몸통**(uterine body), 아래쪽 좁은 부분의 **자궁목**(uterine neck), 자궁관이 붙어 있는 바로 위쪽에 볼록하게 솟아 있는 **자궁바닥**(uterine fundus)으로 구성되어 있다. 자궁의 기능은 월경, 임신, 출산의 3가지 과정으로 이루어진다. 월경이 처음으로 시작되는 시기는 보통 11~12세 사춘기이고, 보통 28일을 주기로 1년에 13회씩 약 30~40년 동안 계속되다가 약 50세 전후에 폐경이 된다.

- **질**(vagina) : 질은 팽창시킬 수 있는 관으로, 길이가 약 10cm이며, 주로 민무늬근육으로 구성되어 있고, 속벽은 점막으로 되어 있다. 질은 골반속공간의 방광과 곧창자 사이에 있다. 질은 여성 생식관의 일부이고, 밖으로 구멍이 나 있으며, 정자가 난자를 만나기 위해서 여행하는 도중에 들어가는 기관이고, 아

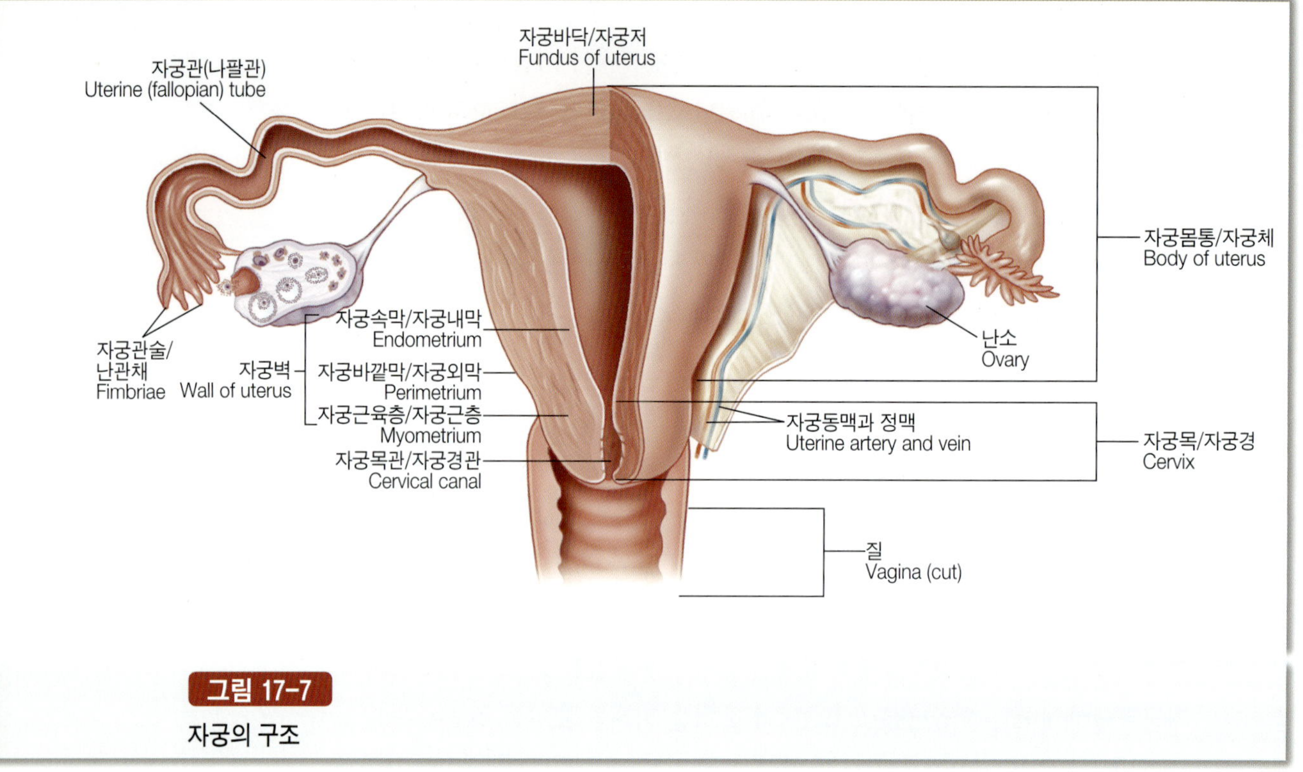

그림 17-7

자궁의 구조

기가 세상과 접하기 위해서 나오는 기관이다.

여성의 보조생식샘

- **바르톨린샘**(Bartholin's gland) : 바르톨린샘은 **큰질어귀샘**이라고도 하고, 질 좌우에 있으며, 점액같은 윤활액을 분비한다.
- **유방**(breast) : 유방은 가슴근육 위에 있는데, 유방의 크기는 샘조직의 양보다는 샘조직을 둘러싸고 있는 지방의 양에 의해서 결정된다. 그러므로 유방의 크기와 아기를 출산한 후에 젖을 분비하는 양과는 관계가 거의 없다. 유방은 5~6개의 소엽으로 구성되어 있고, 소엽은 젖을 분비하는 젖분비세포로 구성되어 있다. 젖분비세포는 포도송이처럼 배열되어 있는데, 그것을 '**샘꽈리**(acinus)'라고 한다. 작은 젖샘관이 유방꽈리에서 흘러나와서 방사상으로 유두쪽으로 모여든다. 1개의 소엽에는 1개의 젖샘관만 유두쪽으로 구멍이 있다. 유두 주위에 색깔이 있는 부분을 **젖꽃판**(areola)이라고 한다.

여성의 바깥생식기관

여성의 바깥생식기관은 **음문**(vulva)이라고도 하고, 불두덩, 클리토리스(음핵), 소변구멍, 소음순, 처녀막, 바르톨린샘의 관, 음문, 대음순 등으로 구성되어 있다.

월경

전형적인 월경주기는 약 28일이다. **월경주기**는 사람마다 달라서 24일인 사람도 있고, 21~28일로 불규칙한 사람도 있고, 2~3개월로 긴 사람도 있다.

월경주기는 **월경기, 증식기, 분비기**로 구성되어 있다. 각 단계 동안 시상하부, 뇌하수체, 난소, 자궁에서 어떤 일이 일어나는지는 그림 17-9를 자주 참조하기 바란다.

월경기는 4~5일 동안이고, 하혈이 특징이다. 월경액이 흘러나오는 첫날을 월경주기의 제1일로 간주한다. 월경액의 흐름이 끝나면 증식기가 시작되고, 배란이 되면 증식기가 끝난다. 이 기간 동안 난포가 성숙하고, 자궁속벽이 두꺼워지고, 에스

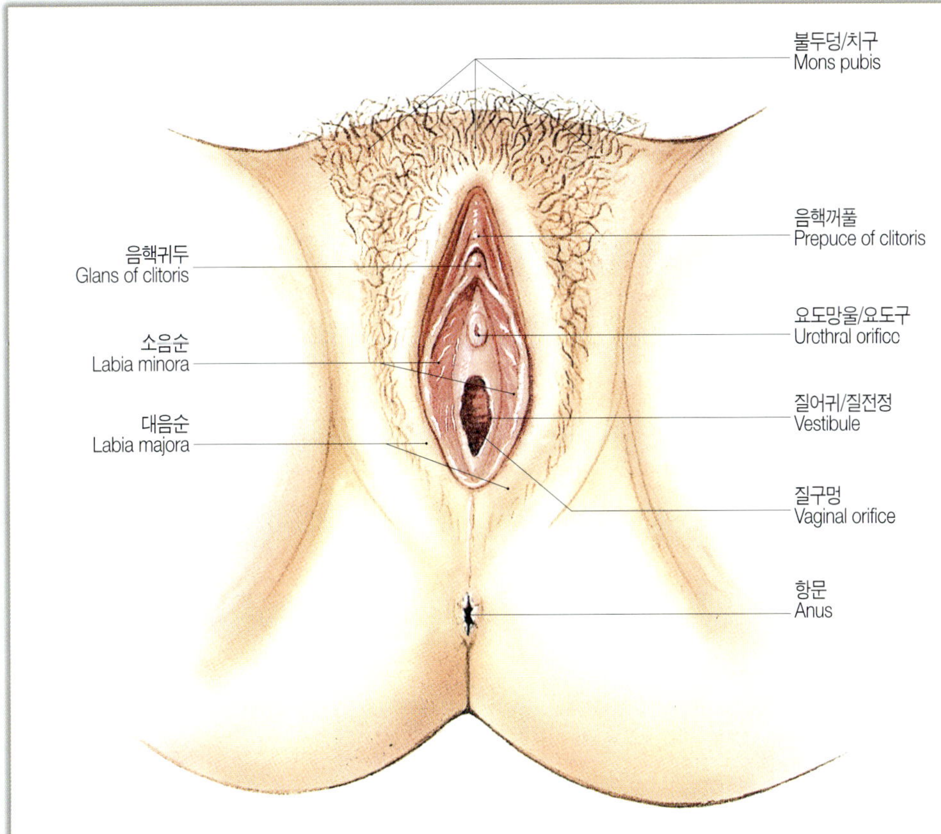

그림 17-8

여성의 바깥생식기관

시상하부
Hypothalamus
생식샘자극호르몬분비호르몬
GnRH
황체형성호르몬
LH
뇌하수체
Pituitary gland
난포자극호르몬
FSH
뇌하수체
Pituitary gland
배란
Ovulation
황체
Corpus luteum
발생하는 난포
퇴행하는 황체
에스트로겐
Estrogen
난소
Ovary
프로게스테론
Progesterone
자궁
Uterus
2   4   6   8   10   12   16   18   20   22   24   26   28   일
월경기
Menses
증식기
Proliferative phase
배란기
Ovulation
분비기
Secretory phase
월경기
Menses

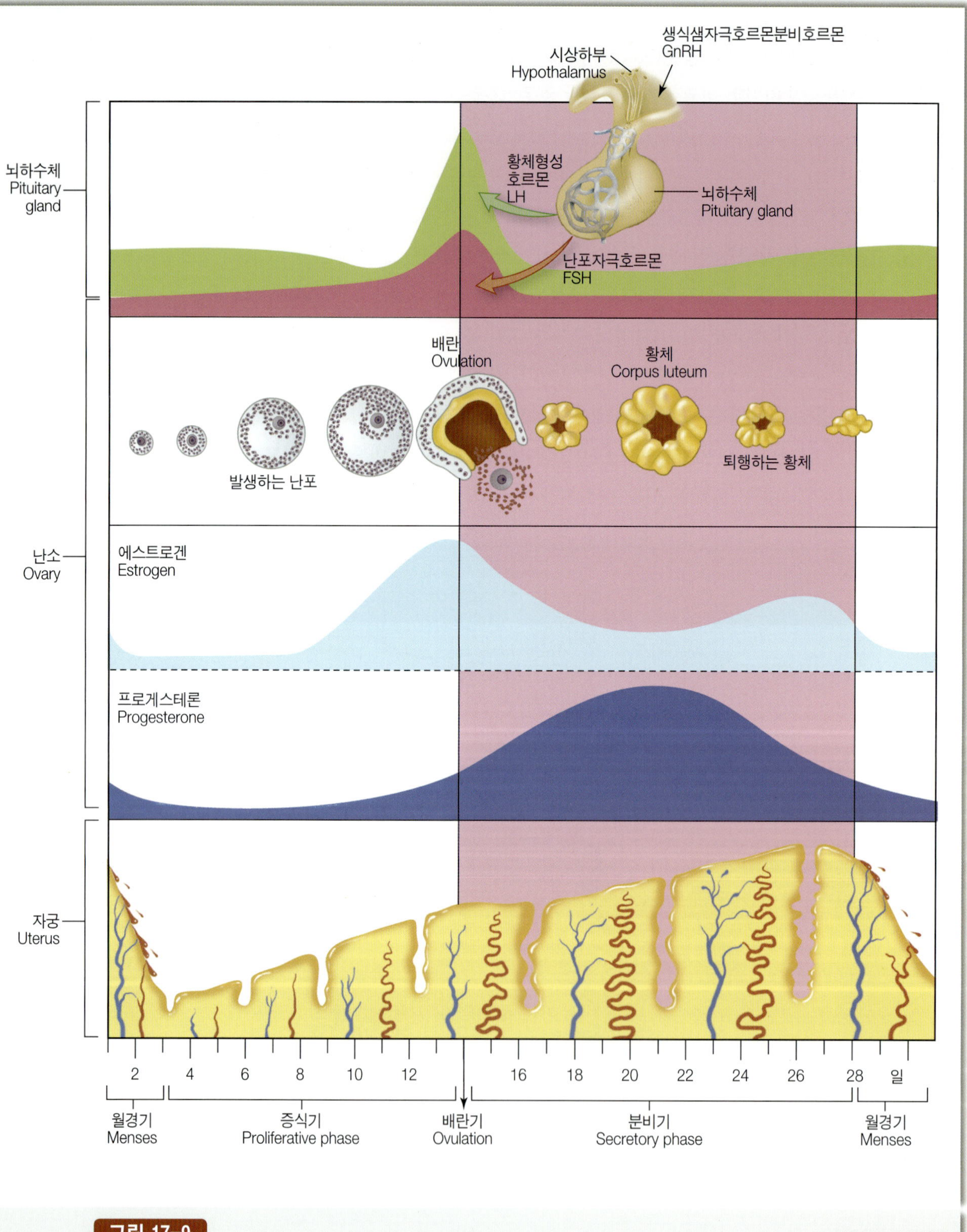

그림 17-9

월경주기

트로겐의 분비가 증가한다. 분비기는 배란할 때 시작되고, 다음 월경기가 되면 끝난다. 분비기 동안에 자궁관의 속벽이 가장 두꺼워지고, 난소에서 프로게스테론을 최고 수준으로 분비한다.

배란(ovulation)은 다음 월경기가 시작되기 14일 전에 일어난다. 이 말은 28일 월경주기에서는 제14일에 배란이 일어나고, 30일 월경주기일 때는 제16일에 배란이 일어나고, 25일 월경주기일 때는 제11일에 배란이 일어난다는 뜻이다.

사정에 의해서 여성의 질 안에 들어간 정자는 대부분이 24~72시간 동안만 수정할 수 있는 능력이 있고, 배란된 난자는 12~24시간 동안만 수정할 수 있는 능력이 있다. 그러므로 여성이 수정할 수 있는 기간은 한 달에 배란 전 72시간과 배란 후 24시간뿐이다.

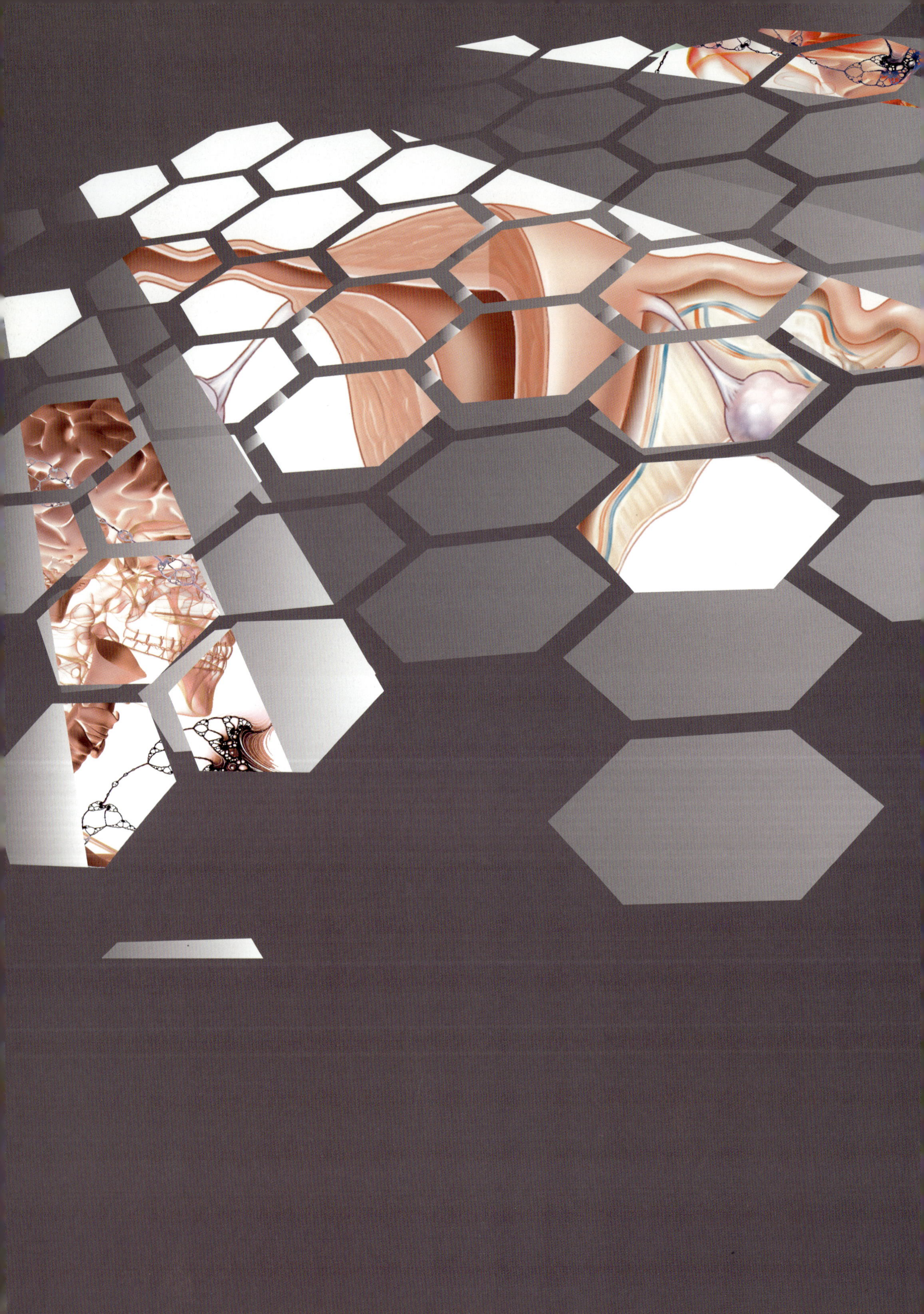

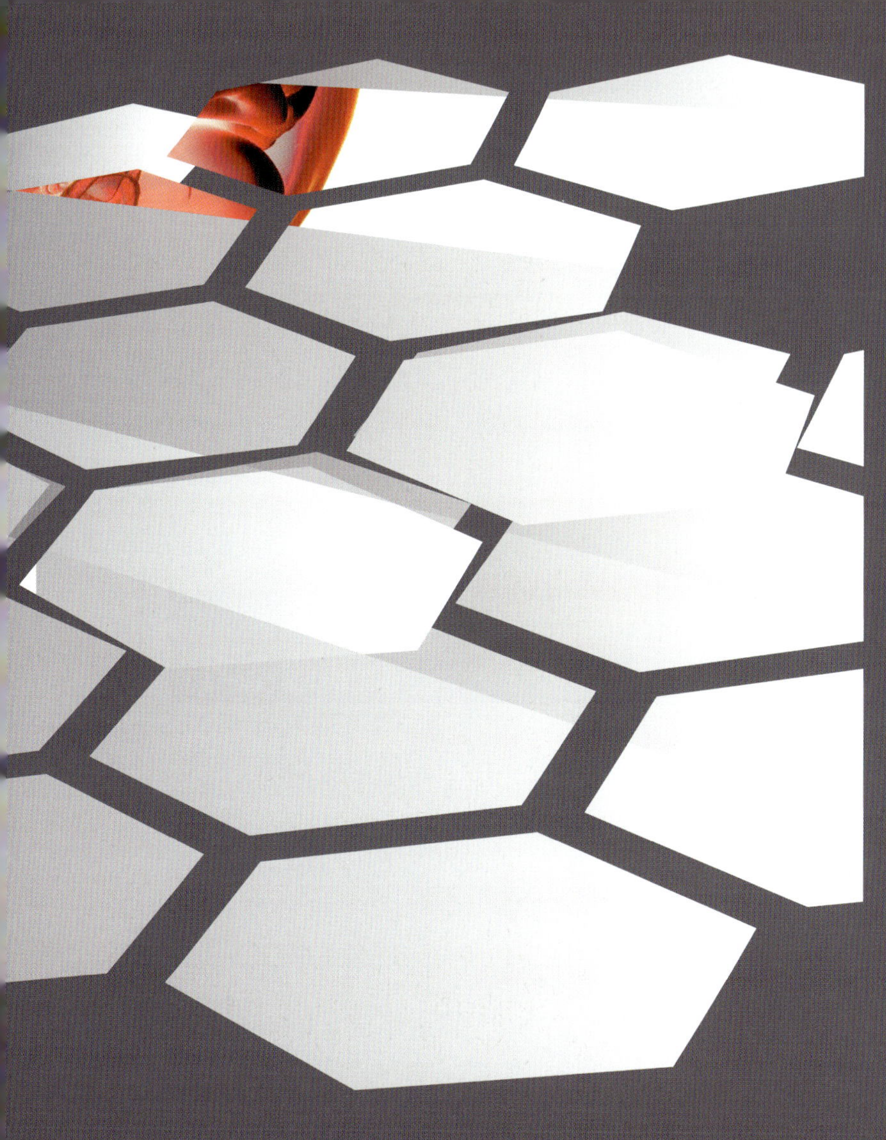

Chapter 18

발달과 성장

수정에서 죽음에 이르는 일생 동안 일어나는 여러 가지 변화를 발달과 성장이라고 한다. 발달과 성장을 검토할 때 유아기 또는 성인기와 같이 어떤 기간을 따로 떼어내서 연구하는 것이 편리하겠지만, 실제로는 연속적으로 변화하고 수정해가는 생물학적 과정으로 봐야 한다.

1. 출생 전기

출생 전기(前期)는 수정에서 시작하여 출생에서 끝나고, **출생 후기**(後期)는 출생에서 시작하여 죽을 때까지 이어진다. **수정**(受精)은 남자의 정자와 여자의 난자가

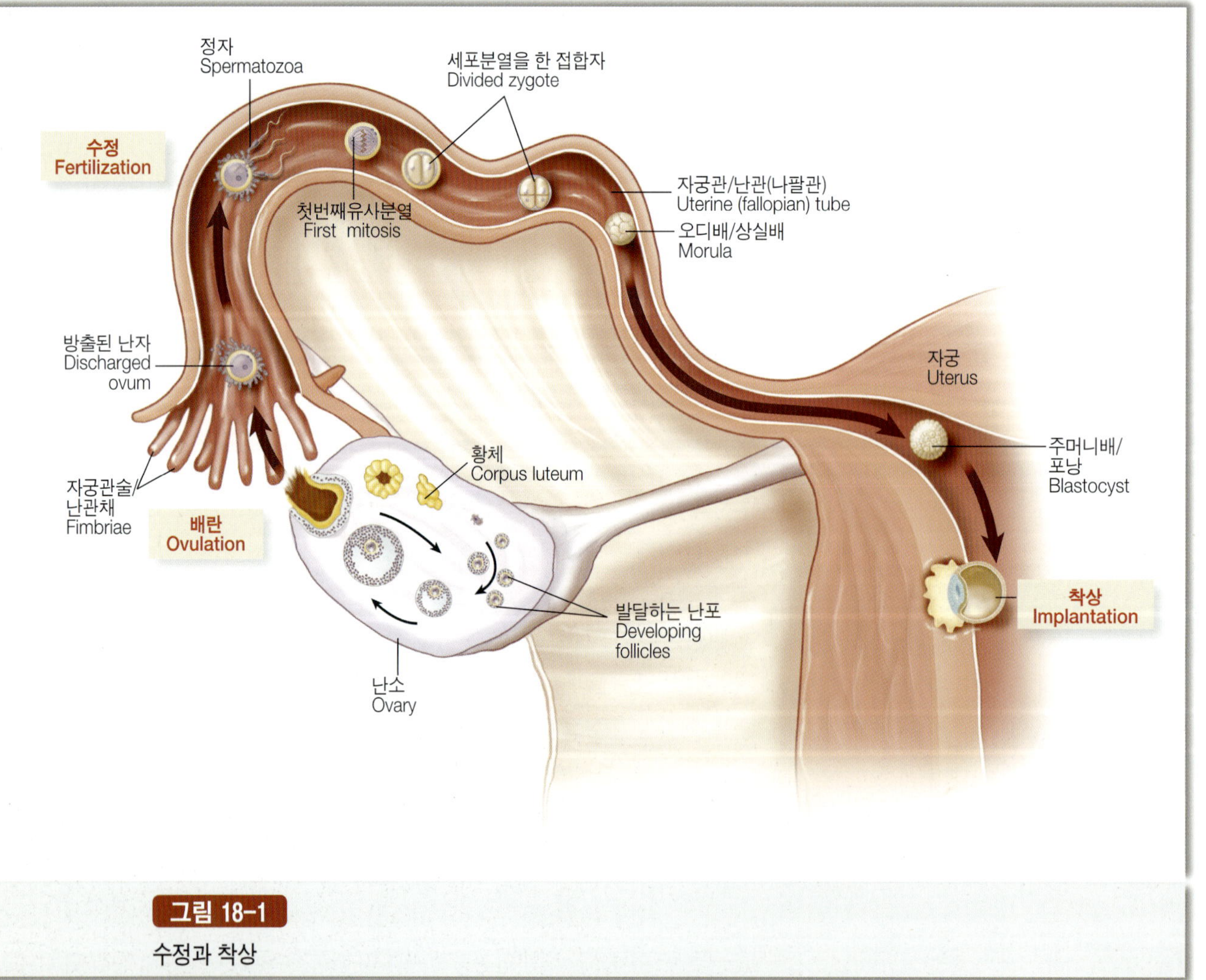

그림 18-1

수정과 착상

합쳐지는 순간을 말하고, 출생 전기는 수정에서 약 39주 후에 아기가 태어날 때까지 계속된다.

수정

배란에 의해서 난소에서 배속공간으로 나온 난자는 자궁관술의 도움을 받아 자궁관(나팔관)으로 들어가고, 질 속에 사정이 된 정자는 자궁관을 헤엄쳐서 난자를 향해 간다.

거의 대부분의 수정은 자궁관 바깥쪽 1/3 지점에서 이루어지고, 수정된 난자를 **접합자**(zygote)라고 부른다. 접합자는 수정된 즉시 유사분열을 시작하여 약 3일이 지나면 **오디배**(morula, 상실배)가 된다. 오디배의 세포들은 세포분열을 계속해서 자궁에 도착할 때쯤 되면 **주머니배**(blastocyst, 낭포 또는 배반포)라고 부르는 가운데에 빈 공간이 있는 세포덩어리가 된다.

수정이 이루어진 후 주머니배가 자궁속벽에 완전히 착상할 때까지 약 10일 동안에는 어머니로부터 영양분을 거의 얻을 수 없기 때문에 세포분열은 빠르게 일어나

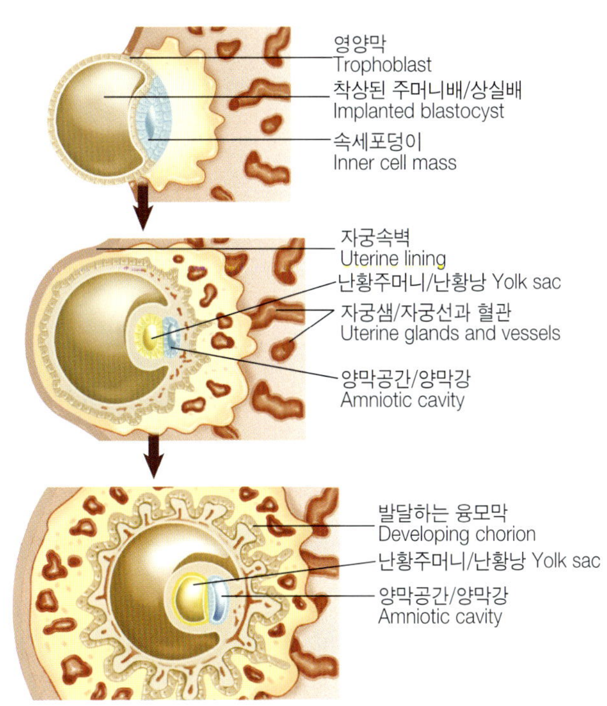

그림 18-2

주머니배의 발달

지만 총질량은 접합자와 거의 같다.

주머니배가 발달하면 **난황주머니와 양막공간**이라는 2개의 공간이 있는 구조체를 형성한다. 새(鳥)들은 배아가 발달하는 데에 필요한 영양분을 난황주머니에서 조달하지만, 사람은 태반이 발달하기 전까지 자궁관액이 배아에 영양분을 공급한다.

난황주머니는 영양분을 공급하는 역할을 하는 대신에 혈액세포를 만드는 역할을 한다. 양막공간은 액체로 가득 채워져 있기 때문에 물주머니라고도 하고, 충격을 흡수하는 역할을 한다. 융모막은 나중에 태아막으로 발달된다.

태반(placenta)은 임신기간 동안 매우 중요한 기능을 하는 독특한 구조체로 엄마와 아기로부터 온 조직으로 구성되어 있고, 태아를 고정시키는 역할, 영양분이 드나드는 다리의 역할, 외분비기관 · 내분비기관 · 호흡기관의 역할, 모체혈액과 태아혈액을 갈라놓는 역할, 엄마의 피를 통해서 들어올 수 있는 해로운 물질로부터 태아를 보호하는 장벽으로서의 역할 등을 한다. 그러나 알코올과 같은 독성물질과 풍진을 일으키는 바이러스 등은 그 장벽을 뚫고 들어가서 태아를 해칠 수 있다.

발달의 단계

임신기간은 약 39주로, 3개월씩 3개의 **석달**(trimester)로 나누어진다. 각 석달은 그 기간 동안의 발달 상태를 설명하기 위해서 제1석달(임신 초기), 제2석달(임신 중기), 제3석달(임신 말기)이라고 부른다.

제1석달은 수정에서부터 임신 8주 말까지를 말하고, **배아기**(embryonic period)라고도 한다. 접합자가 세포분열을 계속해서 오디배가 된 다음 자궁으로 들어가 자궁의 벽에 착상할 때까지의 기간이다.

임신 9주부터 39주까지를 **태아기**(fetal period)라고 한다. 임신 35일일 때 배아의 길이는 8mm에 불과하지만, 심장이 뛰고, 눈과 팔 · 다리의 싹이 확실하게 보인다. 제1석달이 끝나는 시기에는 태아의 신장이 7~8cm이고, 태아의 얼굴 모양이 분명히 나타나며, 팔다리가 완성되었고, 성별도 구분할 수 있다.

일차배엽의 형성

배아기 초반에는 모든 세포가 줄기세포로 되어 있다. 줄기세포는 특화되지 않은 세포로 특정 계열의 세포를 만들기 위해서 재생을 한다. 배아단계에서는 모든 세포들이 줄기세포이기 때문에 여러 가지 다른 종류의 세포들을 만들 수 있는 능력이 있다.

제1석달 초기에 3개의 줄기세포층이 발달하는데, 이것을 **일차배엽**이라고 한다.

표 18-1

일차배엽 유도체

외배엽	중배엽	내배엽
치아의 에나멜층	순환계통	허파 속벽
눈의 수정체와 각막	여러 샘	간관과 이자관의 속벽
바깥귀	콩팥	콩팥관과 방광
코안	생식샘	앞뇌하수체(샘뇌하수체)
얼굴뼈	근육	가슴샘
머리의 뼈대근육	뼈(얼굴뼈 제외)	갑상샘
뇌, 척수		부갑상샘
감각뉴런		편도
		부신속질

표 18-1은 내배엽, 중배엽, 외배엽이라고 부르는 일차배엽의 3개 층에서 파생되는 여러 가지 구조체들의 목록이다.

2. 출생

출생은 출생 전기에서 출생 후기로 전이되는 시점이다. 임신 말기에 가까워지면 자궁이 민감해지고, 결국에는 근육의 수축이 시작된다. 그러면 자궁목이 확장되면서 입구가 열려서 태아가 질을 거쳐서 밖으로 나오게 된다.

분만(labor)은 아기가 태어나는 과정으로, 다음과 같이 3단계로 나눈다.

- **1단계** : 자궁이 수축하기 시작할 때부터 자궁목의 확장이 끝날 때까지
- **2단계** : 자궁목이 최대로 팽창되었을 때부터 아기가 질을 통해서 밖으로 나갈 때까지
- **3단계** : 태반이 질을 통해서 밖으로 쏟아져 나올 때까지

정상적인 분만에 소요되는 시간은 사람마다 크게 다르고, 여러 가지 변수의 영향을 받는다. 가장 큰 변수는 산모의 출산 경험 유무이고, 대부분의 경우 분만 1단계는 6~24시간이 걸리고, 분만 2단계는 몇 분에서 1시간 사이 걸린다. 그리고 태반은 아기가 태어난 다음 약 15분 후에 나온다.

출생 후기는 출생에서 시작되어서 죽음으로 끝난다. 연구를 위해 출생 후기를 몇 개의 기간으로 나누기도 하지만, 성장과 발달은 일생을 통해 일어나는 연속적인 과정이라는 점을 이해해야 한다.

신체는 전체적인 모양이 점차적으로 변하고, 머리 · 몸통 · 팔다리의 비율도 아기와 성인일 때 크게 차이가 난다. 예를 들어 유아일 때에는 머리가 신장의 약 1/4이지만 성인이 되면 1/8로 변한다. 유아는 얼굴이 머리뼈 표면적의 1/8이지만 성인은 1/2이고, 다리는 상대적으로 길어지지만 몸통은 짧아진다. 가슴과 배의 모양도 동그란 모양에서 타원형으로 달라진다.

출생 후기는 일반적으로 ① 유아기, ② 아동기, ③ 사춘기와 성인기, ④ 노년기로 나눈다.

유아기

유아기는 태어날 때부터 약 18개월까지이다. 유아기의 처음 4주 동안을 보통 **신생아기**라고 하고, 이 시기에는 빠른 속도로 극적인 변화가 일어난다. 태아는 생명 유지의 대부분을 엄마에게 의존하지만, 유아는 출생 직후부터 혈액의 순환과 호흡을 완전히 스스로 유지해야 한다. 아기의 첫번째 숨은 깊고 강하다. 호흡 자극은 주로 분만 후 탯줄을 자르면 혈액에 쌓이는 이산화탄소의 양이 증가함으로 써 일어난다.

신생아기가 끝날 때부터 18개월까지의 시기에 여러 가지 발달적인 변화가 일어난다. 몸무게는 첫 4개월 동안에 2배가 되고, 1년이 되면 3배가 된다. 12개월이 되면 키가 50% 성장하고, 1세가 되면 젖살이 빠지기 시작하여 아기가 점점 날씬해진다.

유아기 초기에는 아기에게 단 1개의 척주굽이만 있지만, 12~18개월 사이에는 3개의 허리굽이가 생기고, 몸을 가누지 못하던 유아가 일어서서 걸음마를 배우게 된다. 유아기에 일어나는 변화 중에서 가장 눈에 띄는 것은 신경계통과 근육계통의 발달이다. 아기가 움직이는 물체를 눈으로 따라갈 수 있게 되고(2개월), 머리를 들고 가슴을 올릴 수 있게 되고(3개월), 도와주면 앉을 수 있게 되고(4개월), 기어다닐 수 있게 되고(10개월), 혼자 설 수 있게 되고(12개월), 조금 어설프기는 하지만 달릴 수도 있게 된다(18개월).

아동기

아동기는 유아기 끝부터 사춘기까지이다. 아동기 초기에는 성장이 빠른 속도로 이루어지지만 그 속도가 점점 느려지고, 6세 정도가 되면 아기라기보다는 사춘기 이전의 아이로 보인다. 즉 토실토실하던 젖살이 줄고, 볼록한 배가 평평해지며, 아기 같은 얼굴이 없어진다.

신경계통과 근육계통의 빠른 성장이 아동기 중간까지 계속된다. 10세 정도가 되면 아동에게 근육신경 협응기술이 발달된다. 6개월경에 생기기 시작했던 젖니는 6세경부터 시작해서 모두 빠지고, 14세가 되면 사랑니를 제외한 모든 영구치가 난다.

청소년기와 성년기

청소년기의 범위는 일정하지 않지만 일반적으로 13~19세를 가리킨다. 이 시기는 신체의 성장이 급격하고 집중적이라는 특징이 있고, 그 결과는 성적으로 성숙하는 것이다. 이 시기에 일어나는 발달적인 변화는 주로 성호르몬의 분비에 의해서 조절된다.

소녀는 10세경에 시작되는 유방의 발달이 사춘기에 접어들고 있다는 첫신호이고, 대부분의 소녀들은 12~13세에 월경을 시작한다. 소년은 10~13세에 시작되는 고환의 비대가 사춘기 시작의 첫신호이다.

남녀 모두 청소년기 동안에 키가 부쩍 자란다. 여자는 10~12세에 갑자기 자라기 시작해서 14~15세에 끝나고, 남자는 12~13세에 갑자기 자라기 시작해서 16~18세에 끝난다.

아동기 초기에 시작된 여러 가지 발달적 변화는 성년기의 중간이 될 때까지 끝나지 않는다. 일반적으로 성년기의 특징은 가지고 있는 신체조직을 그대로 유지하는 것이다. 그러나 나이가 들어감에 따라서 신체를 계속해서 유지하는 것과 수선하는 것이 점점 어려워지기 때문에 퇴화하기 시작한다.

노년기

대부분의 신체계통은 성년기 초기에 최고의 컨디션과 효율에 다다른다. 그러나 나이를 먹을수록 신체 주요 기관 계통의 기능이 점진적이지만 확실하게 퇴화(감퇴)되고, 퇴화는 죽음으로 끝난다. 늙으면 여러 가지 장애의 위험성이 높아지지만, 생물학적인 이점도 약간은 있다.

다음은 노년기에 퇴화가 이루어지는 것을 계통별로 요약한 것이다.

● **피부계통** : 나이가 들면 피부가 건조해지고, 얇아지며, 탄력성이 없어진다. 피

부에 주름이 많아지기 때문에 피부가 처지고 피부의 색이 변한다. 피부가 얇아지고 피부에 났던 털이 없어진다.

- **뼈대계통** : 나이가 들면 뼈의 조직, 석회화 정도, 모양 등이 변한다. 뼈의 가장자리가 깨끗하던 것이 불명확해지고, 덥수룩하게 보인다. 퇴행성 변화가 관절 주위에 중첩되기 때문에 운동이 제한받게 되고, 뼈의 석회화 정도가 심해진다. 뼈가 작아지고, 뼈엉성증이 생겨서 뼈가 부러지기 쉬워진다. 노년기 후반에는 척주굽이가 심해지고, 신장이 줄어들며, 퇴행성관절염도 잘 생긴다.
- **중추신경계통** : 나이가 들면 기억과 의식적인 사고 기능을 잃는 증상이 발생할 위험성이 높아지고, 기타 중추신경계통의 퇴행성 변화가 수반된다. 그러나 대부분의 사람들은 기억이 거의 손상되지 않고 남아 있고, 합리적으로 생각하고 결정을 내릴 수 있는 능력이 완숙된다.
- **감각계통** : 나이가 들면 전체적인 감각기관의 능력과 용량이 점차적으로 감소한다. 대부분의 노인들은 수정체가 딱딱해지고 탄력성을 잃게 되기 때문에 원시가 되는데, 이것을 노안이라고 한다. 수정체나 각막이 투명성을 잃게 되는 백내장이 생기기 쉽고, 녹내장이 발병할 가능성도 커진다. 노인의 대부분은 속귀에 있는 코르티기관의 털세포가 감소하고, 귓속뼈들이 단단하게 고정되어 음파의 진동을 전달할 수 있는 능력이 떨어지게 되기 때문에 어느 정도의 난청이 생긴다. 75세의 노인에게는 30세에 가지고 있던 맛봉오리의 약 40%만이 남아 있기 때문에 맛을 느끼는 감각이 저하되고 입맛을 잃게 된다.
- **심장혈관계통** : 나이가 들면 심장과 혈관이 퇴화되고 혈관벽에 지방이 축적되어서 혈액이 이동할 수 있는 통로가 좁아지기 때문에 동맥경화증, 심근경색, 뇌졸중, 고혈압 등 뇌혈관장애가 흔하게 발생한다.
- **호흡계통** : 노년기에는 갈비뼈와 가슴뼈를 연결하는 가슴연골이 석회화되기 때문에 가슴우리가 팽창했다가 수축하기가 어려워진다. 그러면 시간이 갈수록 호흡효율이 저하되고, 들숨과 날숨의 호흡강도가 감소한다. 그밖에 호흡막이 두꺼워져서 산소가 허파꽈리에서 혈액으로 이동하는 것을 방해한다.
- **비뇨계통** : 30~75세 사이에 콩팥에 있는 네프론의 수가 약 50%로 감소하고, 콩팥을 통과하는 혈액의 양도 줄기 때문에 전체적으로 소변량이 감소한다. 방광벽을 이루고 있는 근육이 위축되어 방광을 완전하게 비울 수 있는 능력이 줄고, 방광의 용량도 감소하게 된다.

참고문헌

강신성 역(2016). 해부생리학. 아카데미아.

권영미, 박복남, 신미경, 신원범, 이경완, 이상주, 이혜자, 조경미 역(2015). 눈으로 배우는 해부생리학. 대경북스.

김기영 , 김봉인, 강근영, 권혜진, 김주리, 김훈, 신규옥, 안경민, 정경애, 정인경, 주은령, 회성임(2015). 미용인을 위한 해부생리학. 메디시언.

김옥용, 김완종, 김희진, 노구섭, 이규석, 이서은, 박경환, 백승근 역(2013). 비주얼 핵심해부생리학. 바이오사이언스.

대경북스 편집부(2016). 근골격신경계통 해부학실습. 대경북스.

대한의사협회(2009). 영한 · 한영 의학용어집 제5판. 도서출판 아카데미아.

유지수 역(2008). 필수 해부생리학. 영문출판사.

이영돈, 백은주, 이수환 역(2007). 해부생리학. 라이프사이언스.

이인모 , 이숙희, 이영희, 전호선, 홍은영 외(2018). 인체구조와 기능 해부생리학 2. 수문사.

최윤경 , 하병조, 김유정(2017). 해부생리학. 구민사.

Carol, M. P., Glenn, M.(2009). *Pathophysiology*(8th Edition). Lippincott Williams & Wilkins(Philadelphia, PA).

Gerald, J. T., Bryan, D.(2007). *Introduction to the Humman Body: The Essentials of Anatomy and Physiology*(7th Edition). John Wiley & Sons, Inc.(Danvers, MA).

Germann, W. J., C. L. Stanfield(2002). *Principles of Human Physiology,* Benjamin Cummings(San Francisco, CA).

Marieb, E. N. & Hoehn, K.(2015). *Human Anatomy & Physiology.* Pearson.

Nath, J. & Martini,E. B. F.(2018). *Fundamentals of Anatomy & Physiology*, Pearson Education.

Peate, I. & Nair, M.(2016). *Fundamentals of Anatomy and Physiology: For Nursing and Healthcare Students.* Wiley-Blackwell.

Saladin, K. S.(2017). *Anatomy & Physiology: The Unity of Form and Function*, 8th Edition. McGraw-Hill Education.

Thibodeau, G. A. & Patton, K. T.(2011). *Structure and Function of the Body,* 14th Edition, Elsevier.

Young, K. A., Wise, J. A., DeSaix, P., Kruse, D. H., Poe, B., Johnson, E., Johnson, J. E., Korol, O., Betts, J. G. & Womble, M.(2013). *Anatomy & Physiology*. OpenStax College.

저자

김정화
가톨릭관동대학교

리순화
건국대학교

배유경
연성대학교

신원범
건국대학교

윤석나
동주대학교

이계영
순천제일대학교

이명심
재능대학교

이화정
성신여자대학교

조아랑
서정대학교

허홍임
대경대학교

홍지유
건국대학교

(가나다 순)

뷰티 · 미용인을 먼저 생각한
해부생리학

초판발행/2019년 1월 10일
초판2쇄/2020년 9월 15일
발행인/민유정
발행처/대경북스
ISBN/978-89-5676-657-7

등록번호 제 1-1003호
서울특별시 강동구 천중로 42길 45 (길동) 2F
전화 : 02) 485-1988, 485-2586~87 · 팩스 : 02) 485-1488
e-mail:dkbooks@chol.com · http://www.dkbooks.co.kr